Kurze, aber wahre Geschichte der italienischen Malerei

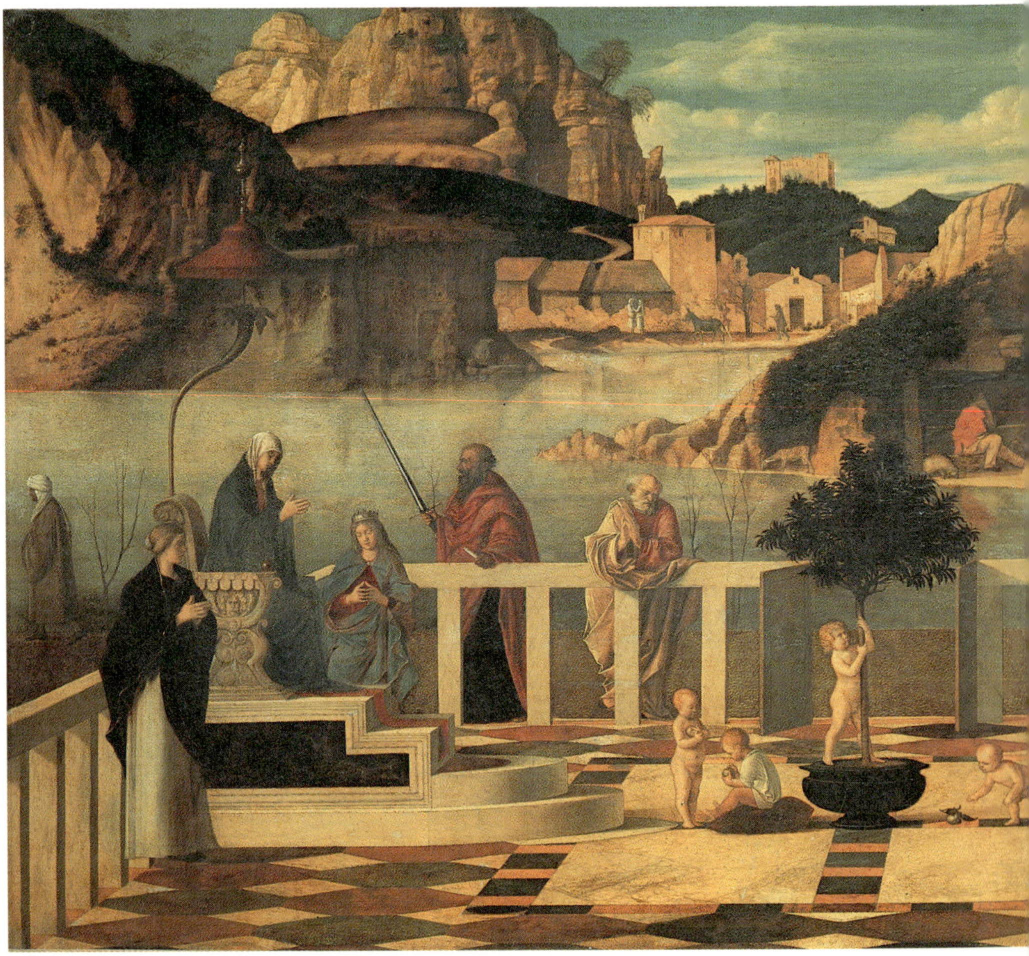

ROBERTO LONGHI

Kurze, aber wahre Geschichte der italienischen Malerei

Aus dem Italienischen von Heinz-Georg Held

Mit einem Vorwort von Cesare Garboli,
einer Vorbemerkung von Anna Banti sowie
einem Nachwort von Beat Wyss

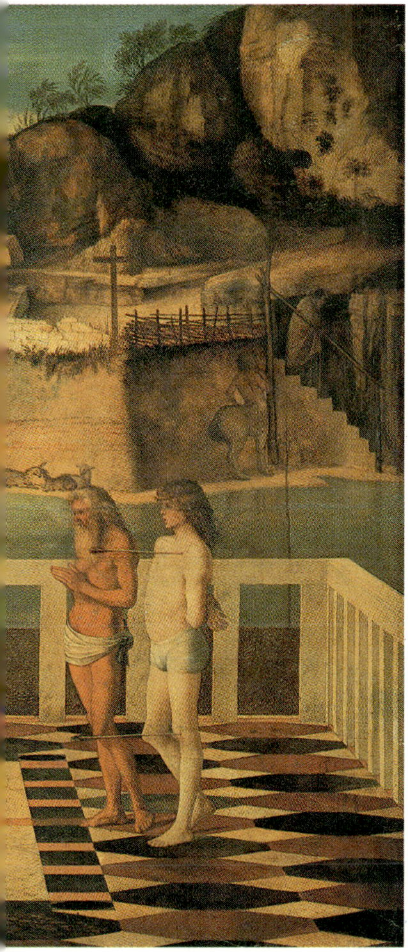

DUMONT

Umschlagabbildung: Domenico Ghirlandaio, *Doppelbildnis eines Greises und eines Knaben* (Ausschnitt), Holz, 63 x 46 cm,
Musée du Louvre, Paris
(Foto: Scala, Antella)
Hintere Umschlagklappe: Roberto Longhi
(Foto: Fondazione di studi di storia dell'arte ›Roberto Longhi‹, Florenz
Frontispiz: Giovanni Bellini,
Heilige Allegorie
Uffizien, Florenz
(Foto: Scala, Antella)

Longhi, Roberto
Kurze, aber wahre Geschichte der italienischen Malerei / Roberto Longhi. Aus dem Ital. von Heinz-Georg Held. - Köln : DuMont, 1996
Einheitssacht.: Breve ma veridica storia della pittura italiana <dt.>

ISBN 3-7701-3814-7

Titel der italienischen Originalausgabe: Breve ma veridica storia della pittura italiana

Satz: Fotosatz Gluske & Harten, Köln
Umschlaggestaltung: Groothuis & Malsy, Bremen
Druck und buchbinderische Verarbeitung: Clausen & Bosse, Leck

Printed in Germany ISBN 3-7701-3814-7

INHALT

VORWORT[1]

Als Longhi 1914 die *Kurze, aber wahre Geschichte der italienischen Malerei* schrieb, war er gerade 24 Jahre alt. Er hatte sein Studium in Turin mit einer von Toesca betreuten Tesi di Laurea über Caravaggio abgeschlossen; ein Jahr später, 1912, war er nach Rom übergesiedelt, wo er als Stipendiat ein Aufbaustudium bei Venturi absolvierte, der ihn nach einem Prüfungsgespräch über Cosmè Tura zugelassen hatte. Während dieser Zeit – er hatte in der Via Urbana eine Wohnung gefunden – unterrichtete er am Liceo Tasso sowie am Liceo Visconti, und für die Schüler dieser beiden Gymnasien schrieb er gegen Ende des Schuljahres 1913/14 innerhalb von nur zwei Wochen, zwischen dem 15. Juni und dem 4. Juli (wenn man den ausdrücklichen Hinweisen des Autors glauben darf), trotz der unerträglichen Hitze, die zu dieser Jahreszeit herrschte, eine kurze Übersicht des durchgenommenen Lehrstoffs zur Vorbereitung auf die bevorstehenden Examina: ein Kompendium also, eine Art *Bignami*[2], das in wenigen konzisen, leicht verständlichen und einprägsamen Sätzen den Inhalt der vorangegangenen Unterrichtsstunden zusammenfassen sollte. Als Longhi viele Jahre später, 1961, mit dem ersten Band der *Scritti giovanili* (Jugendschriften) seine sämtlichen Werke einleitete, bedachte er rückblickend diese frühen Vorlesungsskripte, die – »die Zeit zwischen den ersten christlichen Mosaiken bis zu Cézanne umfaßten«. – mit einer wohlwollenden Bemerkung, als sei es ihm darum zu tun, sich selbst eine Ehrenmedaille an die Brust zu heften, freilich, ohne viel Aufhebens davon machen zu wollen:

> Da nun dieser Text in vervielfältigter Form durch zahlreiche Hände ging und sogar von Prezzolini zu den eminent wichtigen Büchern von ›La Voce‹ gerechnet oder auch im ›Mercure de France‹ von Gustave Kahn besprochen wurde, der mich ›le jeune hypercritique italien‹ zu nennen beliebte, wäre es hier vielleicht nützlich gewesen, einige der nicht allzu voreiligen Passagen daraus abzudrucken; ich habe jedoch nicht rechtzeitig daran gedacht.[3]

Diese etwas zweideutige (und von Koketterie nicht ganz freie) Reminiszenz an eine Jugendschrift, die im Grunde genommen auch weiterhin das unverminderte Wohlgefallen ihres Autors genießt, dann aber doch im Hinblick auf ihre weitere Verwendbarkeit rundum mißbilligt, jedenfalls vom Kanon seiner sämtlichen Werke ausgeschlossen wird, bedarf offenkundig einer Erklärung respektive eines Kommentars. Geradezu unfehlbar in seiner Erinnerung noch der verstreutesten und ältesten Aufzeichnungen, hat Longhi seinen damaligen Gymnasialkurs niemals wirklich vergessen. Als er 1961 wieder darauf zurückkommt, weiß er diesen Text »insgesamt« mit großer Genauigkeit jenem Zusammenhang von Schriften zuzuordnen, die ihm in seiner unmittelbaren Umgebung nicht wenige Antipathien eintrugen und durch die Veröffentlichung in ›La Voce‹ wie auch in Venturis ›Arte‹ seinen Ruf als unnachgiebigen, zornigen Historiker und Philologen begründeten: Gemeint sind der Essay über Mattia Preti (1913), Longhis Stellungnahme zugunsten der Futuristen (1913/14), sein »von unermüdlichem stilistischem Historismus« geprägter Aufsatz *Piero dei Franceschi e lo sviluppo della pittura veneziana* (Piero dei Franceschi und die Entwicklung der venezianischen Malerei) (erschienen 1914, geschrieben 1913) sowie die Wiederentdeckung nicht nur der bereits in der Tesi di Laurea erwähnten ›Protonaturalisten‹ (Lotto, Savoldo, Moretto), sondern auch der ersten Nachfolger Caravaggios, zu denen Longhi damals seine Liebe entdeckte – Borgianni (1914), Battistello (1915) und die beiden Gentileschi (1916). In den Zusammenhang dieser seinerzeit veröffentlichten und protokollierten (später in die Gesamtausgabe aufgenommenen) Texte gehören offenkundig auch jene beiden Arbeiten, die er als Student ausgearbeitet hatte und die im Laufe der Zeit verloren gegangen sind: das Gespräch über Tura, der »weit zurückliegende Keim der *Officina ferrarese*«[4] und die während des Zweiten Weltkrieges in Turin verbrannte Tesi di Laurea über Caravaggio, das Fundament aller späteren systematischen Untersuchungen Longhis zu Caravaggio und dessen Kreis, die übrigens noch immer einer genauen Sichtung und endgültigen Zusammenstellung harren.

»Was bedeutete« im Jahre 1914, um es mit Longhis Worten zu formulieren, »diese seinerzeit noch unerprobte Themenwahl?« Seine eigene Antwort verweist indirekt auf die *Kurze, aber wahre Geschichte der italienischen Malerei:*

> [...] wenn ich mich ausschließlich auf die Intentionen beschränke, glaube ich sagen zu können, daß angesichts der Arbeiten Berensons, der ungefähr zwanzig Jahre zuvor seine Herkulessäulen an genau demselben Punkt des geschichtlichen Horizonts aufgestellt hatte, und im Gegensatz zu dem einstmaligen Vorschlag von Cavalcaselle, den historischen Abriß Vasaris nec plus ultra philologisch auf einen aktuellen Stand zu bringen, meine Bestrebungen darauf abzielten, einen ersten Erkundungsweg in jene ›Taiga‹ von Jahrhunderten zu unternehmen, welche die akademische Kultur aus der Geschichte getilgt hatte, während ich in ihnen das Heraufdämmern der Moderne vom Realismus bis zum Impressionismus erkannte. Aus diesen Ansätzen ergab sich die zwingende Notwendigkeit, das positive Urteil, aufgrund dessen die akademischen Strukturen dem Neoklassizismus im strengen Sinn ein dauerhaftes Überleben hatten sichern wollen, nunmehr auf den Kopf zu stellen: und somit auch die allgemeine Wertschätzung für unser kleinliches 19. Jahrhundert und seine mediokren Reaktionen auf Ereignisse von ungleich größerer Bedeutung, die sich zuvor in Frankreich abgespielt hatten und sich dann bei uns immer nur im Miniaturformat wiederholten.

Wenn es, wie es in der Einleitung zu den *Scritti giovanili* heißt, ebendieselben Ansätze waren, die im Zusammenhang mit der *Kurzen Geschichte* eine Rolle spielten, so dürfte das – zumindest vom subjektiven Standpunkt Longhis im Jahre 1961 – völlig ausreichen, um diesem kleinen Handbuch für die eigene Entwicklung größte Bedeutung beizumessen. Man kann daraus zum einen ersehen, was etwa aus einem *Bignami* in den Händen eines jungen Lehrers werden kann, der sich in seinen Unterrichtsstoff verliebt hat. Andererseits dachte Longhi natürlich dabei an sich selbst; so porträtiert er im nachhinein den Verfasser der *Kurzen Geschichte* als »einen jungen Mann«, der »von den ihn umgebenden widersprüchlichen Ideen und Tendenzen zerrissen« und dem es zuwider gewesen sei, abwechselnd das eine oder das andere Gesicht zu zeigen, zumal er das eine nur als »anmaßende Maske« empfunden habe. Doch im Unterschied zu den zur selben Zeit entstandenen Schriften Longhis ist die Anmaßung in der *Kurzen Geschichte* keine intellektuelle Waffe. Sie ist keine Provokation, sondern ein Spiel: ein sorgloses, grenzüberschreitendes und von einem Dozenten inszeniertes Spiel, der zwar voller Komplexe, aber dafür mit großem schauspielerischen Talent begabt ist. Wie man auch am äußerlichen Schriftbild des Manuskriptes erkennen kann, ist die *Kurze Geschichte* gewissermaßen im Falsett konzipiert und geschrieben worden; sie zeigt eine virtuos manische, eine fanatische Kalligraphie mit leicht goliardischer Intonation, so daß sie zwischen einem wirklichen Handbuch und dessen Parodie angesiedelt ist: als ob der Autor selbst noch von Kopf bis Fuß in seiner Schulkleidung steckte und sich nichts sehnlicher wünschte, als diese endlich ablegen zu dürfen. Anders aber als in den meisten Texten derer, die das Katheder wirklich kennengelernt haben, verwandeln sich Falsett, Rezitation, scherzhafter, unterhaltsamer Fanatismus bei Longhi nicht in das unselige, bewußt eingesetzte Instrumentarium eines wahrhaften Goliarden; im Gegenteil lassen sie, ohne sich verteidigen oder rechtfertigen zu müssen, Ernsthaftigkeit und Klarheit durchscheinen. Innerhalb der Gleise eines vorgegebenen historischen Konzepts schreibt Longhi vollkommen ungehemmt, ohne die Zügel jener dunklen Gestalt eines intellektuellen Über-Ichs zu spüren, das sich stets in unseren Gedanken verbirgt und diese sklavisch auf die Bedingungen jenes Hindernislaufs aus Kompromissen, Einwänden, Bedenken, Hermetismen, Verboten und Zensurmaßnahmen verpflichtet. In diesem didaktischen Überblick schüttet Longhi sein ganzes Herz aus und ist dabei wissenschaftlich und launisch zugleich, humorvoll und boshaft, vermittelt seine Abneigungen (etwa gegenüber Leonardo) mit dem Eifer eines Missionars und zugleich mit dem verschmitzten Lächeln eines Verführers, der die Hüllen, die sein Fach bedecken, lüftet. Longhis Stil zeigt sich lebhafter, einprägsamer, nüchterner, weniger rhetorisch aufgeladen und archaisierend, somit zugleich auch angreifbarer und verletzlicher als in seinen anderen Schriften aus dieser Zeit. Und was für den Stil gilt, zeichnet gleichermaßen auch Longhis Ideen aus.

Alle Ideen des jungen Longhi neigen zum Extremen, kurz: sie sind extrem. (Andererseits: welche Ideen sind nicht extrem?) In der

Kurzen Geschichte werden diese Vorstellungen von einem gleichsam hermetisch abgeschlossenen und zur Esoterik neigenden Ambiente – wie eben die bühnenmäßig angelegten Aulen der Gymnasien – begünstigt und verstärkt, da zwischen der Person, die Wissen vermittelt, und derjenigen, die es aufnimmt, wie von selbst eine unterschwellige, komplizenhafte Beziehung entsteht (oder zumindest früher entstand). Unter diesen Bedingungen kann eine radikale Geisteshaltung durchaus mit zu den Spielregeln gehören; Ideen und Gedanken entwickeln sich energischer, mitreißender und triumphieren rascher in einem intellektuellen Raum, der ihnen keine Grenzen setzt; dagegen können sie nur allzuleicht an Suggestions- und Durchschlagskraft, an Glaubwürdigkeit und Neuheit verlieren oder womöglich sogar Verrat an demjenigen üben, der sich zu ihrem Repräsentanten gemacht hat, sobald sie in einen anderen Zusammenhang gefügt oder aber – und dessen war Longhi sich bewußt – von ebenjenem Ort, Kontext und Spiel ganz abgelöst werden, in dessen Rahmen sie sich ursprünglich manifestiert hatten. Um ein Beispiel von vielen zu nennen: In den Jugendschriften Longhis findet man die oft angedeutete, explizit ausgeführte, schließlich zu einem Leitthema gesteigerte Ansicht, daß die italienische Kunst nach der Verbreitung von Caravaggios Stil erlischt und für unsere »nationale« Malerei (um es in der Ausdrucksweise von 1914 zu sagen) mit Beginn des Seicento finstere Jahrhunderte anbrechen: genau also zu jenem Zeitpunkt, da die scheinbar so düstere caravaggeske Malweise die gesamte europäische Kunst erhellt. Diese Auffassung hat auch in Longhis späterem Werk allenthalben deutliche Spuren hinterlassen. Doch nirgends findet man sie mit solcher Radikalität und in so endgültigem Ton formuliert wie in den abschließenden Sätzen seines kunstgeschichtlichen Unterrichtskurses:

> Mit den wenigen, zudem noch durch weite zeitliche Abstände voneinander getrennten Künstlernamen wie Caravaggio und Preti, Tiepolo und Giordano und – auf künstlerisch niedrigerem Niveau – Magnasco und Guardi endet die Geschichte der italienischen Malerei.
>
> Die italienische Malerei! Da kommen wir gleich zu der nächsten deprimierenden Feststellung! Denn mit welchem Recht darf sich, unter welchem Zwang muß sich diese Malerei italienisch nennen? Welche spezifisch italienischen Eigenarten habt ihr bei Pollaiolo, bei Tizian oder Caravaggio feststellen können? [...] Die Künstler jedoch leben außerhalb eines solchen Milieus, sofern es nicht rein künstlerischen Charakter hat; sie reichen sich gegenseitig die Hand und bilden damit jene Kette, die wir als geschichtliche Tradition verstehen. Dieser unmittelbare Kontakt aber genügt bereits, sie wie durch ein Zauberwort weit über die Grenzen der vaterländischen Scholle mit ihrer Landwirtschaft, ihrer Industrie und ihrem Handel und somit auch über die Eigenheiten eines bestimmten Volkes oder einer bestimmten Gesellschaft hinauszutragen.
>
> Wenn ich also von der »Entwicklung der italienischen Malerei« gesprochen habe, so nur deshalb, weil ich mir – natürlich im historischen Nachhinein – dessen bewußt bin, daß eine bestimmte Entwicklung der bildenden Kunst sich größtenteils in diesem unserem Land vollzogen hat – und zwar zufällig! Ein ganz nebensächlicher Umstand [...] Es ist demnach völlig überflüssig, sich im Geist von

Geographie oder Topographie leiten zu lassen. Das Apriori ist die Geschichte der Kunst; »italienisch« ist eine nachträgliche Beifügung [...]

Und darum kann ich euch mit ungetrübter Freude sagen: Wenn die Geschichte der italienischen Kunst zu Ende gegangen ist, dürfte dies allenfalls Nationalisten wichtig erscheinen und zur Trauer gereichen; von unabsehbarer Bedeutung ist vielmehr, daß damit nicht auch die Geschichte der Kunst endet [...]

Vom 17. Jahrhundert an existiert die Malerei außerhalb Italiens, und zwar auf der Grundlage, welche die Kunst in Italien *geschaffen* hatte [...]

Wer mit dem Œuvre Longhis einigermaßen vertraut ist, wird ohne größere Anstrengungen eine Reihe der in diesem Handbuch vorgetragenen oder proklamierten Meinungen als Fixpunkte seines späteren Denkens ausmachen können, die hinter dem eher nebensächlichen, rhetorischen Anlaß zum polemischen Widerspruch (gegen die Behauptung vom »italienischen Wesen«) allenthalben hervorschimmern. Damit möchte ich jedoch nicht sagen, daß hier ein bestimmter historiographischer Entwurf präsentiert würde, dem Longhi auch später mehr oder minder treu geblieben wäre; vielmehr ist es so, daß sich in dieser Schrift die Eckpfeiler seiner Methode schon in aller Deutlichkeit abzeichnen. Diese Methode ist die des Formalisten, dessen Aufmerksamkeit und Sensibilität weitaus mehr der Morphologie der Formen als der Geschichte gilt; man könnte auch sagen, der die Geschichte selbst als Formenlehre begreift und somit der Dialektik von Kunst und Geschichte respektive von Kunst und Kulturgeschichte (denn ist die Geschichte nicht auch »Landwirtschaft, Industrie und Handel«?) sehr viel weniger verdankt als dem für Longhi exemplarischen Gedanken, daß jedes Kunstwerk sich wesentlich in seinem Verhältnis zu anderen gleichartigen Kunstwerken konstituiert: indem es ein Zentrum verschiedenster Bezüge bildet, die sich immer mehr verzweigen, bis daraus ein unendliches, unendlich bewegtes, absolutes System offenkundiger oder verborgener Beziehungen entsteht, die vor dem Hintergrund des Nichts, des nächtlichen Himmels unserer Galaxis, matt schimmernd oder hell aufleuchtend erscheinen – vor ebenjener Galaxis ewiger Metamorphosen, ewiger Bewegung und Veränderung, die für Longhi die »Geschichte der Kunst« ist.

Augenfällig sind unter anderem einige offenkundige geschichtliche und methodologische Analogien zu dem höchst umsichtigen und nachdenklichen Longhi des »antirassistischen« Essays *Arte italiana e arte tedesca* von 1941 sowie des Aufsatzes *Proposte per una critica d'arte,* der 1950 im ersten Heft der Zeitschrift ›Paragone‹ erschien; beide Texte können gewiß nicht mehr seinen Jugendschriften zugerechnet werden. Wenn es überhaupt einen Punkt gibt, an dem Longhi sich selbst immer treu geblieben ist, so daß wir ihn dort *in nuce,* in seiner reinen, unverfälschten Originalität stets wiederfinden, wird jener am ehesten durch das auf Croce zurückgehende Glaubensbekenntnis zur Universalität der Kunst definiert (unbeschadet der Treue Longhis gegenüber der Rechtmäßigkeit einer »reinen Kritik der bildenden Kunst«). Doch wird dieses idealistische Bekenntnis zum Idealismus, mit dem das Lehrbuch endet, in einem Überschwang, einer gedanklichen Begeisterung vorgetragen, die über das, was wir üblicherweise von Longhi kennen, weit hinausgeht. Das Epizentrum dieser Übertreibung bildet jener entscheidende Punkt, an dem Longhi von der Orthodoxie Croces, zu der er sich als junger Mann stets bekannt hatte, unversehens – womöglich ohne sich dessen bewußt zu sein – abzuweichen beginnt. Allem Anschein nach besteht auch in dieser Jugendschrift Longhis die Häresie darin, daß er ein grundsätzliches Relativitätsprinzip in Sachen Kunst behauptet, das seiner Ansicht nach – und im direkten Gegensatz zu Croces Mystik der »Poesie« – eine »Entwicklungsgeschichte der figurativen Stile«, also eine reine Kritik des Figurativen, das heißt eine Stilkritik, voraussetzt und somit auch autorisiert. Doch macht sich Longhi einer noch weitaus diabolischeren Ketzerei schuldig. Wenn er in der Tradition des idealistischen Sprachgebrauchs von zwei verschiedenen, einer höheren und einer niedrigeren Ebene des Geistes, einer Ebene »a priori« und einer »a posteriori« spricht, die sich einerseits in der Kunstgeschichte und andererseits in den unwesentlichen, allgemein bekannten Schemata der Chronologie und Geographie manifestiere – »eine bestimmte Entwicklung der bildenden Kunst«, »rein zufällig«, ein »ganz nebensächlicher Umstand« –, so erweist sich Longhis Treue zur Orthodoxie Croces als bloßer Schein. Es ist unschwer zu begreifen, daß Longhi die gleichzeitige Präsenz beider Ebenen auf den Unterschied von Theorie und Praxis zurückführt und sich daher in vollkommener Übereinstimmung mit der Philosophie des Geistes wähnt. Diese Kohärenz ist jedoch nur oberflächlicher Natur. Zwischen den beiden Ebenen gibt es nach Longhi keine Dialektik der Werte, sondern nur Ausschließlichkeit und wechselseitige Fremdheit zwischen dem einen Wert und seinem negativen Pendant. Diese Polarität zeigt, daß Longhis Idealismus, ohne daß er es will oder überhaupt nur weiß, nicht mehr von der zirkulierenden Bewegung in Croces Denken angezogen wird, sondern in die Umlaufbahn Gentiles geraten ist. Obgleich dessen Anziehungskraft noch kaum zu spüren ist, verrät sie sich doch in der Wahl der Terminologie. Denn was Longhi »a posteriori« nennt – ebenjenes historisch-figurative Schema des Wissens –, hätte Gentile (wie 1913 in seiner Polemik gegen Croce in ›La Voce‹) als »Vergangenes« bezeichnet, das er als Gewußtes, schon Gedachtes, Totes, wie die Geschichte selbst als Überrest und Grabmal, kurz gesagt: als Objekt im Gegensatz zur ewigen, immer präsenten subjektiven Tätigkeit und Aktualität des Geistes versteht. Ich werde später noch auf diesen Punkt zurückkommen; hier bedarf es erst einmal eines Beispiels.

Im einleitenden Kapitel der *Kurzen Geschichte* stellt Longhi seinen Schülern unter der Überschrift »Ideen« einige methodologische Prinzipien vor. Sein erster Gedanke gilt dabei der Unterscheidung von figurativer und literarischer Sprache, wobei er – abweichend von der allgemeinen Linguistik Croces und dessen Anhängern – jeder dieser beiden Sprachen eine andere Aufgabe zuweist: »Während der Dichter die psychische Essenz der Wirklichkeit sprachlich gestaltet und verändert, verändert und gestaltet der Maler deren sichtbare Essenz.« Aus dieser etwas willkürlichen Differenzierung (die sich auf Croces Bemerkungen[5] über Conrad Fiedler stützt) wird nun eine Folge von Thesen entwickelt, in denen die verschiedensten Einflüsse – von Croce, Wölfflin, Berenson, Hildebrand – zusammenkommen und die schließlich darauf hinauslaufen, das Kunstwerk von jedweder Psychologie abzusetzen und aus allen Lebenszusammenhängen herauszulösen. Die figurative Botschaft wird allein den visuellen und formalen Werten zugeschrieben. Kunst ist einzig und allein *Form,* und dieser erhabenen Realität der Form ist all der Sauerstoff unserer Erfahrungswelt, der wir als gewöhnliche Sterbliche angehören, restlos entzogen worden. Man könnte also sagen, daß die Botschaft der Kunst für Longhi erst in dem Moment an Aussagekraft gewinnt, da jener Indikator, der ihre Zugehörigkeit zum Bereich des Menschlichen angibt, gen Null tendiert. In diesem Sinne – dem in Longhis gesamten Œuvre eine zentrale Bedeutung zukommt – werden die didaktischen Bemühungen, den Kreislauf von Leben und Kunst zu zerbrechen, mit der ganzen Beharrlichkeit dieses euphorisch, obsessiv und zugleich spöttisch vorgetragenen Leitgedankens verfolgt. Die Buchstaben, aus denen die bildende Kunst zusammengesetzt ist, sind Linie, Masse, Volumen, Raum, Form und Farbe; die Kenntnis dieses Alphabets ist ebenso ursprünglich wie intellektuell erworben, gleichermaßen spirituell und naturhaft; außerhalb von ihr und über sie hinaus gibt es nur noch das Nichts. In einem Moment der Exaltation hat Longhi diese Erfahrung – den »rein visuellen und körperlichen Wert, den die Welt für einen bildenden Künstler besitzt« – in seiner Jugendschrift *Rinascimento fantastico* mit einem suggestiven Bild umschrieben: Es ist der arbeitende Michelangelo, der sich endlich von seinen falschen Idealen befreit hat:

Michelangelo, beladen mit gravitätischer Bildung, überwältigt von Ideen, bist du zur Tätigkeit bereit: nun, Künstler, entleere dir die Welt von ihren gemeinen Statuten menschlicher Bedeutung, gesellschaftlicher Bindung, sozialem Bewußtsein, ihrer Gefälligkeit, Nützlichkeit, Sittlichkeit. Nichts existiert mehr.

In unmittelbarer Nähe zum Nichts sind es ebendiese Buchstaben, die der bildende Künstler kennen und entziffern muß. Der Mensch mit seiner »Geschichte«, seinen Leidenschaften, seinen innersten Gefühlen, seinen Verhaltensweisen gegenüber der Realität ist von diesem Bereich ausgeschlossen.

Wie oft habt ihr selbst – erschreckt euch nicht! – lineare Dekorationen gebildet, während ihr an etwas anderes dachtet! Ihr habt einem Freund die Hand gegeben, ihr habt noch einige Worte über Aischylos verloren und euch dann von der Arkade, unter der ihr gestanden hattet, in entgegengesetzte Richtungen entfernt. Genau dort, wo ihr eben noch spracht, im Zentrum des Gewölbebogens, habt ihr ein vorzügliches Motiv für eine freistehende Skulptur abgegeben; nunmehr, da ihr beide gleichzeitig die Pfeiler erreicht, verbinden die Enden der Arkade, die sich über eure Köpfe senken – es tut nicht weh, keine Sorge, es ist Kunst –, euch noch einmal zu einer geschmackvollen Komposition in der Form eines Halbbogens.

Und glaubt nicht, daß ihr, einmal herausgetreten aus dem Umkreis der Arkade, unweigerlich in eine häßliche Realität zurückkehrt, die unmöglich künstlerisch zu interpretieren wäre. Von Mal zu Mal ist alles oder gar nichts künstlerisch. Da sich der vorherige Rhythmus aufgelöst hat, muß ich mich darauf beschränken, einen anderen, nämlich den lockeren, wechselnden Rhythmus leicht zögernder Schritte zu genießen und mir die weiche, schwingende Elastizität der Kontur eines anmutigen Körpers vorzustellen. Welche sphärische Energie – wie aus einer pulverisierten Flüssigkeit – von dem zarten arabesken Rinnsal einer Körpersilhouette ausgehen kann!

Wenn aber nun von einem Augenblick zum anderen das Motiv der Bewegung und der Linie aussetzte, könnte noch einmal der plastische Maler das Feld behaupten. Solltet ihr euch beispielsweise aus dem Blickfeld des Linearisten endgültig entfernt haben – nachdem ihr diesem ein letztes wundervolles Motiv überlassen habt: wie ihr gegen den Wind anlauft, um noch auf die letzte Straßenbahn zu springen –, so erfreut ihr nunmehr den Plastiker, der euch beobachtet, wie ihr eingekeilt inmitten der anderen Fahrgäste auf der Plattform der Straßenbahn steht, womöglich direkt nebem dem Schild mit dem überflüssigen Hinweis »Voll besetzt«, und der sich dabei keineswegs um das körperliche Unbehagen dieser dichtgedrängten, schwitzenden, Geruch verströmenden menschlichen Masse kümmert, sondern einzig und allein daran denkt, wie er diese raumgreifende Situation ihrem Wesen nach interpretieren kann, wobei er euch von Herzen dankbar sein wird, daß ihr gerade noch dazugestoßen seid, um den letzten freien Zwischenraum auszufüllen. Vielleicht versteht ihr nun ungefähr, wie sich der Spaziergang eines Malers von dem eines Dichters unterscheidet, der die Gesichter der Menschen betrachtet, die Oberfläche der Dinge aufmerksam mustert, um dort irgendeine Anregung, ein lyrisches Moment, eine dramatische Verstrickung zu finden.

Offensichtlich aus didaktischen Gründen zielt dieses kleine Plädoyer für einen harten, trockenen, objektiven Ästhetizismus im weiteren Verlauf der Verhandlung sowohl auf Einspruch als auch auf Gegenüberstellung. Bei seinen Bemühungen, die sprachliche Natur der bildenden Kunst zu definieren, sieht sich Longhi noch einmal genötigt, ihren Antagonisten, die literarische Sprache, in den Zeugenstand zu rufen.

Nun habe ich [...] nichts anderes versucht, als euch die Ausdruckskraft der malerischen Sprache zu erläutern. Es handelt sich dabei nicht um Wörter – die mit psychischen und historischen Bedeutungen überladen sind –, sondern um Formen, Linien und Farben: nicht um ein Buch, das gelesen, sondern um eine Leinwand, die betrachtet werden will. Ihre ganze ästhetische Botschaft kann sich nur innerhalb der vier Seiten eines geschlossenen Rahmens entfalten [...] der Gegenstand, also das Dargestellte, hat für die bildende Kunst überhaupt keine Bedeutung. Es gibt lineare, formale, farbliche Kompositionen, die uns unabhängig vom Sujet ansprechen. Nehmen wir im Gegenteil einmal an, der dargestellte Bildgegenstand würde tatsächlich eine Rolle spielen – dann wäre zu seinem Verständnis das Gepäck historischer, mythologischer und anderer Kenntnisse unerläßlich, *die jedoch in keinerlei Beziehung zur wortlosen Sprache der Formen stehen können* (Hervorhebung C. G.).

Longhis Schlußfolgerungen daraus sind evident. Der Künstler, der den Forderungen seines Auftraggebers allzu bereitwillig Gehör schenkt, wird niemals ein Kunstwerk hervorbringen, sondern sich bestenfalls in einem beschreibenden Realismus ergehen, der

> alle zu einem Ereignis gehörigen Details sammelt und anhäuft und darum – unbeschadet aller Anstrengungen – als reine Transkription von Zeichen immer nur *illustrativen* Charakter behalten, aber niemals künstlerischer *Ausdruck* wird. Der Bereich, aus dem die künstlerischen Mittel hervorgehen, umfaßt nämlich keine *psychologischen,* sondern ausschließlich *formale* und *bildliche* Inhalte [...] Daher gibt es noch eine weitere Unterscheidung, die wir beachten müssen: nämlich die zwischen *bildender (figurativer) Kunst* und *Illustration,* die man auch literarische Figuration nennen könnte.

Was an dem Passus weitaus mehr überrascht als diese abschließende Formulierung, in der Croces und Berensons Unterscheidung zwischen *decoration* und *illustration* miteinander vermengt werden, ist die atemberaubende Geschwindigkeit, mit der Longhi, der gerade zuvor den Sprachen der Literatur und der bildenden Kunst zwei unterschiedliche Funktionen des Ausdrucks zugewiesen hat, in einem weiteren Schritt rückhaltlos – als wäre nichts selbstverständlicher als dies – verkündet, daß allein der literarischen Sprache aufgrund ihres bescheidenen Zeichencharakters die Vermittlung eines psychologischen und geschichtlichen Sinns zukomme. Allein die »Wörter« sind nach Longhi »mit psychischer und geschichtlicher Bedeutung angereichert«, und folglich kann auch nur die literarische Sprache als Dokument für etwas anderes, mithin als geschichtliche Quelle, benutzt werden. Unschwer läßt sich hier die Voraussetzung für einen weiteren Gedankengang erraten: daß nämlich die bildende Kunst kein Instrument der Kommunikation sein könne, weil sie selbst gar keine Sprache sei. Die Form – im physischen Sinn verstanden als »wortlose Sprache der Formen« – wird einerseits erhöht, mit einer unüberwindlichen Ausdruckskraft versehen, andererseits zu einer Art kulturellem Schweigen verdammt, zu einer Regression auf jene ursprüngliche, primitive, »antike« Ausdrucksebene, deren verschiedenartige Kommunikationsformen zu keiner sprachlichen Artikulation fähig sind. (Dieser Gedanke scheint einige Spuren in Anna Bantis Einführung zur *Kurzen Geschichte* hinterlassen zu haben, wenn sie diese als eine »Anleitung zum Verständnis einer stummen, lautlosen, gleichwohl überaus eloquenten Sprache« bezeichnet.) Gefangen in ihrer eigenen Körperlichkeit, kann die *kontinuierliche* Sprache der Malerei, der Skulptur und der Architektur nur Dokument ihrer selbst sein. Und auf einem Querfeldeinweg wird Croces Orthodoxie nun doch wieder eingeholt, wenn Longhi, nachdem er die Kunst in sprachlicher Hinsicht diskriminiert hat, dazu übergeht, die Kenntnis des Sujets abzuqualifizieren, da dies für die Ausdruckswerte und das bezweckte ästhetische Vergnügen völlig bedeutungslos sei.

Man könnte meinen, daß man zu der Zeit, als die *Kurze Geschichte* entstand, gar nicht anders als in den etwas klapperigen Gleisen der Philosophie des Geistes zu denken verstanden hätte.

Soviel ich weiß, hat sich Longhi niemals darum gekümmert, diese Gedanken theoretisch weiterzuentwickeln; allenfalls finden sich einige Fragmente und kurze Zusammenfassungen in einigen – bislang unveröffentlichten – theoretischen Vorlesungen von 1950/51, die er dann auffallend sparsam für seinen noch in demselben Jahr in der Zeitschrift ›Paragone‹ erschienenen Essay *Proposte per una critica d'arte* (1950) verwendet. Dabei handelt es sich um außerordentlich wichtige Vorlesungen, da Longhi hier nicht nur ausführlich das (historistische) Prinzip der Relativität des Kunstprodukts in Frage stellt, sondern auch den nicht minder häretischen Standpunkt vertritt, daß verschiedene Sprachen, auch wenn sie sich auf dieselbe Ästhetik zurückführen lassen, dennoch nicht derselben »Sprachlichkeit« angehören müssen. In dieser Hinsicht ist Longhi stets unnachgiebig geblieben, zumal er von ebendiesem Grundsatz die Legitimität einer autonomen Kunstgeschichte ableitete – wobei er sich übrigens auf zwei so unterschiedliche Autoritäten wie Riegl und Wölfflin berufen konnte, die in der Tat die Aufspaltung zwischen der Geschichte der Kunst und der Geschichte der Kultur repräsentieren. Ein diesbezüglicher Brief vom Januar oder Februar 1942, in dem Longhi sich direkt an Croce wendet, ist zugleich der unmittelbare – wenngleich wohl mißverstandene (Croce antwortet zwar, doch gleichsam ohne eine Miene zu verziehen und ohne von seinem Standpunkt auch nur im mindesten abzurücken) – Vorläufer ebenjener theoretischen Vorlesungen von 1950. Die »Bedeutungslosigkeit des Sujets« – wie Longhi es formuliert – erscheint in diesen Vorlesungen eher als ein fester, nicht einmal mehr ausdrücklich hervorgehobener Bezugspunkt denn als Gegenstand weiterer Untersuchungen und wird höchstens noch durch phantasievolle Vorstellungen von erdgeschichtlichen Katastrophen und zerstörerischen Umwälzungen bekräftigt, die zwar die kulturelle Trägerschicht der künstlerischen Hinterlassenschaft vernichten, nicht aber die Fähigkeit der Kunstwerke selbst zerstören könnten, wiederum zu neuen, eventuell von einem – wie Longhi sagt – »Ewigen Vater Nr. 2« geschaffenen Generationen zu »sprechen«, was im übrigen ein weiterer Beweis für das Primat der »Form« wäre. Inmitten seiner Aufzeichnungen findet sich ein Gedanke von Matisse, den Longhi mit offensichtlichem Vergnügen notiert: »Une œuvre doit porter en elle-même sa signification entière et l'imposer au spectateur avant même qu'il en connaisse le sujet. Quand je vois les fresques de Giotto, à Padoue, je ne m'inquiète pas de savoir quelle scène de la vie du Christ j'ai devant les yeux, mais, de suite, je comprends le sentiment qui s'en degage, car il est dans les lignes, dans la composition, dans la couleur, et le titre ne fera que confirmer mon impression.«[6]

Eine weitere gedankliche Skizze, die, wenn ich mich richtig entsinne, in zwei verschiedenen Fassungen ausgeführt worden ist (was übrigens keineswegs auf einen Hang zur Wiederholung hindeutet, sondern vielmehr auf die Insistenz, mit der sich eine freischwebende Idee zu manifestieren sucht), leitet erneut Wasser auf dieselben formalistischen Mühlen: »Apropos Sujet. Die Art und Weise, wie Künstler die Kunst der Vergangenheit betrachten und davon zehren, zeigt deutlich, daß das Sujet selbst keinen Eigenwert besitzt. Nicola Pisano betrachtet die antiken Sarkophage und nimmt das Gefühl in sich auf, ohne das Sujet zu übernehmen, das er wahrscheinlich nicht einmal entziffern konnte beziehungsweise um dessen Dechiffrierung er sich nicht weiter bemühte.«

Verglichen mit den Formulierungen in der *Kurzen Geschichte* lassen sich hier also einige Verschiebungen erkennen. Verändert hat sich insbesondere die seinerzeit durch und durch konsequente Beziehung zwischen der Entwertung des »Sujets« und dem Autonomieprinzip der Sprache der bildenden Kunst. Diese beiden Probleme waren in dem lange zurückliegenden Gymnasialkurs so eng miteinander verflochten und gehörten so unmittelbar zusammen, daß sie sich ergänzten und eigentlich zwei Aspekte, zwei Seiten ein und derselben Realität bildeten. Da in Longhis Vorlesungen zu Beginn der 50er Jahre das formalistische System keine Erschütterungen erfährt und in seinem Aufbau unverändert bleibt, laufen die beiden Probleme hier zusammen und überlagern sich, ohne daß eine endgültige Formulierung gefunden worden wäre, ja ohne daß Longhi eine solche Lösung, wie sie im Mittelpunkt der früheren Schriften gestanden hätte, überhaupt suchen würde. Man wird leicht erraten, was inzwischen geschehen ist. Nach 40 Jahren Forschung und Auseinandersetzung mit den Positionen und Forderungen des Historismus, die sich ihm weniger durch theoretische Beschäftigung als vielmehr durch die eigenen konkreten Arbeitserfahrungen vermittelt hatten, wird Longhi nunmehr von einem methodologischen Problem – einem Problem der »Kunstgeschichte« – vollkommen in Anspruch genommen und dabei vor allem von dem innovativen Pol einer ganz anderen Häresie magnetisch angezogen: dem Relativitätsprinzip des Kunstwerks im Gegensatz zu der »monadologischen« Ästhetik, nach deren Auffassung die Geschichte der Poesie aus einer Abfolge unabhängiger, absoluter Kunstprodukte besteht und somit nur durch eine Lektüre vereinzelter, unverbundener Meisterwerke verständlich werden kann.

Der Stellenwert der Vorlesungen von 1950/51 als eine theoretisch ausformulierte Systematisierung der eigenen Methodik Longhis wird unmittelbar deutlich, wenn man bedenkt, wie das methodologisch so belastete, dialektische Verhältnis innerhalb der Kunst-Geschichte – die große Klippe übrigens aller linken »bodenständigen« Historismen (welche die Kunst gewissermaßen auf dem Humus der Geschichte wachsen lassen: so als würde die Kunst nicht schon von selbst gedeihen) – von dem nicht minder historischen Prinzip einer Kunstentwicklung aus der Kunst selbst überwunden wird: ein Prinzip, das für die bildende Kunst ebenso wie für die Literatur gilt. Im Jahre 1950 konnte sich Longhi einmal mehr als Historist verstehen, ohne dabei seine früheren formalistischen Voraussetzungen aufgeben zu müssen. Das Interesse am Problem der Sprache, an den beiden unterschiedlichen Arten der Mitteilung der bildenden Kunst und Literatur in ihrer Verknüpfung mit dem (psychologischen, kulturellen) »Signifikat« des Kunstwerks hat sich jedoch im Vergleich zu seiner *Kurzen Geschichte* vermindert oder doch verlagert. Somit erscheinen uns Longhis Formulierungen von 1950 in dieser Hinsicht bei weitem farbloser als die des jungen Longhi und bisweilen crocianesker als die Croces selbst (die Entwertung des »Sujets« ist in Longhis Augen Indiz für die geringe Bedeutung der Dialektik von Kunst und Geschichte), was sogar noch durch allgemeine, berufsbedingte häretische Positionen bestätigt wird (die literarische Sprache usurpiert vollkommen – auch in sozialer Hinsicht – die Jurisdiktion, die demnach historisch jener Sprache der bildenden Kunst unterzuordnen wäre.

Will man also jenen Theoretiker Longhi entdecken, der den »extremen« Formulierungen in der *Kurzen Geschichte* nahesteht, sollte man nicht weiter in seinen reifen Schriften suchen. Man wird ihn vielmehr im Umkreis dieses frühen Handbuchs aufstöbern: in den zeitgleich entstandenen Texten, wie etwa dem 1912 geschriebenen und einige Jahre später von Croce ablehnend rezensierten Aufsatz *Rinascimento fantastico,* der allem, »was in der Kunst sentimentaler Reflex, kulturelles Ambiente, Geschichtsschreibung, Tradition, menschliche Psychologie, mit einem Worte: nicht bildende Kunst ist oder sein will«[7], auch die Zugehörigkeit zur bildenden Kunst kurzerhand abspricht. 1961 wird Longhi leichtes Spiel haben, wenn er das eigene, nun ein halbes Jahrhundert zurückliegende Ich berichtigt und seinem Essay eine »naiv metahistorische Stilistik« vorwirft. Dennoch liest man den Anfang des *Rinascimento fantastico,* der zugleich den Anfang des von Longhi durchgesehenen gedruckten Lebenswerks bildet, auch heute noch mit einem Gefühl der Bewunderung; er überrascht durch seine Lebendigkeit und Frische:

Wenn es überhaupt noch eines letzten Beweises für das allgemeine und absolute Unverständnis gegenüber dem spezifischen lyrischen Sinn der bildenden Kunst bedürfte, so brauchte man nur einmal zu bedenken, wieviel bereits zur übergreifenden Einschätzung der Renaissance als Kulturepoche geschehen ist, während der Bereich der bildenden Kunst der einzige ist, der noch immer unberührt geblieben ist.

Ich meinerseits bin vollkommen davon überzeugt, daß auch der beste dieser Renaissanceexperten, sobald er nur einmal daran dächte, sein Blickfeld etwas zu erweitern und auch auf die Kunst auszudehnen, diese umgehend in den Ablauf jenes Konflikts einordnen würde, der die reife Periode der Renaissance geprägt hat; er würde sich mit dem unvermeidlichen Rückgriff auf einen dafür typischen Michelangelo tatsächlich zu dem Nachweis verpflichtet fühlen, daß es in der Kunst seiner Spätzeit einen Konflikt gebe, nämlich jenes übliche Drama zwischen klassischer und kultureller Idealität und ethischer Wiedergeburt – als Auseinandersetzung zweier Inhalte, die sich in der bildenden Kunst auf bildliche Weise ausdrücken würde.

Dies könnte ein fundamentales Manko sein, zugleich aber auch das melancholische Ergebnis der neuen Ästhetik, deren großes Verdienst es gewesen ist, die gesamte Kunst mit einem lyrischen Grundton ausgestattet zu haben, und deren nicht minder großes Vergehen darin besteht, zwischen den spezifischen intuitiven Bereichen der einzelnen Künste nicht zu unterscheiden, dabei die Technik mehr als jedweden Naturalismus zu erniedrigen und für alle Ewigkeit ein Bündnis zwischen Historismus und Ästhetizismus zu schließen, ohne zu begreifen, daß das Ergebnis allein für die Literatur gut ist. Indem sie nämlich das Lyrische als essentiell menschlich und psychologisch begreift.

Zwischen 1912 und 1914 ist also Longhis Position deutlich genug: Historistisch kann man nur im Bereich der Literatur sein, da allein die Literatur »Signifikate« vermittelt. Dieser Gedanke findet seine Entsprechung – oder womöglich seinen frühesten Ausdruck – in dem ersten jener Briefe, die Longhi zwischen 1912 und 1917 an Berenson schreibt und in denen er das Angebot unterbreitet, *Italian Painters* zu übersetzen und mit einer Einführung zu versehen. Zur Diskussion steht weiterhin der »unterscheidungslose Idealismus«, die Beziehung zwischen der Poesie der bildenden Kunst und der Poesie *per verba:* »Croce hat alle Künste vor einem einzigen lyrischen Hintergrund zusammengeführt; darin besteht sein großes Verdienst. Und diesen allgemeinen Rahmen akzeptiere ich. Da er jedoch nur sehr vereinzelt künstlerische, das heißt fast ausschließlich literarische Kenntnisse besitzt, hat er sich darauf beschränkt, die verschiedenen Künste insbesondere unter einem, im wesentlichen historistischen, somit *einzig und allein für die Literatur gültigen* Gesichtspunkt zu behandeln.«[8] (Hervorhebung C. G.)

Was aber verbarg sich – unabhängig von den theoretischen Motiven – eigentlich hinter Longhis Aversion (man könnte fast sagen Phobie) gegenüber dem »Sujet«? Und zugleich (beide Aspekte gehören zusammen) gegenüber den historischen und kulturellen Implikationen eines Kunstwerks? Die erste Antwort beruft sich, wie wir gesehen haben, auf die Tradition, auf Longhis Lehrer und Vorbilder. Für seine Ablehnung, die Kunst bestimmten Interessen zuzuordnen, findet Longhi – wenn auch aus ganz unterschiedlichen Gründen – zwei energische Verbündete, den Idealismus und die Wiener Schule, Croce und Riegl. Vor wenig mehr als einem Jahrhundert hat Riegl in kurzen, bündigen Sätzen ein Problem formuliert, das noch heute Aktualität besitzt: daß die Geschichte der bildenden Kunst sich mit dem »Wie« und nicht mit dem »Was« beschäftige und die Ikonographie uns also nicht die Geschichte des Kunstwollens enthülle, sondern die des poetischen und religiösen Wollens. Eine andere Erklärung jedoch läßt dem jugendlichen Temperament Longhis weitaus mehr Gerechtigkeit widerfahren. Als er die *Kurze Geschichte* schreibt, ist Longhi ein von der modernen Kunst – die er während der Biennale in Venedig 1910 gesehen hatte –, ein von Courbet und Renoir zutiefst beeindruckter, (buchstäblich) wie von einem Blitz getroffener Gymnasiallehrer. Was die moderne Kunst in Italien zwischen 1910 und 1915 gewesen ist, zu der Zeit, als Sofficis Artikel in ›La Voce‹ erschien, läßt sich mit einem Wort zusammenfassen, dessen volle Bedeutung und Träume sich damals noch nicht erfüllt hatten: die Kunst war eine Revolution – Neuheit, Jugend, Skandal, Auslöschen der Vergangenheit, Verleugnung und Ablehnung der Traditionen, Umkehrung der gewohnten Denkmuster. Longhi war ein Anhänger dieser Bewegung, die in der Zeitschrift ›La Voce‹ ihr Organ fand, er war Futurist, Avantgardist und hatte sich in diese Revolution verliebt. »Courbet und Manet sind 1877 respektive 1884, Cézanne ist 1906 gestorben; Renoir und Degas leben noch als einsame Gottheiten, angefeindet, verfemt, verachtet, wie seinerzeit Tizian und Michelangelo beliebt und geschätzt waren« – diese begeisterte und solidarische Haltung einer Kunst gegenüber, in deren Atmosphäre das Überleben des Vergangenen und die Botschaft des Neuartigen sich immer noch vernehmen lassen, haben zu den leidenschaftlich formalistischen Positionen Longhis geführt; es ist die Offenbarung Cézannes, »traiter la nature par le cylindre, la sphère, le cône«, die Longhi in den Bildern Caravaggios die »Diagonale des Würfels« entdecken läßt und die ihn dann veranlaßt, Antonellos Dreiecke und Pieros »Seeoberflächen« aus Form und Farbe über die ganze Halbinsel hinweg bis nach Ferrara und Venedig zu verfolgen. Unter diesem Gesichtspunkt läßt sich die *Kurze Geschichte* als eine Art Kompaßnadel verstehen, als Indiz und Indikator für jene Verschmelzung von methodologischen Prinzipien des Idealismus mit der Lektüre der modernen Kunst. Bisweilen zeigt diese doppelte Sensibilität in Longhis Didaktik – wie etwa die Umschreibung von Pieros Stil – eine geradezu überwältigende Intuition, die man durchaus »schöpferisch« nennen könnte: »[...] eine riesige, bunte Intarsienarbeit mit ruhigen und kräftigen Partien, die aus dem keimenden, atomischen, substantiellen Leben der *malerischen Materie* heraus lebt. Bei den Farbakkorden findet Piero zu den kräftigsten und zartesten Gegensätzen tonaler Werte – und eben darin manifestiert sich der wahre Kolorismus: wenn etwa ein blasses Rosa und ein herbstliches Violett neben einen kräftigen, aus Rot-, Kastanien- oder Hellbraun gemischten Ton gestellt werden« – diese Beschreibung läßt an Bilder Giorgio Morandis denken; doch 1914 gab es diesen Morandi noch nicht. Longhi hat mit seinen Worten genau jene Richtung vorausgesehen, die die Malerei später einschlagen sollte.

Nach dem Krieg lockert sich Longhis Verhältnis zur zeitgenössischen Kunst allmählich und verschlechtert sich dann zunehmend. Abgesehen von Morandi mißfiel ihm die Malerei seiner Zeit. Über de Chirico ließ er boshaft ironische Bemerkungen fallen *(Al dio ortopedico;* dem orthopädischen Gott), auch wenn er später Carrà eine gewisse Anerkennung zollte; über Braque und Picasso rümpfte er die Nase (um es vorsichtig auszudrücken). Schweigen wir lieber vom Surrealismus. Die Zeit der großen Liebe war vorbei, und die Studienreisen zu den europäischen Museen zwischen 1920 und 1922 – die Jahre eines rappel à l'ordre – vertieften Longhis *connoisseurship* und seine Konzentration auf die Philologie sowie seine antiquarischen Leidenschaften. Jene vollkommene, absolute Offenbarung der großen impressionistischen und nachimpressionistischen Malerei hat Longhi dennoch nie vergessen; sie hat in seinem Geschichtswerk unauslöschliche Spuren hinterlassen, um ihn daraufhin für alle Zeiten nolens volens in das Schicksal der modernen Kunst einzubeziehen, hat zu jener Haßliebe, zu seinem unverzichtbaren und doch zerrütteten, von Enttäuschungen, Antipathien, von Solidarität und wechselseitigem Mißtrauen bestimmten Verhältnis zur gesamten Entwicklung der Malerei des 20. Jahrhunderts geführt. Ich glaube nicht, daß der Nachweis allzu gewagt wäre, daß und wie sehr Longhis Werk als das eines Historikers, der sich mit der bildenden Kunst vergangener Jahrhunderte befaßt, von Interpretationsmodellen Gebrauch macht, die auf die zeitgenössische Malerei zurückgehen, auf jene Malerei also, die unter seinen Augen entstanden ist oder sich entwickelt hat, insbesondere auf den Kubismus und die abstrakte Kunst: So erscheint er uns bisweilen wie ein Künstler, der dazu verdammt ist, sein Modell, das er in schöpferischer Konkurrenz mit zeitgenössischen, jedoch absichtlich aus seinem Gesichtskreis verbannten künstlerischen Tendenzen geschaffen hat, in eine historisch-literarische, offiziell gebundene Form zu gießen. Im Vergleich zu diesem gewissermaßen antagonistischen Verhalten des reifen, zumindest des reiferen Longhi der 20er Jahre erweist sich der Text der *Kurzen, aber wahren Geschichte der italienischen Malerei* in seiner sich selbst ausliefernden, vor Begeisterung überschäumenden Leidenschaftlichkeit als ein wertvolles Gegendokument.

Was aber konnten in jenen Jahren der Avantgarde, zwischen 1910 und 1915, die Untersuchungen zum »Signifikat« der bildenden Künste oder die ersten schüchternen Versuche der ikonographischen Methode, die sich zu ebendieser Zeit erstmals vernehmen ließen, in den Augen eines so exzentrischen Historikers wie Longhi bedeuten? Es gibt übrigens eine Verbindungslinie, die in diesem Zusammenhang nicht unbeachtet bleiben sollte. Im Jahre 1912 – und zwar genau während jener Monate, als Longhi an Berenson über die historische Ausschließlichkeit der Literatur schrieb – fand in Rom der zehnte internationale Kongreß für Kunstgeschichte statt, der (wenn ich mich nicht irre) von Venturi organisiert wurde. Warburg verlas dort seinen bekannten Vortrag über das Verhältnis von Kunst und Astrologie in den Fresken des Palazzo Schifanoia. Es ist sehr wahrscheinlich, daß sich Longhi unter den Zuhörern befand; auf jeden Fall aber wird er von dem Vortrag gehört haben. Warburg identifizierte in den Fresken des Palazzo nicht nur die heidnischen Gottheiten, die nach Manilius den zwölf Sternzeichen zugeordnet sind, sondern auch jene Sternbilder, die gemeinhin bei der Wahrsagerei Verwendung fanden (die Dekane der Sternzeichen) und die den mehr oder weniger bebilderten astrologischen Kalendern des Mittelalters entnommen waren; die gesamte ferraresische »Planisphäre« in ihrer organischen bildkünstlerischen Anordnung ist (nach Warburgs Ansicht) das Dokument einer auf Mauern gemalten Konkurrenz zwischen den Werten der Renaissance und einem obskuren fetischistischen Aberglauben, in dem sich – wiewohl deformiert und unkenntlich – die klassisch-heidnische Spiritualität der antiken Mythen bewahrt hat.

Natürlich zeigte sich Warburg weitaus weniger an den einzelnen Lösungen des Rätsels als vielmehr an der generellen Möglichkeit interessiert, den methodologischen Horizont der Kunstgeschichte zu erweitern; es ging ihm nicht so sehr um die Auflösung eines Rebus als vielmehr darum, den Gebrauch von Dokumenten der bildenden Kunst als Material für das Studium »der historischen Psychologie des menschlichen Ausdrucks« zu legitimieren. Dieses Problem aber, auf das Warburg freilich nicht weiter einging beziehungsweise dessen Konsequenzen er gewissermaßen auf den kleinsten Nenner zu reduzieren suchte, betraf auch die »Form« selbst. So werden beispielsweise die intensivierten Bewegungen der Gewänder und Körper, wie sie der florentinische Stil des Quattrocento hervorbrachte – ebenjene »nervöse Linie«, die in der *Kurzen Geschichte* beschrieben und auf rein formale Entscheidungen zurückgeführt wird –, von Warburg nicht so sehr im Hinblick auf die von den Künstlern (Botticelli, Pollaiolo) intendierten visuellen Funktionen gelesen, sondern als eine notwendige Voraussetzung verstanden, um beim Übergang vom geschriebenen Text zum Bild mittels einer übertriebenen, im höchsten Grade mimetischen Sprache die literarische Beschreibung wiedergeben zu können: ebenjene klassisch-antike Quelle, auf die sich der Maler bezieht und die ihm bei seinen Versuchen als Vorbild dient, die Zeichnung der Körper von der mittelalterlichen Strenge zu lösen und das Leben in seiner Bewegung darzustellen, »das mimetisch dargestellte Leben in dem ihm angemessenen Stil«.

In Longhis gesamtem Werk gibt es keinen einzigen Hinweis, der zu der Annahme berechtigte, daß Warburgs Vortrag und die darin angesprochenen Probleme irgendwelche Spuren hinterlassen hätten. Viel wahrscheinlicher ist dagegen, daß Longhi zu dieser Zeit derartige Untersuchungen bereits als überkommen, längst veraltet, als ebenjenes verstaubte Gerümpel ansah, von dem Croces Ästhetik uns ein für allemal hätte befreien sollen. Heute aber, da wir wissen, daß Warburg damit den Weg für eine in ihren Ergebnissen außerordentlich fruchtbare Methodik geebnet hat, die von der Analyse formaler Gegebenheiten zum Wandel philosophischer und religiöser Konzepte und schließlich zu den großen zivilisatorischen Veränderungen überzugehen vermochte, können wir an dieser Stelle nicht umhin, uns einige Fragen zu stellen. Inwieweit ist bei der Lektüre eines Textes der bildenden Kunst die formale Bestimmung des »Wie« (um die Ausdrucksweise Riegls zu gebrauchen) integraler und unablöslicher Bestandteil der historischen und kulturellen Bestimmung des »Was«? Aus welchem Grund gehen andererseits die ikonographischen Methoden dazu über, ein bestimmtes historisches Interesse zu bekunden, wenn auch die Qualität eines Kunstprodukts eine Rolle spielt; warum beschränken sie sich auf ein läppisches Rätselraten, wenn die künstlerische Qualität nur mittelmäßig ist? Inwieweit kann sich das »Signifikat« auf die »Form«, inwieweit die »Form« auf das »Signifikat« berufen?

Es mag seltsam erscheinen, aber für uns Italiener, die wir dieselbe Sprache sprechen und schreiben, in der auch Longhis Aufsätze und Bücher geschrieben worden sind, wird diese Reihe von Fragen durch ein Paradox, ein Moment des Unwägbaren überwunden. Dieses besteht allein in der Faszination jener Methodik, die keine andere Legitimation besitzt als die unverwechselbare Persönlichkeit beziehungsweise Originalität dessen, der sie selbst angewendet hat und sie auch heute noch durch seine Bücher vermittelt. Diese Faszination läßt sich nicht – nimmt man einmal das Prinzip der Relativität des Kunstwerks davon aus – auf eine methodologische Gesetzestafel reduzieren; sie läßt sich nur durch sich selbst erklären: durch eine übermächtige literarische Berufung, die sich unauflöslich mit der manischen Leidenschaft für Bilder verbindet. In der Tat ist es durchaus nicht unwahrscheinlich, daß Longhis demonstrativ zur Schau gestellte Gleichgültigkeit gegenüber der Ikonographie heute eher als ein Zeichen von Rückständigkeit interpretiert werden könnte, als Ausdruck geistiger und kultureller Verschlossenheit, die einen idealistischen und formalistischen Hochmut oder sogar eine Art Taubheit verraten würde, jedenfalls ein grundsätzliches Desinteresse gegenüber allem, was nicht mit bemalten Leinwänden, mit der stummen und eloquenten Sprache der Bilder zu tun hätte. Tatsache ist zumindest, daß gerade in dieser Taubheit – einer unmenschlichen und zugleich lächerlichen Taubheit gegenüber allem, was nicht zur Welt der Farben oder allgemein zur bildkünstlerischen Gestaltung gehört – die nihilistischen Wurzeln von Longhis Genius verborgen liegen. Diese Wurzeln haben sich aufgrund desselben Prinzips immer weiter ausbreiten können, infolgedessen etwa der starke Rückschnitt der Zweige eines Baumes diese kräftiger wachsen und größere Früchte tragen läßt. Die Paradoxie in Longhis Werk besteht darin, daß seine eigensinnigen formalistischen Überzeugungen, die sich – ausgehend von der *Kurzen Geschichte* – in einer über sechs Jahrzehnte erstreckenden Forschungsarbeit niederschlagen, nicht nur eine wahre Darstellung der Geschichte der italienischen Malerei, sondern zugleich auch eine wahre und vor allem zuverlässige »Geschichte Italiens«, *tout court,* hervorgebracht haben. Wie ihm ein solches Unternehmen hat gelingen können, ohne daß er jemals die Bilder kulturell zum Sprechen gebracht hätte, sondern im Gegenteil, indem er gerade alle Ausdrucks- oder Bedeutungswerte negiert, die nicht auf eine Geschichte der bildenden Kunst im strengen Sinn abzielen, gehört zu den faszinierendsten wissenschaftlichen Themen der italienischen Kultur des 20. Jahrhunderts.

Man kann daher die *Kurze Geschichte* auf zweifache Weise lesen: zum einen als ein Handbuch, das alle Eigenschaften und Vorzüge eines solchen aufweist, und andererseits als Inkunabel, als wertvolles Dokument aus einer frühen Entwicklungsphase Longhis. Betrachtet man sie als Handbuch, so hat Anna Banti sicherlich mit ihrer Auffassung recht, daß diese Schulvorlesungen aus dem Jahre 1914 »nützlicher und aktueller als die jüngsten didaktischen Erzeugnisse sind, die in unseren unglücklichen Gymnasien heute Anwendung finden«. Die Zeit hat Longhis Worte fixiert, gleichsam tiefgefroren; seine Ausführungen sind dadurch jedoch weder im mindesten veraltet, noch haben sie Rost angesetzt, im Gegenteil, sie sind eher zu Marmor versteinert. Nicht zuletzt, weil sich Longhis Traktat strikt auf das Wesentliche beschränkt und ebenso rigoros rein formalistischen Grundsätzen verpflichtet ist, entgeht es der bedenklichen Notwendigkeit allzu häufiger Aktualisierung, so daß nur ein ganz kleiner Anmerkungsapparat im Anhang einige Hinweise gibt.

Nebenbei bemerkt: Dieser sachlich kurzen Kasuistik sollte vielleicht noch ein weiterer Fall hinzugefügt werden, nämlich die von Longhi selbst vorgenommene Korrektur an der traditionellen Zuschreibung des Berliner *Herbstes* (der hier unter der Nummer 124 abgebildet ist) und der beiden *Musen* aus Budapest an Galasso, den die *Kurze Geschichte,* in Anlehnung an Vasaris *Lebensbeschreibungen,* als »Pieros ersten Schüler in Ferrara« bezeichnet. In Longhis *Nuovi ampliamenti* zur *Officina ferrarese* (1940–55) gehen diese drei Bilder von einer Hand zur anderen, und die verschwommene Gestalt Galassos muß nunmehr ihren »ohnehin recht nebulösen« Platz Parrasio überlassen, dem aus Siena gebürtigen Angelo Maccagnino, dem »ersten Leiter des großen Unternehmens von

Belfiore«, bevor dann »Tura in einem zweiten Arbeitsabschnitt mit seinen Ratschlägen und räumlichen Entwürfen hinzukommt.« Den *Nuovi ampliamenti* zufolge soll Maccagnino nicht nur den *Herbst* und die beiden *Musen,* sondern auch eine zusammenhängende Gruppe von Werken gemalt haben (den *Heiligen Hieronymus,* der zunächst Piero zugeschrieben wurde, und die *Madonna del Prato* mit singenden und musizierenden Engeln), so daß sich hier die »Kontur eines Künstlers« abzeichnet, der – Sohn eines Goldschmieds und in flämischer Manier ausgebildet – um 1450 oder wenig später »der bedeutendste Künstler in Ferrara vor Turas Aufstieg war«.[9] Ich vermag nicht zu sagen, ob an dieser Zuschreibung in den letzten 30 Jahren grundlegende Modifikationen vorgenommen worden sind. »In der Kunstgeschichte«, schreibt Longhi, »gibt es niemals irgendeinen Stillstand.« Jedenfalls sollte die Auffassung, die Longhi auf dem Zenit seiner Laufbahn im Jahre 1956 vertrat, hier nicht unerwähnt bleiben.[10]

Bewährt hat sich durch die Zeit insbesondere das Gerüst, der Aufbau dieses Handbuchs. Longhis *Kurze Geschichte* basiert auf der Gegenüberstellung zweier Querschnitte durch die italienische Malerei, die zwei Strömungen oder Epochen der bildenden Kunst entsprechen: die Ära der (linearen und plastischen) »Zeichnung« von Giotto bis Michelangelo und die Ära der »Farbe«, die erstere nicht ausschließt, sondern in der »perspektivischen Synthese von Farbe und Form« (ein Lieblingsausdruck Longhis) amalgamiert, deren genialer Begründer Piero gewesen ist. So »erstreckt sich« eine zweite »ideale Verbindungslinie«, im Gegensatz zur Entwicklung der Zeichnung, »von Paolo Uccello bis hin zu Paolo Cézanne – nun ja, sagen wir wenigstens: bis zu Paolo Veronese« – resümiert Longhi – mit einem jener für ihn typischen Kalauer, die er mit professoralem Ernst und vollkommen unbeweglichem Gesicht vorträgt. Doch ist es keineswegs so, daß Longhi dieses Schema bereits vollständig vorgefunden oder es sich von einem Augenblick zum anderen ausgedacht hätte. Die Zweiteilung in der *Kurzen Geschichte* ist das diachronische Ergebnis seiner Reflexionen und Entdeckungen aus der Zeit zwischen dem Universitätsabschluß und seinem Aufenthalt in Rom: Überlegungen, die sich immer wieder um einen Abschnitt in Berensons *North Italian Painters* drehen. Es handelt sich um das Kapitel mit der sprechenden Überschrift »Change of visualisation«, das zwei »Veränderungen der Visualisierung« in der Entwicklung der italienischen Malerei konstatiert: Die erste führt von der funktionalen Linie einerseits und der überschwenglich erregten Linie der Sienesen andererseits zur plastischen Anschauung Giottos und Giovanni Pisanos; die zweite Veränderung vollzieht sich im 15. Jahrhundert, gerade in dem Moment, da der plastische Stil seine größten Triumphe feiert und Giovanni Bellini, »that great but unconscious revolutionary«, der sich bis dahin der plastischen Anschauung unterworfen hatte, »began all at once to visualise in still another mode, which, to differentiate it from the linear and the plastic, I may call the commencement of the pictorial mode. This happened because he had a revelation of the possibilities of colour.«

Diese ›revelation‹ war auch für Longhi eine Offenbarung. Als Stimulus und Bestätigung der eigenen Vorstellungen entfesselte dieser Abschnitt in Longhi ein schon angelegtes explosives Ideengemisch. Im Prinzip beruht das ganze System der späteren Geschichtsschreibung Longhis auf der Idee jener malerischen Synthese, die auf Piero zurückgeht. Die Geschichte der italienischen Malerei bis zu Michelangelo war die Geschichte der plastischen oder linearen Zeichnung; die Farbe, die »Ruhe der Farbe«, der »Farbwert«, entstand zusammen mit der Perspektive, mit Paolo Uccello und mit Piero. Und die Verbreitung von Pieros Stil in Mittel- und Norditalien, in der Emilia, in Ferrara und Venedig, der schließlich auch Giambellino erreichen und ihn anregen sollte, veränderte nicht nur die Sichtweise der italienischen Künstler, sondern legte zugleich das Fundament für die gesamte moderne Malerei. Diese Entwicklungsgeschichte, die heute zum allgemeinen Bildungsgut gehört, war damals, 1912, erst noch zu entdecken. Im direkten Widerspruch zu der üblichen Konzentration auf die Renaissance und im Gegensatz zu der allgemeinen Raffael- und Leonardo-Verehrung mit ihrem »heillosen Eifer, die Epoche, das heißt menschliche Ideale, historisch zu erklären«[11], wird nunmehr Piero zum Ausgangspunkt der modernen Kunst insgesamt; gleichzeitig konstatiert Longhi in der *Kurzen Geschichte,* daß »die Zeichenakademie seit dem Cinquecento ihren verderblichen Einfluß auf die europäische und insbesondere auf die italienische Kunst« ausgeübt habe und dies noch immer tue.

Diesen Ideen hat Longhi (zwischen 1912 und 1914) in zwei seiner – nur unter institutionellen Gesichtspunkten – etwas gespreizten Jugendschriften Ausdruck verliehen: in der dunklen (und dünkelhaften) neuhegelianischen Abhandlung *Rinascimento fantastico* von 1912 sowie in dem *Piero dei Franceschi e lo sviluppo della pittura veneziana* betitelten Essay aus dem Jahre 1914, der dem strengsten künstlerischen Historismus verpflichtet ist. Läßt man die aufgewühlte Substanz dieser beiden Jugendschriften etwas zur Ruhe kommen, um ihre Elemente unter kunsthistorisch-didaktischen Gesichtspunkten neu zu ordnen, so erhält man die *Kurze Geschichte:* ein überaus nützliches und fruchtbares Gedankenspiel mit zwei ganz unterschiedlichen Funktionen, das für den Leser, der die *Kurze Geschichte der italienischen Malerei* als Handbuch benutzt, genauso ergiebig ist wie für denjenigen, der es als Inkunabel betrachtet. Longhi schrieb den Text innerhalb von nur zwei Wochen; und doch ist er keineswegs das Ergebnis einer Improvisation. Unbestreitbar ist die *Kurze Geschichte* der Brennpunkt – und als solcher zugleich eine Zusammenfassung – einer ganzen Reihe sich überschneidender und miteinander verflochtener Interpretationsprobleme.

Allerdings gibt es noch eine weitere Quelle, eine dritte »Jugendschrift«, die nicht nur ein Licht auf die Methode der Verschmelzung wirft, mit der Longhi dieses Handbuch geschrieben hat, sondern auch auf die verschiedenen Zeitabschnitte, in denen jene Ideen Longhis gereift sind, welche die tragenden Säulen der *Kurzen Geschichte* bilden. Es handelt sich um die 14 in ›I Tatti‹[12] aufbewahrten und dort einsehbaren Briefe, die Longhi zwischen 1912 und 1917 an Berenson geschrieben hat.[13] Wie ich bereits angedeutet habe, beschreibt dieser Briefwechsel, den wir leider nur zur Hälfte kennen (da Berensons Antworten in der Casa Longhi nicht vorliegen), jenes unglückselige Vorhaben, auf das sich Longhi 1912 ebenso eifrig wie unvorsichtig eingelassen hatte: die *Italian Painters* zu übersetzen und mit einem Vorwort zu versehen. Innerhalb des Zeitraums von 1912 bis 1914, als das Scheitern dieser Übersetzung noch nicht abzusehen war, enthalten die Briefe zahlreiche jener eben erwähnten Ideen der Schriften Longhis. Dieselben gärenden, überschäumenden Gedanken finden sich auch hier, auf dem Papier in einer glühenden Handschrift, und man vernimmt nicht ohne Bewegung die Stimme des 20jährigen Longhi, der sich in aller Schüchternheit und allem Enthusiasmus einem anderen anvertraut. Man könnte sogar sagen, daß in diesen Briefen Longhis eigene Ideen zunehmend die Oberhand gewinnen und von dem Übersetzungsprojekt schließlich kaum noch die Rede ist. Natürlich war dies auch die Ursache für Berensons Unmut und seine immer reserviertere und gespanntere Einstellung gegenüber dem jungen Mann, der sich bei ihm mit so vielen Verbeugungen eingeführt hatte und der nun nichts anderes mehr tat, als von sich selbst zu sprechen, und statt sich – wie man wohl hätte erwarten dürfen – auf die Texte seines Gesprächspartners zu konzentrieren, nur seine eigene Arbeit im Kopf hatte.

Nicht zuletzt aufgrund der Tatsache, daß man sich eine dieser beiden Stimmen immer nur vorstellen kann, gewinnt dieser Briefwechsel bisweilen geradezu komische Züge. Komisch beispielsweise, komödiantisch und kindlich zugleich – aber mit einer Art von Kindlichkeit, der es nicht an Schlauheit mangelt – wirkt die Art und Weise, in der sich Longhi selbst einführt. Man schreibt den 4. September 1912. Longhi und Berenson kennen sich nicht. Longhi stellt sich vor, er bekennt, er sei ein begeisterter Leser, ein Bewunderer Berensons; er bietet seine Dienste als »Dolmetscher« an, er zieht Parallelen zwischen Berenson und Vasari; er bittet um Aufklärung wie ein Schüler, und gleichzeitig verpaßt er seinerseits Berenson ganz ungeniert einige kleine, aber gezielte und schmerzhafte Schläge auf die Finger: Er belehrt ihn über Hegels Philosophie des Geistes, er beruft sich auf ein anderes Vorbild und erklärt Berenson, was nach Hegel geschehen ist; er wirft ihm den Aufsatz über Sassetta vor, den er entstellt, und verdreht Berensons ganz persönliche Arbeitsmethoden *(illustration* und *decoration);* er beschuldigt ihn des Hedonismus und des Physiologismus, während es doch »in der Philosophie des Geistes und folglich in der Phantasie keine Unterscheidung zwischen der materiellen und der geistigen Welt, zwischen Äußerem und Innerem gibt, weil alles geistig ist in der Weise, wie wir die Welt nicht sinnlich, sondern allein geistig wahrnehmen«; und schließlich erklärt er – wie alle bedeutenden Leser – dem Autor Berenson, wer Berenson eigentlich ist. Doch ist an dieser Art, Unterricht zu erteilen, nichts weiter ungewöhnlich. Natürlich wäre es heute für Berenson einfacher als noch vor fast einem Jahrhundert, Longhis Verhalten als das eines geistvollen jungen Mannes zu begreifen, der alle Anzeichen des typischen Exhibitionismus und Kannibalismus gegenüber einem großen Meister, einem Hexenmeister, erkennen läßt, der in den Augen des Lehrlings bereits auf unerreichbare Höhen gelangt ist. In dem Impetus, mit dem sich Longhi einem von ihm selbst erwählten Meister anbietet, zeigt sich eine solche Begierde, eine Gefräßigkeit, ein Bemächtigungswunsch, der weit über das Recht eines aufmerksamen Lesers hinausgeht. Es ist ganz natürlich, daß Longhi dort besser und genauer als Berenson *sieht,* wo Berenson selbst nur *geschrieben* hat.[14]

Zur Diskussion, ja geradezu unter Anklage stellt Longhi des weiteren Berensons Meinungen über die Farbe. Ist es denn möglich, daß der Autor von *Change of Visualisation* nicht in der Lage ist, die richtigen Schlußfolgerungen zu ziehen? Wie kann man nur die Farbe zu einer Unterkategorie der Malerei deklassieren?

Ich möchte noch hinzufügen, daß unter geistigen Gesichtspunkten die Farbe in den Augen des Künstlers denselben Wert annehmen wird, den die anderen Elemente der sinnlichen Wahrnehmung der Welt besitzen, das heißt Form, Bewegung, Raum. Ich will damit sagen, daß mir Ihre Theorie von einer Art historischen Betrachtungsweise beeinflußt scheint; was nämlich allenfalls als eine besondere visuelle Tradition angesehen werden darf – und Sie selbst haben in Ihrem feinsinnigen Buch *Change of Visualisation* das beste Beispiel für eine derartige Einschätzung gegeben –, scheinen Sie zu einer geradezu ausschließlichen, stabilen und unveränderlichen Kunsttheorie zu erheben. Es ist jedenfalls der essentiell geschichtliche und transitorische Standpunkt Michelangelos, der alle Kunst in der Zeichnung sah.

Statt dessen sehe ich nun in der geschichtlichen Entwicklung der bildenden Kunst – oder glaube zumindest darin erkennen zu können – zwei große visuelle Traditionen: die zeichnerische Tradition, die sich in die beiden kleineren Traditionen des Plastischen und des Linearen verzweigt, und die farbliche Tradition [...] Die zeichnerische Tradition entwickelt sich vor dem Hintergrund humanistischer Intellektualität, sei sie christlich oder klassisch-antik orientiert, und führt konsequent dazu, daß die wesentliche Darstellung in der Kunst die des Menschen ist [...] Um einige Namen zu nennen: die erstgenannte Tradition wird von der plastischen Schule vertreten: die Bildhauer der Romanik, Giotto, Masaccio, Mantegna,

Michelangiolo [sic], Caravaggio, Courbet; die lineare Anschauung (oder die der Bewegung) der internationalen Kunst des Quattrocento von Pisanello, den Sienesen und Japanern, Pollajolo [sic], Botticelli, Leonardo, Tiepolo, Degas.

Die farbliche Tradition erhebt sich, angefüllt mit Historismus und sensualistischer Illustration, bei den Venezianern, und setzt sich in Rubens' Werk fort, bis sie schließlich – nachdem sie im Zuge der großen philosophischen Erneuerung des 18. und 19. Jahrhunderts, welche die Natur als Schöpfung des Geistes begreift, sich dieser Ordnung gefügt hat – über die Ungewißheiten des romantischen Historien- und Landschaftsbilds in Frankreich im Impressionismus zu dem gelangt, was sie zu geben vermochte. Ich habe Namen genannt, aber niemand wird diese besser als konkrete Tatsachen auffassen können als Sie selbst.[15]

Wie in dem zitierten Aufsatz Longhis aus ›La Voce‹ findet sich auch in diesem jahrhunderteübergreifenden Panorama noch nicht der Name Pieros. Es vergehen zwei Jahre, die Zeit der Entdeckungen. Die Abfolge der Jugendschriften Longhis legt es nahe, seine Intentionen zwischen 1912 und 1914 als einen Versuch zu begreifen, die räumlichen Werte und die Farbseen Pieros unter dem gänzlich unvermuteten Einfluß (die Wege zu den großen Entdeckungen sind zahllos) von Hildebrands *Problem der Form* zu untersuchen, das ihm 1911 von Croce auf den Tisch gelegt worden war. Die *Italian Painters* und die Verpflichtung, die Longhi gegenüber Berenson eingegangen war, erschienen bereits wie eine ferne Reminiszenz, die er wie einen Stein mühsam nachschleppte. Als Berenson Longhi im Mai 1914 anmahnt, ist er bereits so etwas wie ein Schuldeneintreiber geworden. In der Zeitschrift ›Arte‹ ist soeben der erste Teil von Longhis Essay über Piero erschienen.

Erst jetzt bin ich soweit gekommen, daß ich bei vielen Problemen deutlich erkenne – oder wenigstens zu erkennen meine –, was ich zuvor noch nicht hinreichend untersucht hatte; erst jetzt fühle ich mich daher wirklich in der Lage, einen verständlichen Essay über Ihr Werk – und zwar in wenigen Tagen – zu schreiben.[16]

Dieses Versprechen sollte nicht eingelöst werden. Einen Monat später wird Longhi im drückendheißen Rom die *Kurze Geschichte* schreiben. Doch nunmehr begnügt er sich nicht mehr damit, für Berenson den zweiten Teil des Aufsatzes über Piero – der sich auf die venezianische Malerei bezieht – zusammenzufassen. Die Situation ist umgeschlagen. Nun ist es Berenson, der die Rolle des Lesers spielen soll.

Ich behandele zügig die erste Periode des mantegnesken Bellini , um darin die ersten Anzeichen einer Landschaft im malerischen Sinn aufzuzeigen, die in einer nicht mehr linearen (mantegnesken) Form, sondern flächig und somit perspektivisch gestaltet ist und auf Piero zurückgeht. Ich nutze die Gelegenheit, um die Lösung eines Problems anzugehen, die erst jetzt möglich geworden ist, nachdem Sie mit Ihrer Zuschreibung der Heiligen Justina an Giambellino den alvisianischen Spuk beseitigt haben. [Anm. d. Übers.: Gemeint ist die seinerzeit unsichere Unterscheidung zwischen dem Werk Giovanni Bellinis und Alvise Vivarinis.] Ich untersuche also das berühmte Polyptychon des Heiligen Vinzenz in der Kirche San Giovanni e Paolo [Anm. d. Übers.: in Venedig] und komme zu dem Ergebnis, daß in dieser Blüte eines reformierten venezianischen Mantegnismus durch die ersten

Andeutungen einer malerischen Lösung reformistische Bestrebungen zu erkennen sind und daß es daher geboten ist, wieder zu der Meinung Sansovinos zurückzukehren, der das Polyptychon als ein Werk Giovanni Bellinis bezeichnet.

Nachdem ich zu zeigen versucht habe, daß bereits die ersten malerischen Andeutungen Bellinis (*Christus vergießt sein Blut* in London etc.) gar nichts anderes darstellen können als das Ergebnis einer latenten Infiltration durch den malerischen Stil Pieros – was sich auch aus der Analogie zwischen den Übergangsformen Bellinis und denen Ercole de Robertis ergibt, der bekanntlich Piero und Padua miteinander verschmelzt –, möchte ich jedenfalls behaupten, daß der Sprung von dieser Schaffensperiode bis zum Altarbild von Pesaro und zur Transfiguration von Neapel unweigerlich zu der Annahme führen muß, daß Bellini während dieser Zeit erneut mit der Kunst Pieros in Berührung gekommen ist, da sich in diesen beiden Werken eine Neuorientierung Bellinis in Richtung Mittelitalien abzeichnet, seine Komposition dabei die Zentralachse und die flächige, im Sinne des Sonnenlichts angeordnete Form übernimmt, insgesamt also jene Kennzeichen aufweist, die ich in meinen Erläuterungen zum künstlerischen und nicht etwa wissenschaftlichen Charakter der Perspektive als synthetische Perspektive aus Form und Farbe definiert habe. In diesem Zusammenhang zeige ich, indem ich Bellinis Schaffen anhand seiner Altartafeln verfolge, daß er sich sein ganzes Leben hindurch treu geblieben ist; und da die venezianische Malerei ihren Ausgang bei Bellini nimmt, habe ich die tiefe Verbundenheit des jungen Tizian und sogar noch Veroneses gegenüber den alten Prinzipien der Perspektive dargelegt, deren Verdienst – und damit schließe ich – ›das des unübertroffenen Ahnen der perspektivischen Synthese – Piero del Borgo – ist, der als erster, indem er die Schleusentore der Perspektive je nach Laune öffnete oder schloß, die Chorwände in Arezzo mit Farbseen überflutete‹.[17]

Wir wissen nicht, ob und inwieweit Berenson dieses Selbstzitat goutiert hat (aus demselben Essay wird Longhi ein anderes Zitat in die *Kurze Geschichte* einfügen). Seine Antwort jedenfalls fiel offenbar so lakonisch aus – insbesondere hinsichtlich der Zuordnung des Polyptychons an Bellini –, daß Longhi schließlich ein Jahr später noch einmal auf dieses Thema zurückkommt: »Ist es gestattet, Sie auch danach zu fragen, inwieweit Sie meinen Versuch, Giovanni Bellini das entzückende Polyptychon von San Giovanni e Paolo zuzuschreiben, zur Kenntnis genommen haben; ein Versuch, zu dem ich mich im übrigen nur durch Ihre ebenso kühne wie sorgfältige Zuschreibung der Heiligen Justina von Herrn Bagatti-Valsecchi [Anm. d. Übers.: Gemeint ist die Sammlung Bagatti-Valsecchi in Mailand] ermutigt gefühlt habe?«[18] In seiner Antwort ließ Berenson nun vor allem den Verdacht und die Befürchtung durchblicken, daß einige seiner Ideen auch weiterhin in verfälschter, trügerischer Form oder in entstellenden Verkleidungen in Italien kursieren könnten, falls sich das Erscheinen der Übersetzung noch länger hinauszögern sollte. Inzwischen war der Krieg ausgebrochen, Longhi war zum Militärdienst eingezogen worden. Seine Replik kommt aus Gorlago im Bergamaskischen. Seit dem Erscheinen seines Essays über Piero ist ein Jahr vergangen.

[...] Ich habe nun nicht die Zeit und die notwendige Ruhe, um auf die verschiedenen Bemerkungen einzugehen, die in Ihrem Brief enthalten sind. Dennoch möchte ich Sie darum bitten, sich dessen zu entsinnen, was Sie mir in der ersten Zeit unserer Bekanntschaft schrieben, und Sie zugleich darum ersuchen, meine

Übersetzung wohlwollend und unvoreingenommen zu prüfen, ohne sich wie zuvor von meiner Schreibweise faszinieren zu lassen [...] Gewiß würde die Übersetzung, sobald sie erschiene, jene verborgenen Entstellungen verhindern, die Sie in Ihrem Brief andeuten! Seltsam jedoch, daß mir, der ich mit einer gewissen Aufmerksamkeit die Entwicklung der kunstkritischen Studien in Italien verfolge, derartige Imitationen oder Verfälschungen gar nicht weiter aufgefallen sind!

Ich kann mir nur wünschen, bald wieder heil und unversehrt aus diesem Krieg zurückzukehren, um Ihnen zeigen zu können, daß man auch bei uns einiges zustande bringt, ohne die Werke anderer Autoren maskieren oder verkleiden zu müssen. Und das wird zweifellos auch für Sie ein großer Trost sein.[19]

Es ist bedauerlich, einen Briefwechsel von so unschätzbarem Wert beiseite legen zu müssen (sein direkter Bezug zur *Kurzen Geschichte* endet an dieser Stelle). Wie kann man das Bild Roberto Longhis, das aus diesen Briefen entsteht, so unvollständig und verstümmelt lassen? Diese Briefe müßten unbedingt publiziert werden. Einige Auszüge hat uns eine junge Wissenschaftlerin, Fiora Bellini, vor einigen Jahren mitgeteilt, in einem auch hinsichtlich der *Kurzen Geschichte* wichtigen Aufsatz anläßlich eines Kolloquiums über Roberto Longhi. Dennoch würde man sich wünschen, den Briefwechsel in seiner Gesamtheit veröffentlicht zu sehen.[20] Man vermag bei diesen Briefen nie zu sagen, wer eigentlich das Opfer ist, Longhi oder Berenson. Kaum daß sie sich kennengelernt haben, erweisen sich die beiden schon als das, was sie auch zukünftig füreinander bleiben werden: zwei Bären in einer Höhle. Eines Tages verliert Berenson die Geduld. Longhis Übersetzung gefällt ihm nicht. Ebensowenig behagt ihm die respektvoll undurchsichtige, zugleich unverschämte Art und Weise dieses jungen Mannes, der ihm wie zufällig über den Weg gelaufen ist. Wenn die Übersetzung auch nur annehmbar werden sollte, müsse Longhi unbedingt mehr Zeit darauf verwenden.

Doch glauben Sie mir, Herr Berenson, daß die Zeit, die ich bis jetzt der Übersetzung Ihrer einzigartigen und unvergeßlichen Aufsätze gewidmet habe, ausschließlich meine persönliche Freizeit gewesen ist; schon aus Respekt vor dem intellektuellen Niveau jener Seiten, die ich vor Augen hatte, wäre das auch gar nicht anders möglich gewesen. Damit dürfte klar sein, daß auch jene Zeit, die ich nunmehr auf die letzte Durchsicht verwenden werde, ebenfalls meine ganz persönliche Freizeit sein wird. Dessen können Sie versichert sein!

Wenn Sie hingegen jemals grundsätzlich meine Fähigkeit bezweifelt haben, den intellektuellen Gehalt Ihrer Schriften wiederzugeben, wenn Sie infolgedessen im allerschlechtesten Sinn jene seltsame Umschreibung einer »relativ intelligenten Person« gemeint haben sollten, mit der Sie mich auszeichneten, als wir uns das letzte Mal sprachen, und die mir durchaus nicht mißfiel, da Sie ihr eine ganz und gar relative und persönliche Interpretation gaben – in diesem Fall, Herr Berenson, bitte ich Sie, sich in einem Ihrer nächsten Briefe genauer zu erklären, und versichere Ihnen, daß ich darüber keineswegs beleidigt sein werde.[21]

Die letzten Wortwechsel sind nur noch traurig.

Seitdem ich die unglückselige Idee hatte, Ihnen meine Übersetzung Ihres wundervollen Essays über die italienische Malerei anzutragen, könnte man meinen, daß Sie mich in homöopathischer Dosierung Geduldsproben haben unterwerfen wollen, die ich – und Sie selbst werden mir dies, wie ich vermute, zugestehen wollen – mit einer Demut über mich habe ergehen lassen, wie sie eines Heiligen Franziskus von Sassetta – keineswegs aber von Giotto – würdig gewesen wäre.

Doch will ich jetzt keineswegs jene bedauerlichen und für mich sehr schmerzlichen Veränderungen Ihrer Einstellung mir gegenüber chronologisch zurückverfolgen; auch will ich gar nicht weiter darüber nachgrübeln, ob es – abgesehen von einer gewissen Indolenz auf meiner Seite – irgendwelche anderen Gründe gegeben hat, die in Ihren Augen nach und nach den ›in Italien einzigen gründlichen Kenner‹ Ihrer Schriften – wie Sie mich anfangs freundlicherweise titulierten – in das abstoßende Exemplar eines unerzogenen ›Gassenjungen‹ und Faulenzers verwandelt haben, den Sie dann in Ihrem Herzen durch eine andere – auf den Bereich der englischen Sprache spezialisierte – Person verdrängten, um dann bitter zu beklagen, dieser nicht schon längst die mühselige Übersetzung anvertraut zu haben.[22]

Man muß sich allerdings fragen, warum selbst 1922, als Berenson fünf Jahre nach diesen reizenden Komplimenten mehrere Vermittler auf die Spur eines unauffindbaren Longhi ansetzte, dieses Übersetzungsprojekt offenbar noch immer nicht aufgegeben worden war.

Doch kehren wir zurück zur *Kurzen Geschichte*. Der Briefwechsel mit Berenson hat dankenswerterweise weitere bedeutende Hinweise geliefert und uns damit auch einige neue Einblicke in die Entwicklung des jungen Longhi eröffnet, da dieser – wie wir gesehen haben – mehrfach in Widerspruch zu den Methoden und formalistischen Überzeugungen gerät, auf denen wiederum die *Kurze Geschichte* beruht. In aller Deutlichkeit und mit einer Anwandlung, die aus tiefstem Herzen kommt, erklärt Longhi sich zu einem Anhänger Benedetto Croces.

[...] Sie werden gleich bemerkt haben, daß ich zu der Schar jener Idealisten (Spiritualisten) gehöre, die in ihrem Denken und Handeln dem zutiefst innovativen, von dem Begründer dieser Schule, Benedetto Croce, entwickelten System verpflichtet sind.

Sie wissen wahrscheinlich, daß danach die gesamte Realität von der kreativen Wahrnehmung des Geistes absorbiert wird, der allein Realität ist und nichts anderes kennt als sich selbst, und daß Croces größtes Verdienst – und zugleich dasjenige, das am meisten zur Vergrößerung seiner Anhängerschaft beigetragen hat – eben darin besteht, die Ästhetik auf wunderbare Weise befreit und die geistige Autonomie des Schöpferischen in der Kunst erkannt zu haben, die von ihm als eine absolute Stufe des Bewußtseins begriffen wird: die Phantasie.

Croce hat alle Künste vor einem einzigen lyrischen Hintergrund zusammengeführt; das ist sein großes Verdienst. Und diesen allgemeinen Rahmen akzeptiere ich. Da er jedoch nur sehr vereinzelt künstlerische, das heißt fast ausschließlich literatische Kenntnisse besitzt, hat er sich darauf beschränkt, die verschiedenen Künste insbesondere unter einem im wesentlichen historistischen, somit einzig und allein für die Literatur gültigen Gesichtspunkt zu behandeln.[23]

Diesem Bekenntnis zum spiritualistischen Glauben (unter dessen Vorzeichen auch die *Kurze Geschichte* geschrieben worden ist) sollen im folgenden noch einige kurze, zusammenfassende Überlegungen gelten. Inwieweit war Longhi tatsächlich Idealist, Spiritualist, Crocianer; inwieweit war er es – und schon seit der Entstehungszeit der *Kurzen Geschichte* – bloß aufgrund einer zufälligen geschichtlichen oder auch astralen Konstellation, will sagen: allein im Hinblick auf die ursprünglich »ästhetische« Grundlage von Croces Idealismus? War Longhi von dessen Begrifflichkeiten, die doch allenfalls nur sehr oberflächlich mit seinen eigenen formalistischen Anschauungen vereinbar waren, denn wirklich so tief überzeugt? Bislang haben wir bemerken können, daß sich Longhis Verhältnis zum Idealismus in einer Art Haßliebe artikuliert: wie ein Gummiband, das zwischen Orthodoxie und Häresie, zwischen »ästhetischer« Orthodoxie und »sprachlicher« Häresie, fortwährend straff gespannt bleibt; und nach ebendiesem Modell werden sich auch Longhis Beziehungen zu Croce mehr oder minder dramatisch oder auch friedlich gestalten. Doch wenn wir uns von diesem hinreichend bekannten Standpunkt entfernen und einmal versuchen, Longhis Idealismus von seinem Ursprung her zu betrachten, wenn wir von der Avantgarde, von dem Bedürfnis nach Neuem, von dem Blendwerk des Futurismus oder den Träumereien von ›La Voce‹ ausgehen, können wir uns auf einige Überraschungen gefaßt machen. Denn auch jenseits der expliziten Gegensätze besteht zwischen Longhis und Croces Denken eine völlige Inkompatibilität, die des ersteren Dankbarkeit »für die Befreiung der Ästhetik« immer wieder verschleiert hat.

Insbesondere wenn man die Werke Longhis und Croces in ihrer Gesamtheit betrachtet, fällt – unbeschadet ihrer ohnehin unterschiedlichen Fachrichtungen und Kompetenzen – die Verschiedenartigkeit (wenn nicht sogar Gegensätzlichkeit) der Interessen, des Geschmacks, des kulturellen Selbstverständnisses, der historischen Sensibilität sogleich ins Auge. Diese Verschiedenartigkeit kann nicht allein methodisch begründet sein; sie konzentriert sich in jenem Punkt, der die dialektischen, nicht die formalen Aspekte ästhetischer Erfahrung betrifft. Man sollte dabei nicht vergessen, daß jener Longhi, der sich in die Ästhetik des sprachlichen Ausdrucks verliebt hat, derselbe Longhi ist, der mit größter Sorgfalt und allem Widerwillen, den man gegenüber einer klebrigen Masse oder gewissen Ausscheidungen bekunden mag, tunlichst all das aus seinem Diskurs verdrängt, »was in der Kunst sentimentaler Reflex, kulturelle Umgebung, Geschichtsschreibung, menschliche Psychologie ist oder sein will« – also genau das, was für Croce Geschichte bedeutet. Was Longhis formale Methodik in Frage stellt oder vielmehr ignoriert (durch ihre rigorose Verwerfung jedweder historischen Gemeinsamkeit, ihre entschiedene Negation einer essentiellen, womöglich geheimnisvollen Verbindung zwischen Kunst und Leben), ist weitaus tiefgründiger und in Croces Denken fester verwurzelt als die allgemeine Linguistik. Es ist das Prinzip der Zirkularität: jene Beziehung, die es Croce zufolge ermöglicht, daß alle anderen affektiven, moralischen, religiösen, politischen, sentimentalen, leidenschaftlichen Lebensformen–

eben das also, woraus unser Weg auf dieser Erde gemacht ist, sozusagen unser Lebenselixier, ohne das die Kunst weder existieren noch sich manifestieren könnte – in der ästhetischen Erfahrung trotz aller Umformungen mitnichten vergessen, sondern immer wieder erkennbar werden. An diesem Punkt aber ist Longhi idealistischer als Croce. Die Kunst hat für ihn keinen anderen Gegenstand und keine andere Vorgeschichte als sich selbst. Wie in der beschriebenen Pose Michelangelos angedeutet wird, enthält die Kunst in sich selbst nur ein Meer des Nichts. Luziferisch und indifferent umfaßt sie ihre gesamte Realität, von der sie sich nährt, weil ihr allein die Kunst »Realität« ist. Wie jeder wahre Häretiker greift auch Longhi auf das ursprüngliche, unverfälschte Wort des Meisters zurück. Was haben all jene Vorgeschichten zum Schaffensprozeß, die man ad infinitum untersuchen kann, denn mit der Kunst selbst zu tun? Allenfalls können sie – wie Longhi schreibt – jenen »falschen Kunstkritikern« dazu dienen, »die Kunst in ein gesellschaftliches *Ambiente* einzuordnen: eben weil sie unfähig sind, die Werke zu interpretieren«. Wenn er von seinen eigenen Methoden spricht und sie gegen den Historismus verteidigt, redet Longhi niemals von Dialektik, sondern von »Koinzidenz« zwischen Kunst und Geschichte. Der Formalismus wird respektiert. Koinzidenzen und Identität sind noch nicht und sind nicht mehr Dialektik und werden es auch niemals werden.

Versuchen wir einmal, dieses Phänomen unter einem anderen Gesichtspunkt zu betrachten, indem wir zwar die Perspektive ändern, das Problem an sich aber unberührt lassen. Was ist für Longhi »Vergangenheit«? Diese Frage betrifft die Arbeit des Historikers ebenso wie den »Sinn der Geschichte« selbst. Für einen idealistischen Historiker, für einen Historiker mit idealistischem Hintergrund (vielleicht sogar für jeden Historiker *tout court),* gilt das Prinzip: *Daten sind Ideen,* und zwar in dem Sinn, daß es keine geschichtlichen Fakten gibt, die nicht schon ihrerseits kulturelle Bedeutung hätten. So heißt es bei Croce: »Ein Faktum ist historisch, sofern es als solches gedacht wird« – eine Formulierung, die sich nicht allzuweit von jener Schlußfolgerung, Daten seien Ideen, entfernt, ja eigentlich sogar deren Grundlage bildet. Es ist wohl müßig, an dieser Stelle die nur allzu bekannte Autorität Panofskys und seine Schrift *Zum Problem der historischen Zeit* (1927) zu bemühen, um uns darüber klarzuwerden, daß, wenn wir »um 1500« sagen, wir uns nicht auf einen »Zeitpunkt« beziehen, »an dem seit einem konventionell fixierten Anfangstermin 1500 Erdumläufe um die Sonne stattgefunden haben«, sondern auf »einen Zeitpunkt, der nicht nur durch bestimmte konkrete ›Ereignisse‹, sondern auch durch bestimmte konkrete Kultureigentümlichkeiten sinnmäßig charakterisiert ist«. Bekanntlich hat Panofsky zwei raumzeitliche Abfolgen beschrieben, die zur Historisierung eines Kunstwerks notwendig sind: eine primäre, (stilistisch-kulturell) relative Abfolge und eine sekundäre, (chronologisch und geographisch) absolute Folge. Die erste Folge konstituiert sich aus organischen, in sich kohärenten, sich selbst genügenden »Bezugssystemen« (die gotische Basilika, die byzantinische Miniaturmalerei nachikonoklastischer Zeit, die Skulpturen des Parthenon etc.); und in dieser Folge fungieren Zeit und Raum als Einheit von Sinn und Stil. Die unendliche Vielfalt dieser selbstgenügsamen, beziehungslosen Systeme, die wie von Wellen und Strömungen fortgerissene Inseln inmitten eines grenzenlosen Ozeans treiben, entwirft jedoch ein so chaotisches Bild und führt im Bewußtsein des Historikers zu einer so monströsen Vorstellung, daß es nach Panofsky unmöglich ist, ihr Form zu geben. Um Ordnung in dieses Chaos zu bringen und das Kunstwerk zu historisieren, reichen die stilistischen und kulturellen Systeme nicht aus; es bedarf dazu eines wiewohl nur äußerlichen und sekundären Prinzips der Homogenität. Und daher muß man, wie Panofsky sagt, die Beziehungen kultureller Art (die Sinneinheiten) im Ordnungsprinzip des Kalenders und der Geographie *ex post* »wiederverankern«.

Dieser Mechanismus der Historisierung scheint nur bei oberflächlicher Betrachtung kompliziert. In Wirklichkeit werden damit nur jene in sich zusammenhängenden Operationen beschrieben, die der Kunsthistoriker bei seiner Arbeit in jedem Moment und praktisch gleichzeitig vollzieht. Unter diesem Gesichtspunkt läßt sich Panofskys Schema problemlos mit den kritischen und analytischen Verfahren und den morphologisch (an Form und Stil) orientierten Zuschreibungsmethoden verbinden, die Longhi bisweilen ausdrücklich verwirft.[24] Dennoch gibt es einen wesentlichen Unterschied. Was in Panofskys Augen die Gesamtheit jener Inseln darstellt, die aufs Geratewohl in ein so »chaotisches« Meer geworfen werden, daß eine Wiederverankerung dieser Kunstwerke und Bezugssysteme in einem abstrakten Ordnungsprinzip unabdingbar erscheint, ist für Longhi die einzig mögliche Idee von »Geschichte«: die einzig mögliche und zulässige Ordnung, die ununterbrochene, niemals stillstehende Ordnung, innerhalb deren wir die »Geschichte der Kunst« wiedergeben können. Die Geschichte ist diese Gesamtheit von Punkten, die in ewiger Bewegung sind und deren Beziehungen niemals zur Ruhe kommen, jene Galaxis, die sich immer wieder neu und immer wieder anders formiert. Zeit und Geschichte, oder wenn man will: Kalender und Geschichte, spalten sich auf, daß Longhi gegenüber einem Historismus, der ihm noch 1920 grobschlächtig, archivalisch, positivistisch erscheint, polemisch eine Kunstgeschichte voraussagt, »die ohne weiteres in Form einer ›Kunstgeschichte ohne Namen‹ – wie sie übrigens Wölfflin verkündet hat – konzipiert sein könnte, und ich möchte gleich noch hinzufügen: eine Kunstgeschichte auch ohne Daten«.[25]

Vom Standpunkt historischer und methodologischer Reflexion aus betrachtet, finden wir hier dieselbe extrem idealistische Position wieder, die uns bereits an Michelangelos Gestus aufgefallen war: Das Kunstwerk wird zum Maßstab, zum Index, zum *ausschließlichen* Parameter der Realität. Und es ist nur allzu evident, warum diese Haltung ihren wissenschaftlichen Ausdruck – und zugleich ihr quasi unübertroffenes Modell – im Werk eines Historikers findet, der sich einzig und allein für ästhetische Gegebenheiten interessiert: Nur die Kunst ist demnach *Geschichte,* was zugleich eine Abwertung all dessen bedeutet, was in der Geschichte nicht auf das Prinzip der Kreativität und Originalität zurückzuführen ist. Diese Abwertung betrifft nicht die Geschichte, die fortdauernde Aktualität ist, sondern die »Vergangenheit«. Aber was ist demnach die Vergangenheit? Wenn sie nicht dank einer vergegenwärtigenden, etwa einer ästhetischen Erfahrung reaktualisierbar ist – nämlich durch jene zeitlosen Empfindungen, die sozusagen unser imaginäres Verhältnis zu dem Geschehenen durchstoßen und uns einen Augenblick ein Stück des Vergangenen (das Kunstwerk) so wiedergeben, als sei es Gegenwart –, dann hat die Vergangenheit keinerlei Berechtigung, sich in unserem Bewußtsein als »Realität« zu formieren.

Und darin besteht der eigentliche Unterschied zwischen Longhi und Croce.[26] Für Croce – wie im übrigen für Panofsky – ist die Vergangenheit eine Realität, die sich im kulturellen Gedächtnis sowie in den Dokumenten erhalten hat; für Longhi ist die Vergangenheit jenseits der unvermindert aktuellen Realität des Kunstwerks das rein imaginäre, bedeutungslose, zufällige Gedächtnis einer Realität, die für immer zunichte geworden ist. Eben wie Zeit und Geschichte unterscheiden sich auch Vergangenheit und Geschichte. Vergangenheit *ist nicht* Geschichte, da Geschichte als Objekt gar nicht denkbar ist. Die Geschichte kann keine Voraussetzung sein. Wie könnte ein Idealist eine Tatsache akzeptieren, die dem Denken vorausginge; wie könnte er ihr eine eigene, separate, objektive Realität zugestehen? Allein in einer Kunstgeschichte, die Geschichte und Geschichtsschreibung, *res gestae* und *historia rerum gestarum,* mit der simultanen Realität zeitloser Empfindungen zusammenfallen läßt, können sich die Träume des Idealismus erfüllen.

Sie können sich erfüllen, aber ebenso auch zerbrechen. Auf Wegen, die vielleicht nur im ersten Moment gewunden erscheinen, haben wir nun wieder zu jener großen Hauptstraße zurückgefunden, die wir schon mehrfach überquert haben – Longhis Unterscheidung zwischen der literarischen Sprache und der Sprache der bildenden Kunst. Deren Differenz innerhalb eines gedanklichen Systems, das sich selbst als idealistisch versteht, können wir nun endlich in ihrer ganzen Bedeutung ermessen. Es sind die besonderen Bedingungen der bildenden Kunst, ihre materielle Knechtschaft, aber auch ihre Zugehörigkeit zum Reich der Gefühle und Empfindungen, die in letzter Konsequenz Longhis Spiritualismus widerlegen. Es ist die Gefangenschaft der Kunst in der physischen Welt, die jene Haltung eines extremen Idealismus in ihr Gegenteil verkehrt, nämlich in das Instrumentarium einer materialistischen Methode. Die Wege des Herrn sind unendlich. Innerhalb der Morphologie des italienischen Idealismus geht diese wahrhaft ungewöhnliche, Materialismus und Idealismus kontaminierende Verbindung, zu deren Protagonist sich Longhi aufgeschwungen hat, ganz gewiß nicht auf Croce zurück. Wenn man bedenkt, daß das Prinzip der Zirkularität, die Unterscheidung zwischen Geschichte und Geschichtsschreibung sowie der Kult der Vergangenheit jene Zielscheiben gewesen sind, denen im besonderen Maße die antihistoristische Polemik von Giovanni Gentile galt, wird man sich vorstellen können, was sich hinter Longhis Formalismus verbirgt. In seiner historischen Formulierung erscheint Longhis Ästhetizismus als eine aktualisierte Form des Idealismus. Es ist mir nicht bekannt, ob und inwieweit Longhi Gentile gelesen hat. Doch hat dies ohnehin keine entscheidende Bedeutung. Man kann sich in völliger Übereinstimmung mit einer geistigen Strömung befinden, auch ohne ihre genaue Kodifikation zu kennen. Es ist sehr wahrscheinlich, daß Longhi während der Zeit seiner Kontakte mit den Futuristen und ›La Voce‹ Gentile gelesen und sogar aufgesucht hat; zweifelhaft ist dagegen, ob er auch die späteren Systematisierungsversuche gekannt hat, beispielsweise jenen Essay von 1936, der von der »Überwindung der Zeit in der Geschichte« handelt, ein kleines antihistoristisches Kompendium, in dem sich Gentile strukturalistischer Kategorien – wie etwa »Korrelation« im Gegensatz zur »Sukzession« analog zur »Synchronie« im Unterschied zur »Diachronie« – bedienen wird. Im übrigen braucht man sich nur an Gentiles berühmten Essay über Bruno – *Veritas filia temporis* – aus dem Jahre 1912 zu erinnern, wo er die Geschichte als »Aktualität des Geistes in seiner Entwicklung« umschreibt: als »der Geist, der Geschichte ist. Sie selbst besteht nicht – Bruno weist ausdrücklich darauf hin – in einer leeren Chronologie, sondern in dem erfüllten und konkreten spirituellen Prozeß.« *Ecce Longhi.*[27]

Es ist eigenartig, daß der erste (und einzige), der den Verdacht der Häresie nährte, Croce selbst gewesen ist. In einer Rezension aus dem Jahre 1919 hat Croce Longhis Aufsatz *Rinascimento fantastico* einer strengen Kritik unterzogen – allerdings schrieb er diese Rezension erst mit einer Verspätung von sieben Jahren, somit zu einem Zeitpunkt, als Longhis damalige Ideen für ihn selbst schon wieder veraltet waren; sein Essay war bereits 1912 erschienen. Croce, der ein ausdrückliches Interesse für die von den Kunsthistorikern, und -kritikern vorgetragenen Autonomieforderungen ihres Fachs bekundete, macht in zwei beiläufigen Sätzen jene nebulösen geschichtsphilosophischen Vorstellungen zunichte, die Longhi unbekümmert auf die bildende Kunst überträgt: »Longhi verknüpft in einem seiner Essays zunächst die beiden großen Epochen der Zeichnung und der Farbe und läßt am Ende die erste mit der Epoche der Philosophie und der Gnoseologie der Metaphysik, der Intellektualität und des ausschließlichen Humanismus koinzidieren, die zweite (welche die erste miteinschließt und sie überwindet) mit der Epoche der ›im Geist als schöpferische Aktualität organisierten Natur‹.«

In Wirklichkeit hat es Croce 1919 gar nicht mehr auf Longhi, sondern indirekt auf Gentile abgesehen: der Geist ›als schöpferische Aktualität‹. Als guter und verständiger Theologe und Experte in Sachen Idealismus hat Croce sogleich Teufelsgeruch gewittert und sucht nun den Urheber dieser Infektion aufzuspüren. Im übrigen ist es von weitaus geringerer Bedeutung, den Umfang von Longhis Aktualismus präzise zu ermitteln, als der Frage nachzugehen, was einen vom aktuellen Idealismus angesteckten Historiker zu einem Historiker im eigentlichen Sinn umgewandelt haben könnte. Zu unserem Glück war für Longhi der Geist jenseits seiner »Inkarnation« in den Werken der bildenden Kunst nur ein leeres Wort. Er sah in den Bildern die Spur, die Fährte, die der Geist auf seinem Wege hinterlassen hatte, zugleich aber auch das Zeichen, den Beweis für die endlich verkörperte, im Abstand von nur einem Meter vor unseren Augen sichtbare und berührbare »Sache an sich«. Aus diesem Grund war Longhi ein Historiker, der wenig Sinn für die Werte der Vergangenheit besaß. Der Kult der Geschichte, der Respekt vor den Traditionen, die Religion all dessen, was einmal war – genau das, was dem Historismus Croces sein spezifisch moralisches Gepräge gibt, ist Longhi ebenso fremd wie Gentile. Gramsci hatte durchaus recht, als er einmal betonte, wie eng die Beziehung zwischen dem aktuellen Idealismus und »der futuristischen Bewegung gewesen sei, wenn man diese in ihrem weiteren Sinn als Opposition gegenüber dem traditionellen Klassizismus, als eine Art ›zeitgenössische Romantik‹ begreift«.

Im Grunde läßt sich das Verhältnis zwischen Longhi und Croce ebenso wie das zwischen Longhi und Berenson auf diese Weise vereinfachen. Es ist keineswegs gesagt, daß ein Historiker von der Liebe zum Vergangenen beseelt sein muß, wenngleich es schwierig werden dürfte, einen Historiker zu finden, der nicht bis zu einem gewissen Grade die Überzeugung verträte, daß uns die Vergangenheit die Gegenwart und diese wiederum die Vergangenheit erkläre. Ebendiese Beziehung zwischen der Liebe zum Vergangenen und dessen Bedeutung ist von Croce geradezu zelebriert worden; in der Philosophie des Geistes ist die Vergangenheit praktisch alles. Doch auch in Longhis Geschichtsschreibung erklärt Piero Cézanne, wird Courbet durch Caravaggio verständlich. Insofern gibt es zwei verschiedene Möglichkeiten, das Vergangene zu lieben. Man kann ihm ethische oder religiöse Zuneigung entgegenbringen: als Grundlage von Werten, Traditionen, Erinnerungen – eine Art von Zuneigung, die im allgemeinen die Historiker der Ideen, der Zivilisation, der Kultur empfinden, und zu dieser Klasse gehört auch Croce. Man kann sich andererseits der Vergangenheit mit einer Art Nicht-Liebe zuwenden, mit einer Leidenschaft, die der Abneigung gegenüber der Gegenwart entspringt: der Liebe eines Libertins, der von der Vergangenheit eine Steigerung und Intensivierung seiner Lustempfindungen erwartet, deren Ausgangs- und Zielpunkte jedoch in der Gegenwart liegen. Zu dieser Klasse wiederum gehören Longhi und Berenson. Diese Leidenschaft, die sich auf die Gegenwart bezieht, sich aber aus der Vergangenheit nährt, bringt die Passion der Sammler, Forscher, Entdecker, Kenner hervor, welche die Geschichte als ein unbegrenztes Jagdrevier ansehen.

Während für Croce die Geschichte eine ehrwürdige Mutter Oberin ist, wird sie für Longhi zu einem indifferenten Schauplatz, auf dem der Liebesakt zur Vergewaltigung und die Vergewaltigung zum Liebesakt gerät. Natürlich läßt sich dies nie genau unterscheiden. Berenson beispielsweise war ein weniger passionierter Libertin und ein kaltblütigerer Jäger als Longhi und dabei auch weniger gewalttätig bei seinen Eroberungen. Doch war selbst für Berenson – ebenso wie für Croce – die Realität eines Kunstwerks nicht von solcher Totalität und nicht so vollkommen abgeschnitten vom Leben, wie Longhi es verstand. Berenson wie Croce zufolge sollte die Kunst das Leben aufheitern und intensivieren, nicht aber es ersetzen. Von diesem Standpunkt aus läßt sich die Distanz ermessen, die Longhi von den beiden Schutzgöttern der *Kurzen, aber wahren Geschichte der italienischen Malerei* trennt. Wenn Daten Ideen sind, so ist diese Distanz gleichbedeutend mit dem Sprung von einem Säkulum in das nächste: vom 19. ins 20. Jahrhundert.

Cesare Garboli

Danksagung

Der Autor dieses Vorworts und der Verlag Sansoni danken der Direktion der Bibliothek Berenson für die freundliche Erlaubnis zur Einsicht in bislang unveröffentlichte Briefe und Manuskripte.

ANMERKUNGEN

1. Vorwort zur dritten Auflage (1988) von *Breve ma veridica storia della pittura italiana (Kurze, aber wahre Geschichte der italienischen Malerei)* von Roberto Longhi, Unterrichtskurs zur Geschichte der italienischen Kunst an Gymnasien, posthum herausgegeben von Anna Banti, Sansoni, Florenz 1980. Die Longhi-Zitate sind, sofern keine anderen bibliographischen Hinweise gegeben werden, dem vorliegenden Handbuch entnommen. Die übrigen im Vorwort zitierten Passagen, die bibliographisch nicht nachgewiesen werden, entstammen folgenden Werken: Riegl, *Arte tardoromana,* Einaudi, Turin 1959, S. 267, Anmerkung (Übersetzung von Licia Collobi Ragghianti) [Alois Riegl, *Spätrömische Kunstindustrie,* Darmstadt 1964]; Berenson, *North Italian Painters,* Putnam, London 1910², S. 86; Warburg, *Rinascita del paganesimo antico,* La Nuovo Italia, Florenz 1966, S. 197 und S. 268 (Übersetzung von Emma Cantimori) [Aby Warburg, *Die Erneuerung der heidnischen Antike;* in: *Gesammelte Schriften,* hrsg. von der Bibliothek Warburg, unter Mitarbeit von Fritz Rougemont, hrsg. von Gertrud Bing, Bd. I/II, Leipzig/Berlin 1932]; Croce, *Teoria e storia della storiografia,* Laterza, Bari 1927³, S. 96; ders., *Nuovi saggi di estetica,* Laterza, Bari 1926², S. 272; Gramsci, *Quaderni dal carcere,* Einaudi, Turin 1975, I, S. 35. Die von Fiora Bellini publizierten Auszüge aus Longhis Briefwechsel lassen sich nachlesen in dem eigens herausgegebenen Band *L'arte di scrivere sull'arte,* Editori Riuniti, Rom 1982, S. 9–26, der die Beiträge des von der Universität Florenz im September 1980 zu Ehren Longhis veranstalteten Symposions versammelt. Die Manuskripte der theoretischen Vorlesungen Longhis aus den Jahren 1950/51 sind bislang noch unveröffentlicht und befinden sich im Archiv der Fondazione Longhi. Danken möchte ich der Bibliothek Berenson für die hilfreiche Unterstützung bei der Einsicht in unveröffentlichte handschriftliche Dokumente. Ich möchte noch hinzufügen, daß diese dem Leser vorliegende Einleitung aus einer Adamsrippe (und durch das Treiben und Aufblühen von Knospen, wenn man so sagen darf) entstanden ist: nämlich aus einem Vortrag mit dem Titel *Longhi lettore* (publiziert in ›Paragone-Arte‹, Nr. 367, September 1980, S. 3–22, nachgedruckt in dem erwähnten autorisierten Sammelband der Beiträge zu dem Florentiner Symposion, S. 108–125), den ich auf dem Longhi-Kongreß im September 1980 gehalten habe. Dieser Vortrag, der die Frage aufwirft, ob Longhi jemals eine Zeile geschrieben hätte, wenn es überhaupt keine Bilder gäbe, verdiente vielleicht eher in eine Anthologie von *Hilfsschriften* aufgenommen zu werden als in die vorliegende kurze Geschichte der Kunst seiner Jugendjahre. Tatsächlich sollen diese Ausführungen zeigen, daß sämtliche Bildlektüren Longhis als Hilfsmittel verstanden werden müssen, da sie hervorgegangen sind aus einer Berufung zum *Übersetzen* der formalen Werte eines figurativen Textes in gleichartige ›verbale Äquivalenzen‹: »Longhis Äquivalenz verweist auf eine Zweckdienlichkeit, auf eine Dienstleistung, auf einen anderen Wert als den des eigenen Wortes: Sie ist nicht Dokument ihrer selbst, sondern Funktion von etwas anderem; sie zielt keineswegs auf jenes Nichts, das die Zukunft ist, auf ein Jenseits der Literatur, sondern auf das historische Verständnis eines Textes.«

2. Anm. d. Übers.: ›Bignami‹ sind – übrigens noch heute in Italien kursierende und von Lehrern in der Regel wenig geschätzte – Kürzestfassungen eines bestimmten Unterrichtsstoffs zur Vorbereitung von Klassenarbeiten oder Abiturprüfungen.

3. *Scritti giovanili, Avvertenze al lettore,* S. X.

4. *Avvertenze,* zit. Anm. 3, S. IX.

5. *La teoria dell'arte come pura visibilità.* Dieser Essay stammt aus dem Jahre 1911 und ist in den Sammelband der *Nuovi saggi di estetica* (1919) aufgenommen worden.

6. »Ein Kunstwerk muß seine ganze Bedeutung in sich tragen und sie dem Betrachter vermitteln, noch bevor dieser das Sujet überhaupt kennt. Wenn ich die Fresken von Giotto in Padua betrachte, bemühe ich mich nicht zu wissen, welche Szene aus dem Leben Christi ich gerade vor Augen habe; aber ich verstehe nach und nach das Gefühl, das sich davon loslöst und verströmt, weil es in den Linien, in der Komposition, in der Farbe selbst ist; und der Titel mag allein dazu dienen, meinen Eindruck zu bestätigen.«

7. *Scritti giovanili,* S. 6.

8. Longhi an Bernard Berenson, 4. September 1912, Archivio Berenson.

9. *Officina ferrarese,* S. 178.

10. Die Zuschreibung der beiden (als Euterpe und Melpomene identifizierten) Musen von Budapest und des sogenannten *Herbstes* in Berlin (der die Muse Polyhymnia als Erfinderin der Landwirtschaft darstellt; vgl. dazu das ›Journal of the Warburg and Courtauld Institutes‹, XXVIII [1965], S. 188–189, Anm. 13) an Maccagnino hat sich bis zum heutigen Tag halten können und wird noch einmal – wiewohl auf rein speku-

lativem Wege – von Miklos Boskovits in seiner neuen Rekonstruktion des Unternehmens von Belfiore als ›Heiligtum der Musen‹ bestätigt: vgl. *Ferrarese Painting about 1450: Some New Arguments,* in: ›Burlington Magazine‹, Juni 1978, S. 370–385. Derselben Familie ordnet Boskovits auch die beiden Allegorien der Casa Strozzi zu, wo Longhi 1934 auf eine Landschaft aufmerksam gemacht hatte, die »jener imaginären irrealen der Miniaturisten um '55« sehr ähnlich sei und sich somit wesentlich von »jener ruhigen, georgischen Landschaft der beiden *Musen* und des *Herbstes«* unterscheide *(Officina ferrarese, Nuovi ampliamenti,* S. 178).

Die Zuschreibung der gesamten Gruppe an Maccagnino wird von Boskovits mit einer gravierenden Einschränkung übernommen: »since no authenticated painting by him is known to us and since even the number of those that one can tentatively refer to his hand is limited to the Allegorical figures in Florence, Berlin and Budapest, any reconstruction of Maccagnino's *œuvre* remains a mere conjecture« [da uns keine authentische Malerei von ihm bekannt ist und selbst jene Anzahl von Bildern, die man versuchsweise seiner Hand zuordnen kann, auf die Allegorischen Figuren in Florenz, Berlin und Budapest beschränkt ist, muß jede Rekonstruktion von Maccagninos *Œuvre* reine Spekulation bleiben] *Ferrarese Painting ...,* a. a. O., S. 374 ff.). Boskovits zufolge muß im übrigen zwischen einem ferraresischen Zyklus ›thronender‹ Musen – die beiden Musen der Casa Strozzi (möglicherweise Urania und Erato), die sogenannte *Carità* im Museo Poldi Pezzoli (Terpsichore), der sogenannte *Frühling* von Tura in London (vielleicht die Muse Erato) und die Budapester Thalia von Pannonio – und einer anderen Bilderreihe unterschieden werden, die Euterpe, Melpomene und die wunderschöne, aufrecht gegen den Himmel stehende Polyhymnia zeigt: »the balance of probability is, in fact, that none of the three pictures with standing figures formed part of the Belfiore Muses cycle« [die Wahrscheinlichkeit ist ungleich größer, daß keines der drei Bilder mit stehenden Figuren zum Zyklus der Belfiore-Musen gehörte] *(Ferrarese Painting ...,* a. a. O., S. 374). Im übrigen hatte bereits Beenken erwogen (der laut Salmi seit 1940 Longhis späteres Zuschreibungsmodell an Maccagnino präfiguriert hatte), den Berliner *Herbst* – ich weiß nicht, ob aus ikonographischen Gründen – nicht mehr in das Dekorationsprogramm des Studiolo von Belfiore aufzunehmen (vgl. ›Rinascimento‹, IX, 1958, S. 132, Anm. 1). Eine Zusammenfassung der von Boskovits formulierten Hypothesen, die noch um die Randbemerkungen aus dem ›Journal of the Warburg and Courtauld Institutes‹, a. a. O., ergänzt werden, findet sich in dem 1985 von Erich Schleier herausgegebenen Katalog der Gemäldegalerie in Berlin, S. 314 (vgl. dort den entsprechenden Abschnitt zum *Herbst,* der mit dem neuen Titel einer Polyhymnia als Erfinderin der Landwirtschaft versehen wird). Von Longhis übrigen Zuschreibungen an Maccagnino hingegen wären weder die junge Frau im Profil aus dem Museo Correr, die Boskovits in das späte venezianische Quattrocento datiert, noch der *Büßende heilige Hieronymus* aus einer Privatsammlung (vgl. dazu F. Bisogni in: ›Paragone-Arte‹, Nr. 265, März 1972, S. 69–79) und ebensowenig die *Madonna auf der Wiese* mit den musizierenden Engeln aufrechtzuerhalten, die laut Salmi »paduanische Charakteristika in Verbindung mit einem lombardisch-spätgotischen mythographischen Deskriptivismus« aufweist (»Rinascimento«, a. a. O., S. 135), während Boskovits in diesem Bild, aufgrund eines Hinweises von Carlo Volpe, die Hand Benedetto Bembos erkennt *(Ferrarese Painting ...,* a. a. O., S. 377, Anm. 25).

11. *Scritti giovanili,* S. 4.

12. Anm. d. Übers.: ›I Tatti‹ ist der Name jener Villa in der Nähe von Florenz, die Bernard und Mary Berenson erworben hatten und in der sich heute das Archivo Berenson befindet.

13. Siehe dazu den Band: Bernard Berenson – Roberto Longhi, *Lettere e scartafacci (1912–1957),* hrsg. von Cesare Garboli und Cristina Montagnani, Adelphi, Mailand 1993, S. 82. Jene Briefe, die Berenson an Longhi geschrieben hat und die lange Zeit spurlos verschwunden waren, sind in dem Zeitraum zwischen der Abfassung dieses einleitenden Textes (1988) und 1993 wieder aufgetaucht.

14. Die Überzeugung, man könne ›einen Text besser verstehen als der Autor selbst‹, geht bekanntlich auf Kant zurück: »Ich merke nur an, daß es gar nichts Ungewöhnliches sei, sowohl im gemeinen Gespräche, als in Schriften durch die Vergleichung der Gedanken, welche ein Verfasser über seinen Gegenstand äußert, ihn sogar besser zu verstehen, als er sich selbst verstand, indem er seinen Begriff nicht genugsam bestimmte und dadurch bisweilen seiner eigenen Absicht entgegen redete oder auch dachte.« [*Kritik der reinen Vernunft* (2. Aufl. 1787): Transcendentale Elementarlehre, II. Theil. Die transcendentale Logik, Zweite Abtheilung. Die transcendentale Dialektik, Erstes Buch. Von den Begriffen der reinen Vernunft, 1. Abschnitt. Von den Ideen überhaupt, in: *Kants Werke,* hrsg. von der Königlichen Preußischen Akademie der Wissenschaften, Bd. III, Berlin 1904, S. 246] (vgl. dazu P. C. Bori, *L'interpretazione infinita,* Il Mulino, Bologna 1987, S. 141 ff.).

15. Longhi an Berenson, 4. September 1912, Archivio Berenson.

16. Longhi an Berenson, ohne Datum; vom Empfänger auf den 21. Mai 1914 datiert, Archivio Berenson.

17. Longhi an Berenson, vom Empfänger auf den 21. Mai datiert, Archivio Berenson.

18. Longhi an Berenson, vom Empfänger auf den 6. April 1915 datiert.

19. Longhi an Berenson, ohne Datum, Archivio Berenson.

20. Der gesamte Briefwechsel ist inzwischen von Cesare Garboli und Cristina Montagnani veröffentlicht worden (siehe Anm. 13).

21. Longhi an Berenson, 12. September 1916.

22. Longhi an Berenson, 6. März 1917.

23. Vgl. den bereits vollständig zitierten Passus im Brief vom 4. September 1912 (zit. Anm. 15).

24. Vgl. zum Beispiel: *Saggi e richerche,* S. 279 ff.

25. *Scritti giovanili,* S. 458.

26. Hinsichtlich der sich hier spontan einstellenden Gedankenverbindung zwischen Longhi und Proust vgl. meinen schon erwähnten Aufsatz *Longhi lettore* in ›Paragone-Arte‹, 1980 (siehe Anm. 1).

27. Gentiles Essay *Veritas filia temporis* findet sich in der Sammlung *Il pensiero italiano del Rinascimento,* Sansoni, Florenz 1940^3, S. 331 ff.; der Essay *Superamento del tempo nella storia* (vorgestellt in der Accademia dei Lincei am 17. November 1935 und veröffentlicht in deren Rechenschaftsberichten 1936) ist abgedruckt in *Philosophy and History. Essays Presented to E. Cassirer,* Oxford 1936, S. 91–105, sowie in *Memorie italiane e problemi della filosofia e della vita,* Sansoni, Florenz 1936, S. 303–321. In einer Erzählung von Borges mit dem Titel *El jardín de los senderos que se bifurcan [Der Garten der Pfade, die sich verzweigen]* findet sich die beste (auf jeden Fall die knappste) Paraphrase, die ich kenne, eine Umschreibung jener Idee der Zeit, wie sie aus dem subjektiven Idealismus Gentiles hervorgeht: »[...] reflexioné que todas las cosas le suceden a uno precisamente, precisamente ahora. Siglos de siglos y sólo y sólo en el presente ocurren los hechos; innumerables hombres en el aire, en la tierra y el mar y todo lo que realmente pasa me pasa a mi.« [Dann bedachte ich, daß alles, was uns geschieht, uns im heutigen Augenblick geschieht; Jahrhunderte um Jahrhunderte, und doch geschieht alles in der Gegenwart. Zahllose Menschen in der Luft, am Boden und auf See, und doch geschieht alles, was wirklich geschieht, mir ...; Jorge Luis Borges, *Erzählungen 1935–1944.* Nach der Übersetzung von Karl August Horst, bearbeitet von Gisbert Haefs, in: Gesammelte Werke, Band 3/I, München 1981, S. 187].

VORBEMERKUNG

Die letzte Schulstunde am Vormittag zwischen 12 und 13 Uhr sollte, wie uns mitgeteilt wurde, experimentellen Charakter haben, da sie dem neuen, gerade erst in den Prüfungskanon aufgenommenen Fach Kunstgeschichte gewidmet war. Nach vier Stunden Unterricht, die uns durchaus nicht immer erfreuten oder zusagten, waren wir mehr als nur ermüdet, geradezu eingeschläfert: Die Ankündigung des neuen ›Stoffs‹ ließ uns daher eher gleichgültig und weckte nicht einmal unsere Neugierde auf den neuen und, wie es uns damals schien, recht jungen Lehrer, als dieser sich uns vorstellte. Mit langen und energischen Schritten, die man heute als sportlich, wenn nicht sogar aggressiv bezeichnen würde, trat er ein; er war blaß, hatte braunes Haar, und wenn er uns ansah, kniff er die Augen zusammen, als wollte er ostentativ Kurzsichtigkeit demonstrieren, jedoch eher wohl, um eine gewisse Distanz zu wahren. Wir waren viel zu jung, um den Ausdruck eines neuen Gesichts deuten zu können, so daß uns Professor Longhi hochmütig und etwas ironisch erschien; wir konnten nicht ahnen, daß sich hinter dieser Arroganz die Schüchternheit dessen verbarg, der selbst der Schulbank noch allzusehr verhaftet war, um nicht seinerseits uns als anmaßend und feindselig zu empfinden.

So unbedarft wie wir in Kunstdingen waren, bedeutete es schon viel, daß wir vom Hörensagen das berühmte Lächeln der Mona Lisa oder die finstere Miene von Michelangelos David kannten; wir waren davon überzeugt, in den Werken der Maler und Bildhauer den ›Ausdruck‹ und die sentimentalen Motive der romantischen Dichtung wiederfinden zu müssen. Obwohl wir unserem Professor etwas zerstreut zuhörten, waren wir doch sofort von der polemischen, geradezu heftigen Art und Weise betroffen, mit der er die konventionelle Sichtweise, die er uns zu Recht unterstellte, als oberflächlich und ›bürgerlich‹ verurteilte.

Mit kurzen und erhellenden Worten entwarf er gleich in den ersten Stunden in einer Art Dekalog ein System der Kunstbetrachtung, das auf einer Reihe konkreter und überprüfbarer Ideen gründete, die die berühmtesten italienischen Maler bei der Bewältigung des Problems geleitet hatten, die Welt sichtbar zu gestalten. Diese Ideen entsprachen nun durchaus nicht der traditionellen Auffassung, dem Urteil des 19. Jahrhunderts; in einem gewissen Sinn waren sie ahistorisch. So erfuhren wir, daß sich das Quattrocento Masaccios vom Trecento Giottos herleitete, daß Duccio und Simone Martini an die großen japanischen Maler erinnern und noch vieles mehr über die einem reinen Stil verpflichteten Künstler, die, im Unterschied zu ihren minderrangigen Nachfolgern, jeder Verwässerung abgeneigt waren.

So lernten wir, wobei die Vorbehalte von uns Schülern immer mehr wichen, daß etwa Botticelli seine erlesene, gefühlvolle Anmut nahezu ungewollt und nur aufgrund des Zaubers der floralen und funktionalen Linie zum Ausdruck gebracht hatte. Linie, Farbe, Plastizität waren der Inhalt dieser grundlegenden Ideen, die um das noch schwierigere Konzept von Raum und Volumen ergänzt wurden.

Wir wußten nicht, daß es geradezu ein Revolutionär war, der da zu uns sprach, aber wer ihn verstand, der stimmte ihm zu: Schönheit, Anmut, Kraft, Erhabenheit gewannen für ihn eine ganz neue Bedeutung, während die Erforschung des Bildsujets in Mißkredit geriet und wie eine ungenießbare Frucht beiseite geschoben wurde. Das Schuljahr nahm seinen Lauf, vom System der Ideen gingen wir zu den Werken über, also zur Geschichte, welche die Großen als Initiatoren der verschiedenen Strömungen in der bildenden Kunst zeigt.

Stets war unser junger Lehrer überaus streng, aber auch sehr großzügig und dabei auf so ›lyrische‹ Weise überzeugend, daß er uns fast alle mit seiner Begeisterung ansteckte. Um uns auf die Prüfung vorzubereiten, verfaßte er jene wunderschönen, handgeschriebenen Seiten, die erst jetzt in gedruckter Form die Aufmerksamkeit jener Kunstkritiker finden können, deren Aufgabe es ist, Schüler und Studenten zu einer elementaren, dennoch prägnanten und tiefgründigen Lektüre aller Formen des künstlerischen Ausdrucks anzuhalten. Es handelt sich dabei nicht um eines der üblichen Handbücher, sondern um eine Anleitung zum Verständnis einer stummen, lautlosen, gleichwohl überaus eloquenten Sprache. So erscheint es uns heute nützlicher und aktueller als die neuesten didaktischen Erzeugnisse, die in unseren unglücklichen Gymnasien Verwendung finden.

Anna Banti

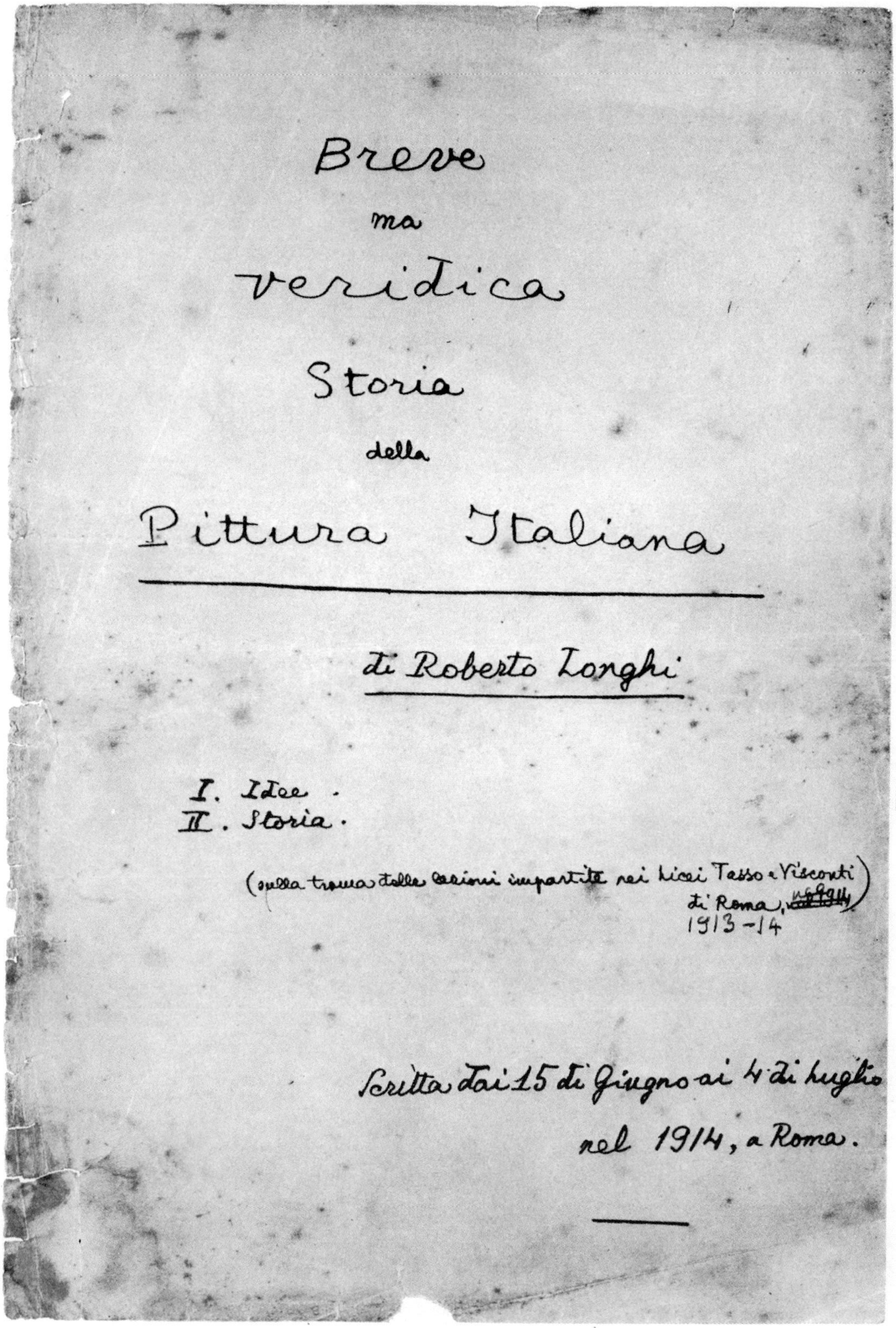

Breve
ma
veridica
Storia
della
Pittura Italiana

di Roberto Longhi

I. Idee.
II. Storia.

(sulla trama delle lezioni impartite nei Licei Tasso e Visconti di Roma, ~~nel 1914~~ 1913-14)

Scritta dai 15 di Giugno ai 4 di Luglio nel 1914, a Roma.

Corso di Storia dell'Arte

—

Parte Prima:

Idee.

Ammetto alla prima che Voi siate convinti, senza ch'io ci spenda parole, che l'arte non è imitazione della realtà, ma interpretazione individuale di essa.

Questo concerne il fatto artistico in genere sia letterario che figurativo: bisogna adunque scendere a un'altra distinzione essenziale: la distinzione tra arte figurativa e letteratura.

Il processo spirituale della creazione è identico per l'artista e per il poeta: ma il campo di realtà che interessa l'uno non riguarda l'altro.

Mentre il poeta trasfigura per via di linguaggio l'essenza psicologica della realtà, il pittore trasfigura l'essenza visiva: il sentire per l'artista figurativo non è altro che il vedere e il suo stile, cioè l'arte sua, si costruisce tutto quanto sugli elementi lirici della sua visione.

Poichè occorre tenere ormai distinta la visione dell'artista figurativo dalla visione cotidiana di ognuno e dell'artista stesso nei momenti in cui non fa arte: noi infatti guardiamo il mondo, di solito, per le necessità pratiche che ci spingono a muoverci nello spazio, o tutt'al più per la rievocazione nostalgica di qualche istante della nostra vita sentimentale (tendenza poetica), il pittore invece vede il mondo da un punto di riguardo ben limitato ed intenso, ch'è poi il suo modo pittorico di vedere, e a quel modo riduce inevitabilmente il caos sterminato della realtà visiva.

Ecco adunque delle equazioni successive: arte figurativa = stile figurativo = visione figurativa.

Per maggior comprensione si possono – dal corso dell'arte – estrarre alcuni elementi tanto affini in opere diverse e lontane da costituire una serie dei modi di visione pittorica, degli stili diversi insomma. Vediamoli per l'appunto nella Pittura.

Stile lineare. – È un modo di visione per cui l'artista figurativo esprime tutta la realtà visiva sotto specie di linea e di contorno. Voi comprendete quanto sia lontano dal realismo un artista che sfronda dal complesso delle apparenze tutto ciò che non si può esprimere sinteticamente per mezzo di linea.

TEIL 1
Ideen

Ohne darüber unnötig Worte zu verlieren, möchte ich davon ausgehen, daß ihr ebenso wie ich Kunst nicht als Nachahmung, sondern als individuelle Interpretation der Wirklichkeit anseht.

Diese Voraussetzung gilt ganz allgemein und für jede künstlerische Tätigkeit; sie betrifft sowohl die Literatur als auch die bildende Kunst, so daß wir gleich eine weitere prinzipielle Unterscheidung treffen müssen: nämlich die zwischen Werken der bildenden Kunst und denen der Literatur.

Gewiß ist der geistige Schaffensprozeß in beiden Fällen derselbe, doch interessieren sich Künstler und Dichter für vollkommen unterschiedliche Bereiche der Realität.

Während der Dichter die geistige Essenz der Wirklichkeit über den Weg der Sprache gestaltet und verändert, verändert und gestaltet der Maler den sichtbaren Kern ebendieser Wirklichkeit. Die Ziele des bildenden Künstlers beziehen sich ausschließlich auf das Sehen. Sein Stil, mithin seine Kunst, bildet sich allein aus den lyrischen Elementen seiner Anschauung.

Es ist daher notwendig, die Sichtweise des Künstlers von unserer alltäglichen Auffassung der Dinge – und übrigens auch von der alltäglichen Wahrnehmung des Künstlers, sobald er nicht künstlerisch tätig ist – eindeutig zu trennen. Gewöhnlich betrachten wir die Welt unter den Gesichtspunkten jener praktischen Notwendigkeiten, die unsere Bewegungen innerhalb des Raumes bestimmen, oder allenfalls aus dem Blickwinkel nostalgischer Erinnerungen an gewisse Augenblicke unseres Gefühlslebens (mit poetischen Tendenzen); der Maler hingegen sieht die Welt mit aller Intensität von einem genau definierten Standpunkt aus, bildet daraus seine malerische Sichtweise und reduziert auf diese Weise zwangsläufig das unermeßliche Chaos der sichtbaren Realität.

Um diesen Gedanken in eine einfache Gleichung zu fassen: bildende Kunst – künstlerischer Stil = künstlerische Anschauung.

Zum besseren Verständnis sollten wir nun einige Bildelemente gesondert betrachten, die sich im Verlauf der künstlerischen Entwicklung in verschiedenen, weit voneinander entfernten Kunstwerken zeigen und dabei gleichwohl so viele Übereinstimmungen aufweisen, daß sie eine Abfolge unterschiedlicher künstlerischer Anschauungen, somit unterschiedlicher Stile, begründen. Schauen wir uns diese verschiedenen Sichtweisen für die *Malerei* einmal genauer an.

Linearer Stil

Damit ist eine Anschauung gemeint, in der ein bildender Künstler die ganze sichtbare Realität durch verschiedenartige Linien und Umrisse zum Ausdruck bringt. Ihr begreift natürlich sofort, wie weit sich ein Künstler von jedem Realismus entfernen muß, wenn er das komplexe Zusammenspiel der Erscheinungen um all das reduziert, was sich mit den Mitteln der Linie nicht erfassen läßt.

Will man beispielsweise die nervöse Lebhaftigkeit eines Körpers allein mit Hilfe der Umrißlinie zum Ausdruck bringen, wird der Künstler die Konturen durch leichte Wellenlinien auflockern, um auf diese Weise einen zusammenfassenden Eindruck von der Erschütterung und Bewegung der festen, körperlichen Materie zu geben. Diese aber bleibt in den Drehungen und Windungen der Umrißlinie eingeschlossen, und obwohl die Materie selbst gar nicht unmittelbar dargestellt wird, vermag der Künstler sie durch etwas anderes zum Ausdruck zu bringen: eben durch die Linie, die immer dann, wenn es – wie in diesem Fall – darum geht, vibrierende Körperenergie hervorzukehren, als *funktionale Linie* bezeichnet werden soll.

Aus dem gewundenen Verlauf und dem Geflecht der funktionalen Linien entstehen jedoch häufig Rhythmen und Korrespondenzen innerhalb der Wellenbewegung, die der Künstler nach und nach stärker akzentuieren kann, um schließlich daraus rein dekorative Arabesken zu bilden. Der ursprüngliche, vitale, organische Ausdruck der Linie hat zwar dann seine Bedeutung noch nicht vollkommen verloren, beschränkt sich jedoch auf quasi unfreiwillige Wellenbewegungen: wie ein Baum, dessen Zweige sich im Wind biegen, oder wie Meeresalgen, die von der Strömung abgetrieben werden. Diese neue Art der Linie wird man zu Recht als *florale Linie* bezeichnen können.

Den bedeutendsten Künstler der funktionalen Linie möchte ich schon jetzt erwähnen: es ist Antonio Pollaiolo (Abb. 1, 81); auf einige seiner Werke werde ich später noch detailliert eingehen (vgl. S. 137 ff.). Als unübertroffenen Meister der floralen Linie sei an Simone Martini erinnert, dessen Triptychon mit der Verkündigung und den beiden Heiligen in den Uffizien von Florenz (Abb. 2, 39) wir noch gemeinsam analysieren werden (vgl. S. 101); auf dieselben Grundlagen des künstlerischen Ausdrucks hin solltet ihr übrigens auch die chinesischen und japanischen Maler betrachten, die den floralen Stil – und zwar über viele Jahrhunderte – meisterhaft beherrschten.

1 Antonio und Piero del Pollaiolo, *Martyrium des heiligen Sebastian,* London, National Gallery

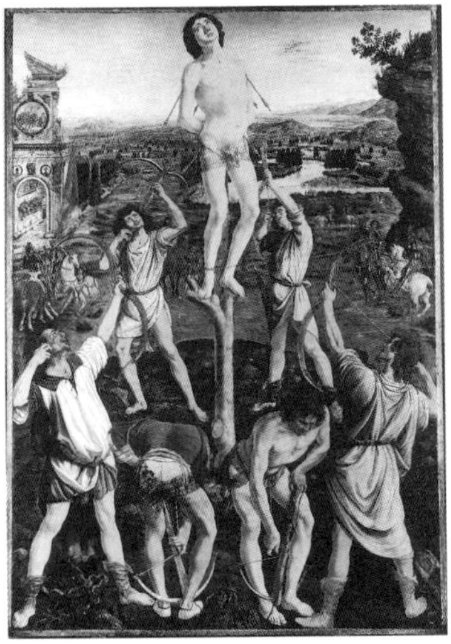

Plastischer Stil

Soll die sichtbare Welt nicht mehr durch die sanften oder auch energischen Vibrationen der funktionalen oder floralen Linie ausgedrückt, sondern ganz einfach die körperliche Plastizität der Dinge herausgearbeitet werden, kann das Mittel kein anderes sein als das Licht. Indem es aus einer genau festgelegten Quelle und

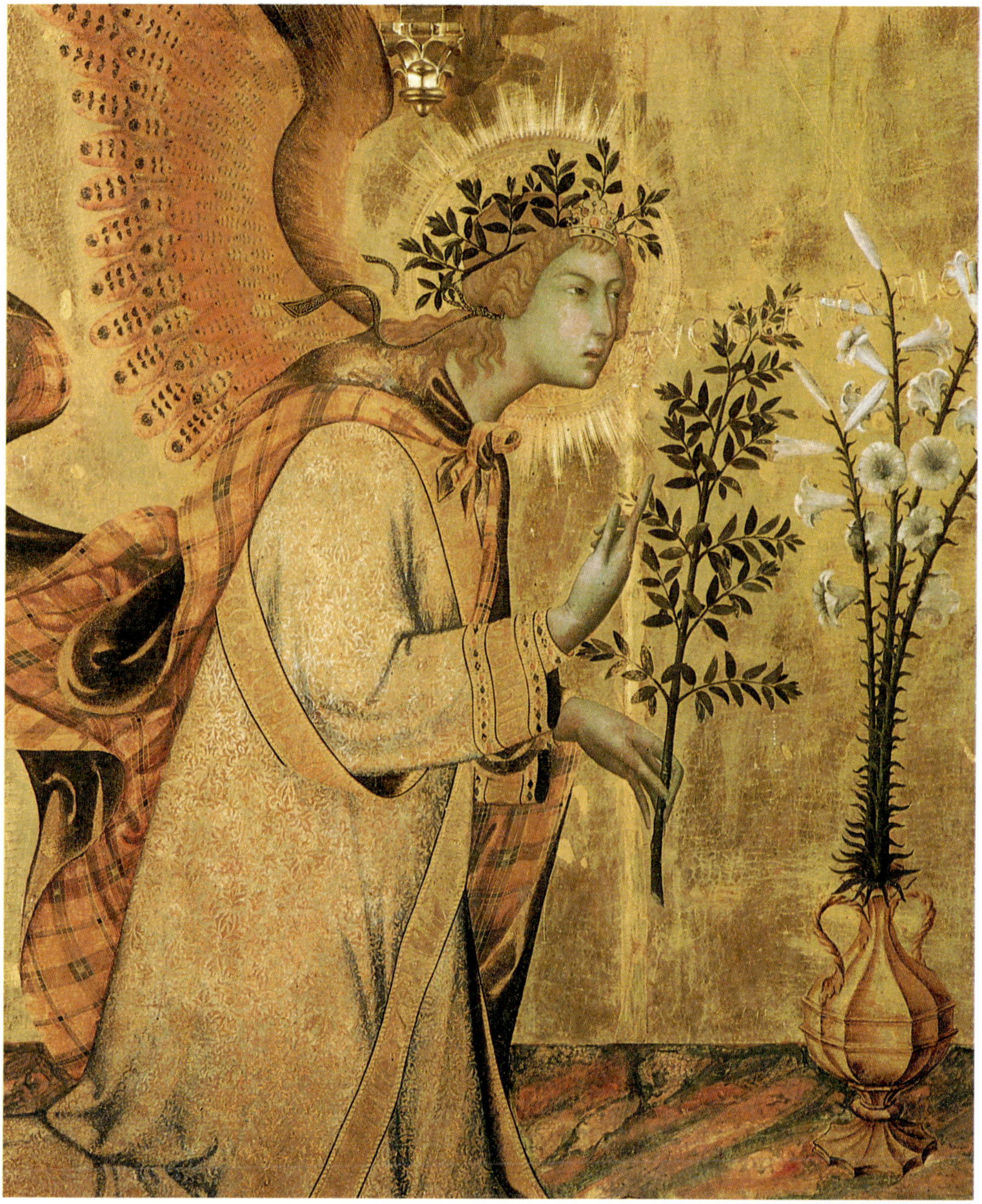

2 Simone Martini, *Verkündigung,* Detail, Florenz, Uffizien

mit einer bestimmten Stärke auf die dargestellten Gegenstände fällt, unterdrückt es alle Differenzierungen des realen Lichts, das durch seine Bewegung unaufhörlich mit den Dingen spielt, und zerlegt diese statt dessen in rechtwinklige, durch helle, hervorspringende Partien und abgrundtiefe Schatten klar unterschiedene und dadurch in ihrer Reliefwirkung betonte Volumina. Genau diese unablässige Betonung von Form und Körperlichkeit der Gegenstände vermittelt der plastischen Sichtweise ihre stilistischen

Eigenschaften. Doch noch etwas anderes muß hinzukommen, um dieser künstlerischen Richtung absoluten Wert zu verleihen: und das ist die Auswahl und Darstellung der Dinge selbst, die sich der vereinfachenden Absicht des Helldunkels (Chiaroscuro) nicht widersetzen dürfen. Daher die Erfindung fester, massiver Körper und schwerer Volumen, die ihren sicheren Platz unverrückbar im Raum eingenommen haben, dafür aber kahl und karg an Einzelheiten sein müssen, um die konstruktiven Bestrebungen des Helldunkels zu erleichtern und zu ergänzen. Als Beispiel für diesen Stil möchte ich euch Masaccios Adam und Eva der Brancacci-Kapelle in der Florentiner Kirche S. Maria del Carmine (Abb. 3) nennen.

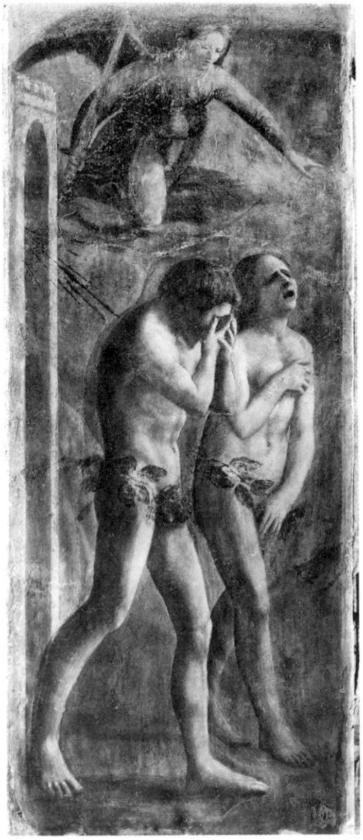

3 Masaccio, *Vertreibung aus dem Paradies,* Florenz, Santa Maria del Carmine, Brancacci-Kapelle (vor Restaurierung)

Plastisch-linearer Stil

Wenn daraufhin das Helldunkel sanfter, schwächer wird und die Umgebung, aus der die Figuren hervortreten, in eine gewisse Helligkeit taucht, kann es nicht verwundern, daß der Maler, der eine plastische Anschauung der Dinge – somit schlicht und einfach eine Anschauung ihrer Existenz – zum Ausdruck bringen will, darum bemüht sein wird, den Eindruck organischer Formen zu verstärken, indem er die Umrißlinie mit linearen Vibrationen anreichert. Die Linie, die dafür in Frage kommt, ist natürlich die funktionale Linie; denn es ist offensichtlich, daß die florale Linie unmöglich zu plastischen oder körperlichen Vorstellungen beitragen kann. Mit diesem *plastisch-linearen* Stil verbinden sich einige der bedeutendsten Künstlernamen: unter anderem der Michelangelos (Abb. 4) und – zumindest in Teilen – auch derjenige Giottos.

Formperspektivischer Stil

Die plastische Tendenz führt dazu, die Anordnung und Beziehung der Körper im Raum mit aller Deutlichkeit festzulegen. Wenn wir die regelmäßig angeordneten Körper in dem kastenförmigen Raum betrachten, den die Leinwand unserem Blick eröffnet, ist unsere Wahrnehmung zunächst architektonisch geprägt; wenn dann aber eine funktionale Umrißlinie dieser Körper zu vibrieren beginnt, erkennen wir die Möglichkeit einer Bewegung und darin den unbedingten Willen des Körpers, sich dem Imperativ des ihm zugedachten Ortes zu entziehen. Wie aber soll der Künstler diesem Imperativ dennoch absolute Geltung verschaffen? Eben darin besteht das Problem der formperspektivischen Anschauung. In ihrer Vorstellungswelt wird die Sehpyramide – mit der Leinwand als Basis und dem Fluchtpunkt als Zentrum der Konstruktion –

noch in zahlreiche ideale Einzelflächen aufgeteilt, die zwar nicht eigens dargestellt werden, sich aber doch auf die Körper auswirken, die insgesamt ebenso abgeflacht und verkürzt erscheinen, als wären sie architektonische Massen.

Ein absolutes Meisterwerk dieser Art ist die Verkündigung von Antonello da Messina (Abb. 5), in der Pose, Handlung und Form miteinander konkurrieren, um eine menschliche Pyramide von bewunderswerter idealer Abstraktion zu bilden.

Rein farblicher Stil

Wir treten nun aus einer Anschauungswelt von geradezu intellektueller Komplexität übergangslos in einen vollkommen anderen Bereich: den des rein farblichen Stils und seiner beinahe brutalen Ursprünglichkeit. Der koloristische Maler versucht, die plastische

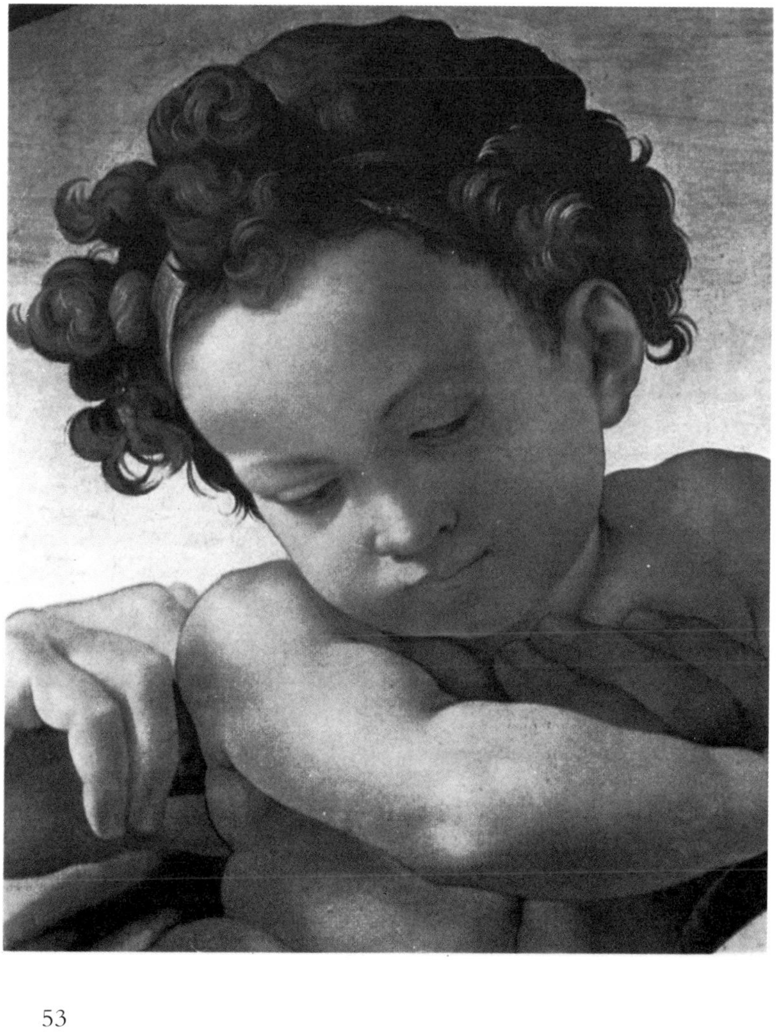

4 Michelangelo, *Tondo Doni,* Detail, Florenz, Uffizien

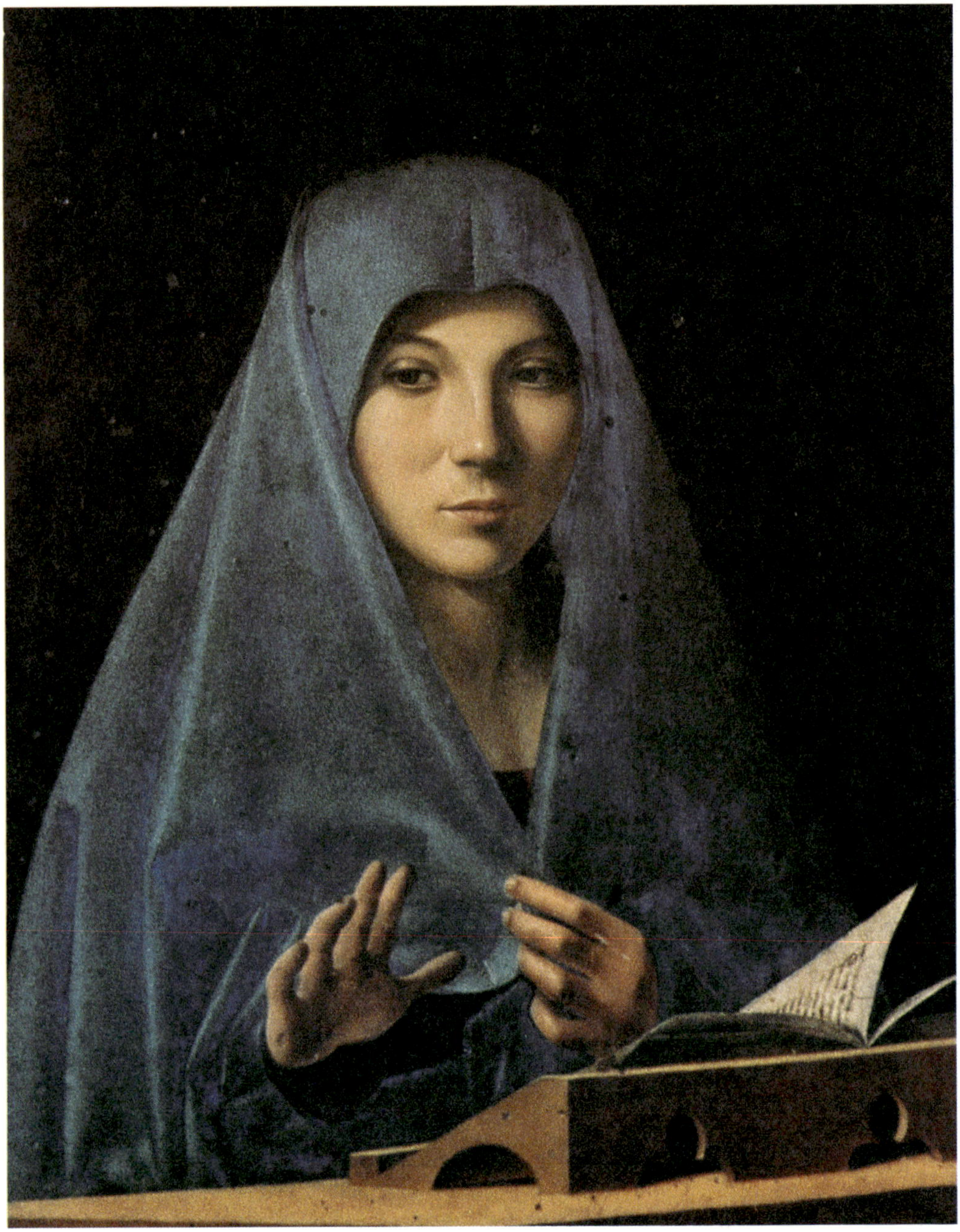

5 Antonello da Messina, *Verkündigung,* Palermo, Museo Nazionale

Realität der Dinge einfach zu ignorieren – als würden diese ohne den sie umgebenden Raum existieren – und somit die Welt nicht anders zu sehen und sie nicht anders wiederzugeben denn als großen, aus bunt gemusterten Flächen gewirkten Wandteppich. Wie aber ließe sich diese Zusammenstellung reiner Oberflächen am wirkungsvollsten gestalten? Ganz einfach: indem man nach

Möglichkeit die Linie und vor allem deren Bewegung meidet – denn niemand wird bestreiten wollen, daß die Oberfläche das genaue Gegenteil der Linie ist – und dafür möglichst weitläufige Farbflächen aneinanderfügt. Die Linie zieht unsere Aufmerksamkeit unweigerlich von der Farbe ab: Bevor ich zu schreiben beginne, tut es mir leid, die weiße Fläche des Blattes zu zerstören; sobald ich schreibe, gilt mein Interesse den seltsamen Schnörkeln, die meine Feder gezogen hat, während das ursprüngliche Weiß meines Bogens schon längst vergessen ist. Deshalb habe ich bei Simone Martinis Verkündigung (Abb. 2, 39) – obwohl darin ausgesprochen zarte Farben verwendet werden – von einem eindeutig floralen und somit linearen Charakter gesprochen, und jetzt möchte ich euch aus demselben Grund auf die Mosaiken von San Vitale in Ravenna (Abb. 6, 18) als Meisterwerke eines rein koloristischen Stils hinweisen. Ihr seht, wie der byzantinische Künstler unter bewundernswerter Nichtbeachtung plastischer Anschau-

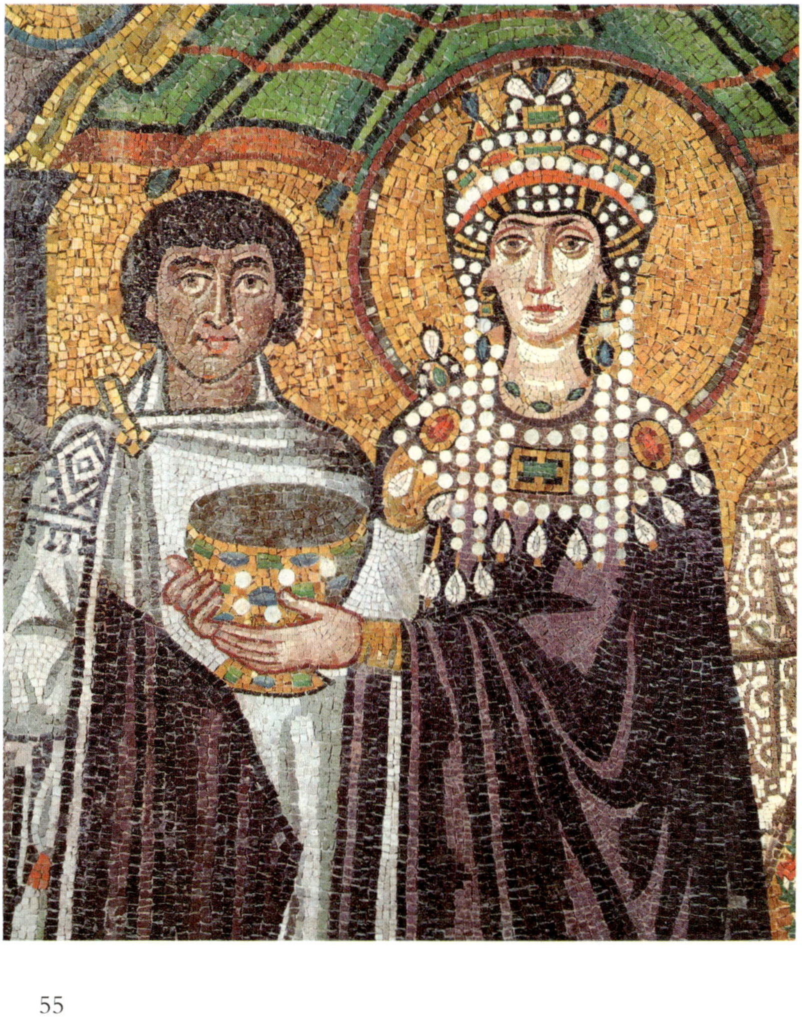

6 *Theodora und Gefolge,* Wandmosaik, Ravenna, San Vitale

ungsweisen Justinian und sein Gefolge (Abb. 18) sowie Theodora und ihre Ehrendamen (Abb. 6) dargestellt hat – eine einzige Kollektion von weiten, rechteckigen, allenthalben mit Kreuzen, Messingplättchen und Gemmen besetzten Gewändern – und dies auf einer einzigen durchgehenden Fläche.

Stilistische Synthese aus Form- und Farbperspektive

Mit diesem Stil sucht der Künstler das rudimentäre Stadium des reinen byzantinischen Kolorismus zu überwinden und eine Synthese aus Form und Farbe zu gestalten (um somit dem Betrachter einen einheitlichen Genuß zu gewähren). Aber wie? Gewiß nicht dadurch, daß er die Linie zu Hilfe nähme, die ja, wie ich schon sagte, uns unweigerlich von der Farbe ablenkt, sondern indem er sich statt dessen einer Allianz aus Farben und flächigen Formen (also des formperspektivischen Stils) bedient, denn die Umrißlinien flächiger Formen haben keinen linearen, sondern synthetischen und insofern unbestimmten Charakter (die Umrißlinie von Antonellos Jungfrau in der Verkündigung (Abb. 5) bildet ... ein Dreieck). Es geht also einzig und allein darum, auf Flächen, wo das Helldunkel zugunsten eines hellen, klaren, offenen Sonnenlichts auf ein Minimum reduziert ist, stoffliche Farben zu verbreiten und in eine angemessene Ordnung zu bringen.

In perspektivischer Gestaltung erscheint uns ein Straßenzug mit gleichförmigen Gebäuden zu beiden Seiten als Hohlraum einer umgeworfenen Pyramide, in farblicher Hinsicht aber als Zusammenstellung von vier paarweise auf den Kopf gestellten Dreiecken unterschiedlicher Farbe; sagen wir einfach: zwei in Rosa, eines in Grau, eines in Blau.

Kompliziert nun zum Spaß diese farb- und formperspektivische Komposition: Verstellt die Straße mit Wanderern, bedeckt den Himmel mit Wolken – und alles wird sich sogleich dem Imperativ der perspektivischen Synthese unterwerfen: die Wolken werden das Blau des Himmels mit weißen Streifen überziehen und die Wanderer mit ihren vielfarbigen Gewändern das Grau der Erde beflecken; und doch wird sich jedes Element den bunten (Farbe) Flächen (Formen) so anpassen, daß vor dem Bild wie durch einen unerklärlichen Zauber zugleich der Eindruck maximaler Tiefe (Form) und maximaler Flächigkeit (Farbe) entsteht. Das aber ist eben jene Magie, die uns in Paolo Uccellos Schlacht von Sant'Egidio (Abb. 68), in den Werken Piero della Francescas (Abb. 7, 108–116) und der großen venezianischen Maler wie etwa Giovanni Bellini (Abb. 133–142) begegnet.

Obwohl ich euch ausdrücklich darauf hinweisen möchte, daß diese von mir vorgenommene Unterteilung der wichtigsten male-

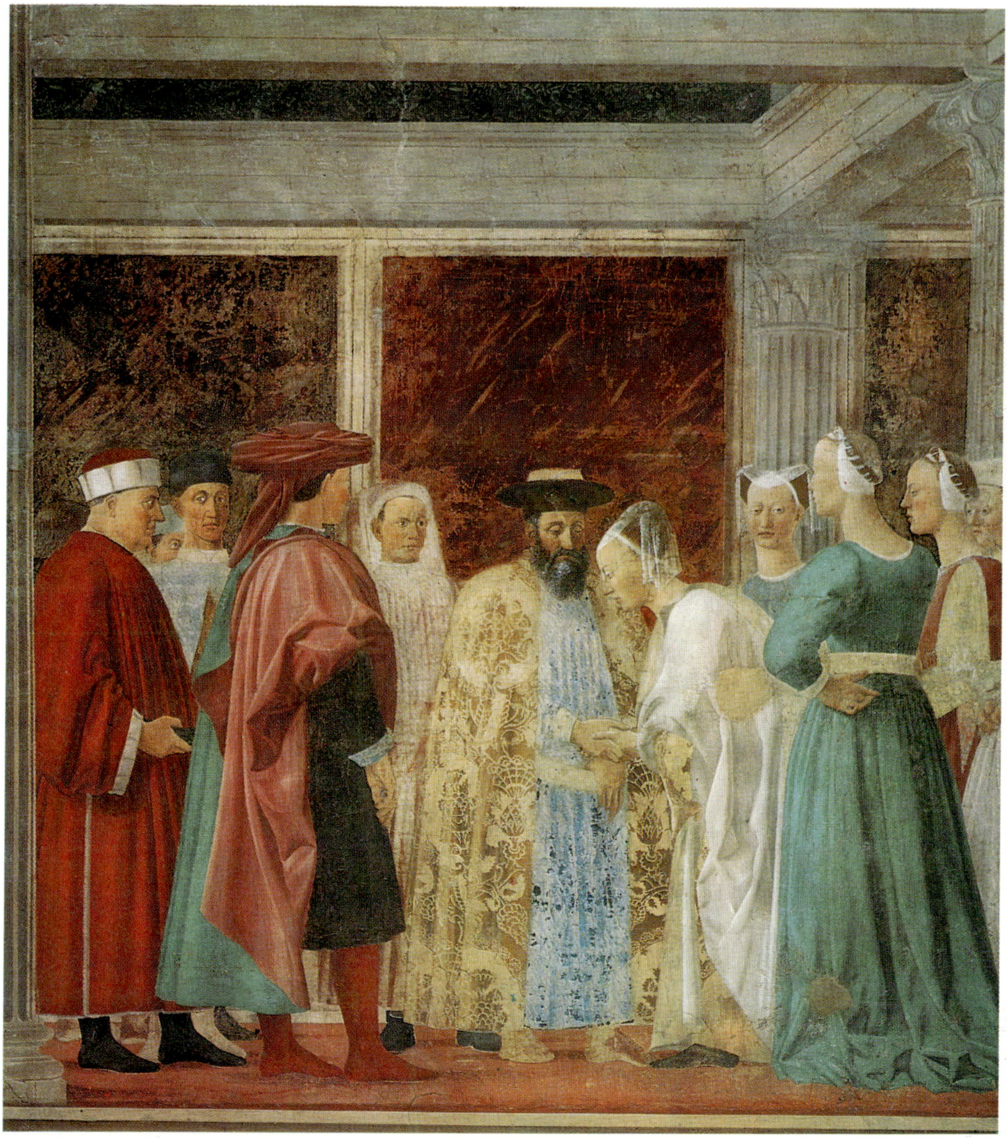

7 Piero della Francesca, *Begegnung Salomos mit der Königin von Saba,* Detail, Arezzo, San Francesco

rischen Stile *cum grano salis* zu verstehen ist, und obwohl ich der erste wäre, der die Relativität dieser Einteilung zugeben würde, glaube ich trotzdem, daß sie zu einer ersten Orientierung und Erhellung der Materie nützlich sein kann; darüber hinaus hoffe ich, daß sie dazu beitragen wird, euch jenes tief verwurzelte Vorurteil – Allgemeinplatz der gesamten demagogischen Kritik – zu nehmen, demzufolge ein Kunstwerk, um schön zu sein, gleichzeitig schön gezeichnet, schön koloriert, schön mit Helldunkel versehen und was weiß ich noch alles sein muß. Ihr werdet bald verstehen, daß ein Werk, das gut gezeichnet ist, als solches bestehen kann, ohne der Farbe zu bedürfen, welche die Zeichnung nur beleidigen würde, und daß dies ebenso für all die anderen, angeblich zum vollkommenen Kunstwerk notwendigen Qualitäten gilt.

Die Skulptur

Ich habe von der Malerei gesprochen, doch kann vieles davon auch auf die *Skulptur* angewandt werden, so daß die nachfolgenden Ausführungen etwas kürzer ausfallen dürfen.

Die Beziehungen zwischen der Skulptur und der Malerei sind in der Tat viel enger, als es auf den ersten Blick scheinen mag. Unbeschadet der zahlreichen Unterschiede, an die ihr zunächst vielleicht denkt, möchte ich gleich betonen, daß die entscheidende und unveränderliche Differenz sich in dem prinzipiellen *Fehlen der Farbe als Hilfsmittel* der Skulptur ausdrückt, auch wenn ich euch natürlich zahllose Beispiele mehrfarbig bemalter Plastik anführen könnte, die darum nicht von geringerem künstlerischen Wert ist. Denn die Farbe, die in der Bildhauerei verwendet wird, soll – wie in der Malerei – weder eine realistische Aufgabe erfüllen noch die Realität nachahmen, sondern eine synthetische Aufgabe lösen: Sie dient allein zur flächigen Verteilung einiger weniger Farbtöne, um den plastischen Wert der skulptierten Massen hervorzuheben – was sich an den griechischen wie ägyptischen Bildhauerwerken und noch an den besten, von Luca della Robbia geschaffenen Terrakottafiguren der Renaissance zeigen läßt.

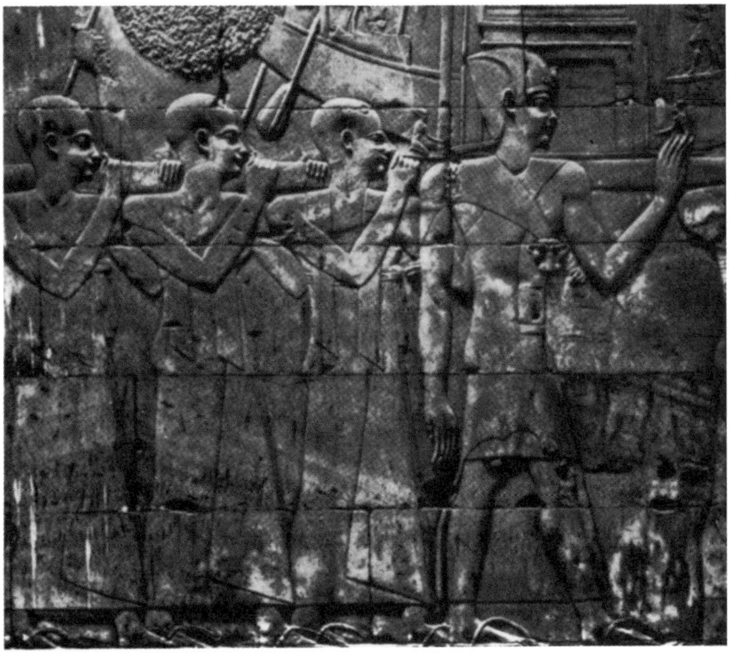

8 Ägyptisches Basrelief aus dem 2. Jh. v. Chr., Edfu, Horustempel

Wenn daher auch einem Werk der Bildhauerei die Farbe gänzlich fehlen sollte, ist ihm dafür stets ein spezifischer Sinn für die *skulptierte Materie* eigen, um den der malerischen Materie – die als farbliches Gewebe zum Ausdruck gebracht wird – ersetzen zu können. Die Materie der Skulptur und die Materie der Malerei bilden sozusagen das substantielle atomare Gewebe beider Künste, die ihre jeweiligen Schöpfungen dadurch wie mit einem jeweils besonderen, mehr oder weniger oberflächlichen, mehr oder weniger tiefen Atem beleben.

Ein weiteres Verbindungsglied zwischen den beiden Künsten bildet das *Basrelief.*

Ich hoffe, daß ihr noch nicht vergessen habt, was ich in diesem Zusammenhang gesagt habe: Das Basrelief ist eine Darstellung, die aus einer ebenen Marmorplatte herausgearbeitet wird und deren stilistisches Ziel es ist, diese unmittelbare Abhängigkeit und Unterordnung gegenüber der Fläche zu betonen. Alles muß zu jener Marmorfläche zurückführen: Nichts darf allzusehr ins Innere drängen, nichts darf allzusehr herausspringen. Ich erinnere mich, daß ich das Basrelief mit dem äußerst schmalen Pfad am Rand eines steil aufragenden Felsens verglichen habe, wo sich die akademischen Alpinisten ganz behutsam mit dem Rücken zur Steilwand entlangtasten: die Beine im Profil, der Rumpf von vorne gesehen, der Kopf wieder im Profil. Genau so wandern die Ägypter auf ihren unsterblichen Reliefs entlang (Abb. 8); würden sie nur etwas weiter vortreten, fielen sie in einen Abgrund – in das Leben selbst und damit aus dem Bereich der Kunst heraus. Daraufhin haben wir die Darstellungen an Giottos Campanile oder auch an dem Portal von San Petronio in Bologna – einem Werk von Jacopo della Quercia (Abb. 9) – eingehend betrachtet und daraus die Gesetzmäßigkeiten des Reliefs abzuleiten versucht. Auf diesem Wege schließlich gelangt die Renaissance zum *Flachrelief (rilievo stiacciato),* dessen Bezeichnung die Sache selbst erklärt.

Wie ihr wißt, werden im Relief die Körper durch ihre Umrisse dargestellt, so daß sie je nach Konzeption sowohl der funktionalen Linie als auch der floralen Linie entsprechen können.

Die Basreliefs, die Donatello für den Paduaner Altar von Sant'Antonio geschaffen hat (Abb. 10), können daher als Beispiele für die funktionale Linie in der Skulptur gelten; diejenigen von Agostino di Duccio an der Fassade von San Bernardino in Perugia oder im Templum Malatestianum in Rimini (Abb. 11) sind hingegen Meisterwerke einer so durchgehend rhythmisierten funktionalen Linie, daß diese schließlich zur floralen Linie wird.

Für das Hochrelief gilt im Grunde genommen dasselbe grundlegende Gesetz der Fläche wie für das Basrelief; durch das Hervortreten der Formen aus der Grundfläche kann sich allerdings die Tendenz zur *plastischen* oder *architektonischen* Darstellung des Lebens stärker entfalten. Die architektonische Richtung in der Skulptur

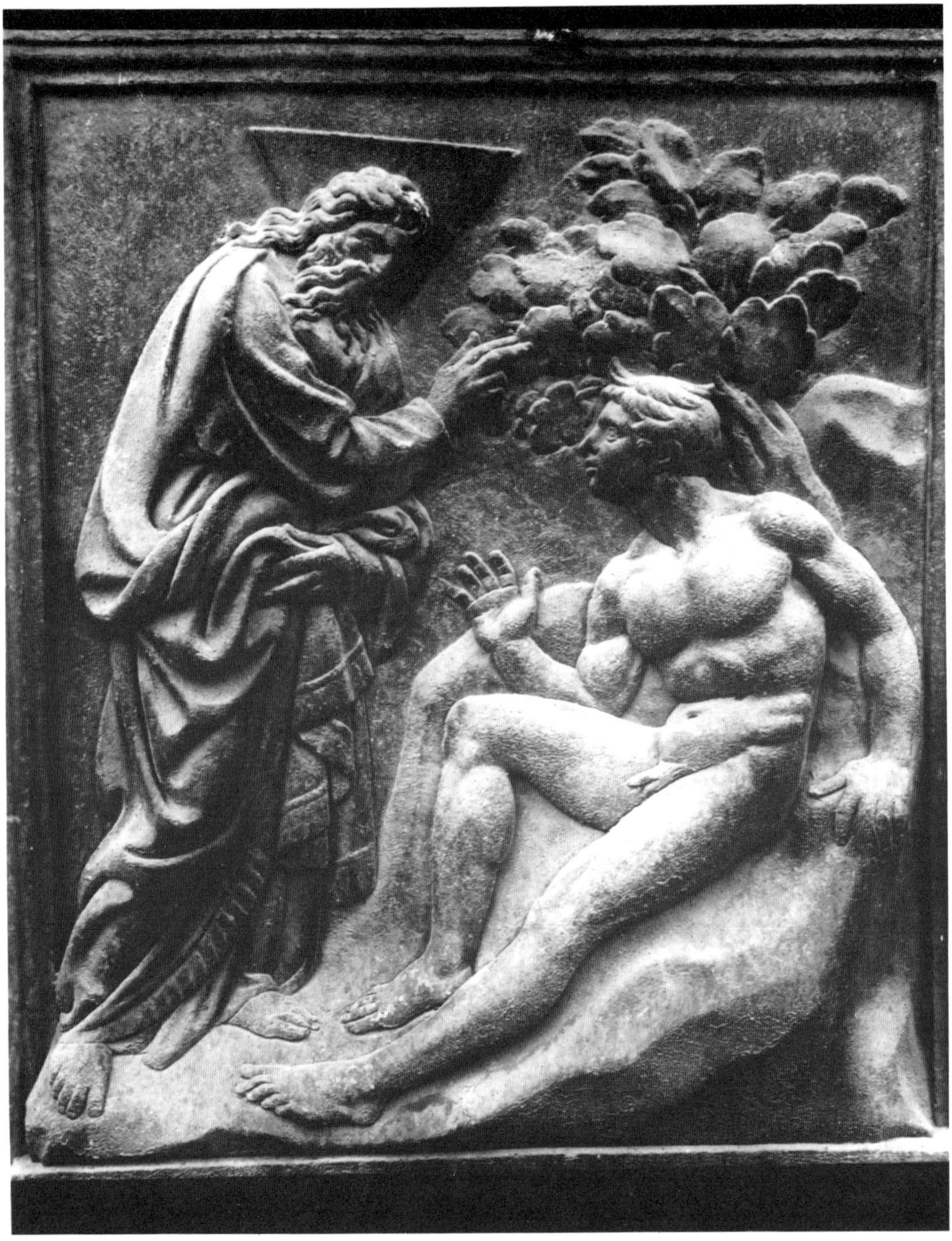

9 Jacopo della Quercia, *Die Erschaffung Adams,* Bologna, Portal von San Petronio

korrespondiert mit jenen Bestrebungen, die sich in der Malerei als perspektivische Tendenz manifestieren.

Als Beispiel eines *plastischen* Hochreliefs könnte die Zentaurenschlacht von Michelangelo (Abb. 12) dienen; für ein *architektonisches* Hochrelief möchte ich euch an die Darstellung des Altarsakraments an Giottos Campanile erinnern.

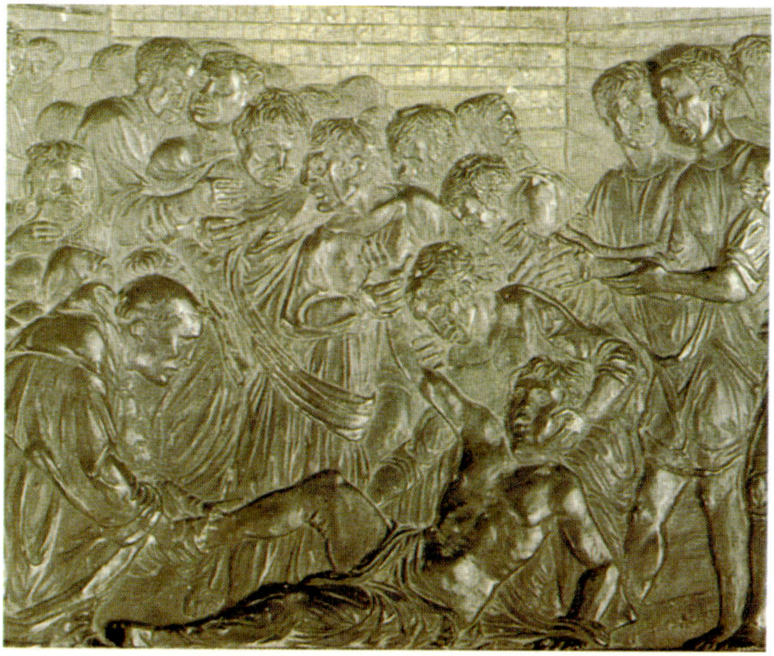

10 Donatello, *Der heilige Antonius heilt den zornigen Sohn,* Detail, Padua, S. Antonio (»Santo«), Hochaltar

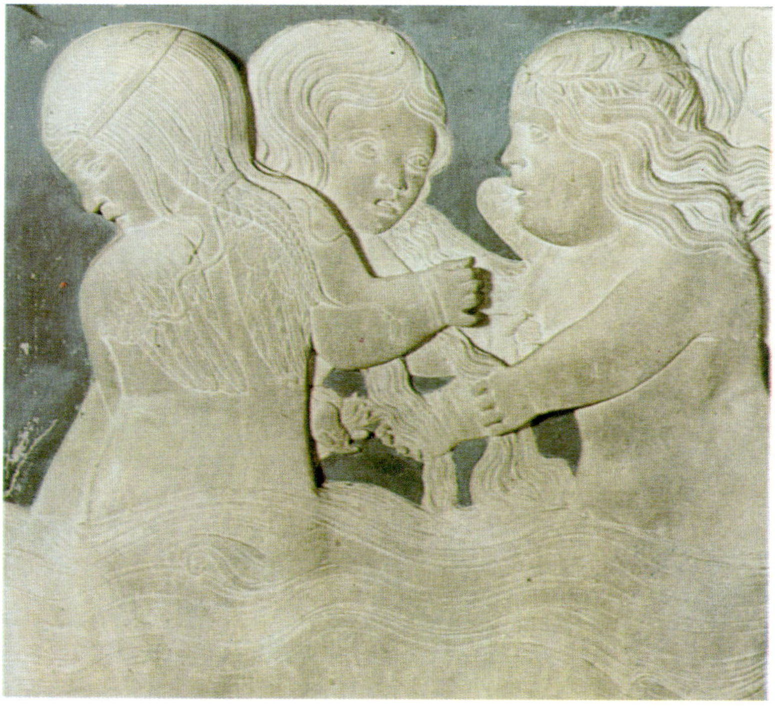

11 Agostino di Duccio, *Spielende Putti,* Rimini, Tempio Malatestiano

Wenn wir nun auf die Skulptur und deren spezifische Eigenarten zu sprechen kommen, werden sich die Verknüpfungspunkte mit der Malerei kaum weniger deutlich zeigen.

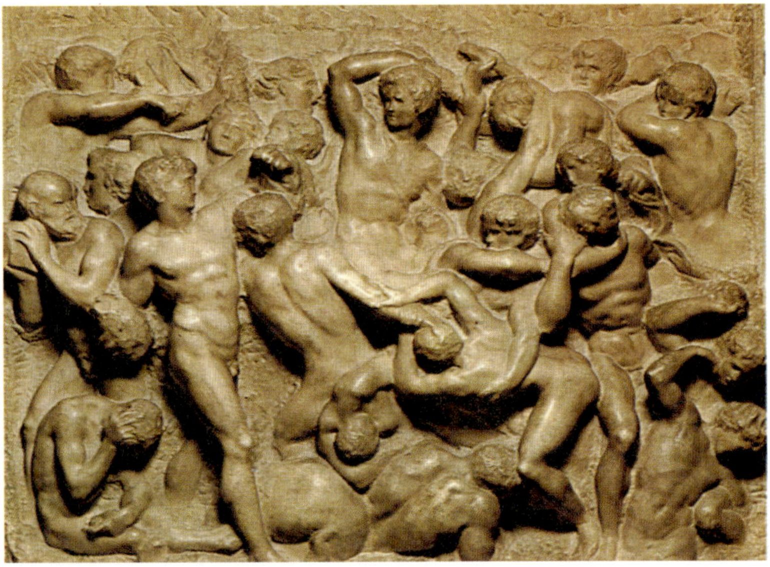

12 Michelangelo, *Zentaurenschlacht,* Florenz, Casa Buonarroti

Auch die isoliert im Raum stehende Vollplastik bedarf (zumindest dem Anschein nach) eines geeigneten Hintergrunds in Form eines Vorhangs oder Zeltes, um auf diese Weise ihr elegantes und vibrierendes Profil besser zur Geltung bringen zu können; entsprechend kann eine sogenannte Statue bisweilen ein Profil zeigen, das von der funktionalen oder sogar von der floralen Linie dominiert wird. Das gilt beispielsweise für eine Figur des Praxiteles mit ihrer vollkommenen ionischen Vibration an den Umrißlinien der Körper ebenso wie für eine der französischen Gotik, die ganz von der Zartheit herabfallender Linien erfüllt ist: wie ein Simone Martini der Bildhauerkunst.

Wir nähern uns auf diese Weise nach und nach dem wahren Wesen der Skulptur. Eine dieser Kunst zutiefst eigentümliche Tendenz ist ihre streng *plastische* Ausformung, die aufgrund der räumlich authentischen Realität der bildhauerischen Schöpfung unübertreffliche körperliche Wirkungen hervorbringen kann, gerade in ihrer vollkommenen Isolation – Körper, verherrlicht und verklärt als Ausdruck höchster physischer Präsenz. Dies trifft auf die freistehenden Skulpturen Donatellos aus seiner besten Schaffenszeit zu, auf Pollaiolo und insbesondere auf Michelangelo.

Auch in der Vollplastik kann sich die Tendenz zur architektonischen Unterordnung abzeichnen; wir kommen damit zu den komplexeren Ausdrucksformen der Bildhauerkunst.

Denn während die rein plastische Ausrichtung in der Tat oft einem Pseudo-Realismus verfallen kann, indem sie allzusehr der Vitalität des jeweiligen Modells verhaftet bleibt, gelingt es der architektonischen Richtung, auf die plastische Gestaltung ein höheres, überpersönliches, kristallines Stilgesetz anzuwenden, das den Organismus an die unvermeidliche Ordnung skulptierter Flächen bindet.

Diese architektonische Richtung könnte auch ganz einfach als *statu*arisch bezeichnet werden; denn tatsächlich ist sie es, die der Schöpfung des Bildhauers größere Dichte, Konzentration, Solidität, mit einem Wort: einen *statischen* Charakter verleiht.

Wie aber entsteht diese Neigung im Künstler? Auf ganz ähnliche Weise wie sie den Künstler veranlaßt, das Basrelief der einheitlich flachen Marmorfläche unterzuordnen. Hier allerdings ist es der Künstler, der von Beginn an seine eigene Schöpfung dem Marmorblock unterordnet, aus dem er sein Werk herausschälen muß. Michelangelo hat diese lyrische Unbedingtheit der plastischen Gestaltung wunderbar ausgedrückt, indem er sagte, daß derjenige kein guter Bildhauer werden könne, der es nicht verstehe, die eigene Schöpfung – natürlich eine Figur – auf einen Marmorblock zu reduzieren. Eine Figur in einem Marmorblock zu sehen meint im Grunde genommen nichts anderes, als sie nach Möglichkeit der Form des unbehauenen rechteckigen Steins anzupassen. (Und wenn Michelangelo, wie ihr wahrscheinlich wißt, für das Grab von Papst Julius II. einige der Sklaven in einem weitgehend unfertigen Zustand belassen hat, so daß an den Figuren noch der unbehauene, rohe Marmorblock zu erkennen ist, dann aus folgendem Grund: weil er bemerkt hatte, daß jene verzerrten, in sich gekrümmten Figuren, sobald sie einmal vollkommen von der Marmormasse befreit wären, sich folgerichtig auch von jener unmittelbaren, spontanen Unterordnung gegenüber den höchsten statuarischen Gesetzen befreit hätten, deren Sinn der Künstler selbst verzweifelt zu ergründen suchte.)

Als klassische Beispiele solcher Unterordnung gegenüber statischen oder auch architektonischen Tendenzen der Bildhauerei können die bedeutendsten Werke der ägyptischen Skulptur, der dorischen Skulptur, die das ägyptische Erbe in Griechenland antritt, und in der italienischen Tradition die Skulpturen von Arnolfo di Cambio, einige Hochreliefs an Giottos Campanile, später der Adam sowie andere Skulpturen von Antonio Rizzo aus Verona und von Francesco Laurana angeführt werden; schließlich bei Michelangelo selbst der Sklave im Louvre (Abb. 13), sein absolutes Meisterwerk.

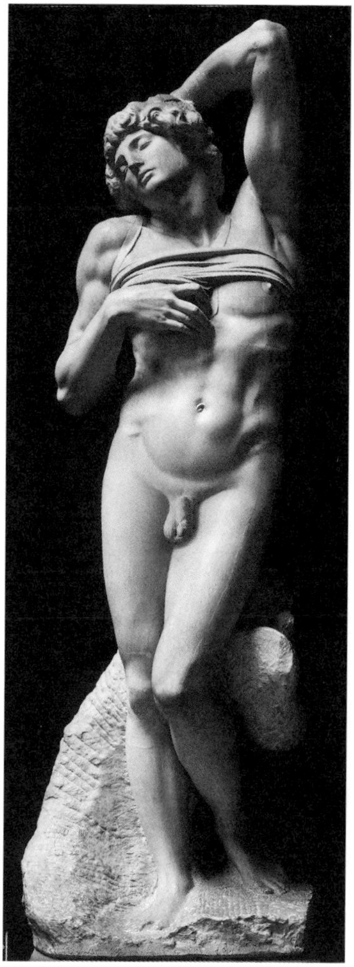

13 Michelangelo, *Sterbender Sklave*, Paris, Louvre

Die Architektur

Die Einsicht in die Unterordnung der Skulptur gegenüber vorwiegend einfachen, statischen, gleichmäßigen Formen sollte euch darauf vorbereitet haben, einige wenige Worte zur *Architektur* besser zu verstehen.

Ihr werdet mit schlauer Miene sagen: Wenn die Malerei uns mit einer Leinwand konfrontiert, wenn wir um eine Skulptur herumgehen und sie von allen Seiten betrachten können und wenn wir, nunmehr bei der Architektur angelangt, diese begehen und sogar bewohnen können, so bedeutet dies wohl, daß wir von der Kunst wieder zum wirklichen Leben zurückgekehrt sind!

Ich werde darauf nur eines antworten: um so schlimmer, wenn ihr damit wirklich zurückgekehrt sein solltet! Denn glaubt mir: es ist unbedingt notwendig, daß ihr auch die Architektur aus eurem realen Lebenszusammenhang löst, um sie als reine Kunst genießen zu können. Ich will nicht abstreiten, daß die unübersehbare Einbindung der Architektur in unser gewohntes praktisches Alltagsleben leicht dazu beitragen kann, unsere Anschauung zu verwirren. Wir müssen aber auch hier zur Klarheit finden!

Sehen wir also, ob nicht auch für diese Kunst dieselben Prinzipien Gültigkeit besitzen und ob ihre, wie es den Anschein hat, praktische Bedeutung nicht vielleicht zufällig nur Verkleidung für eine tiefgreifende, absolute Ästhetik ist.

In der Architektur lassen sich mit Bestimmtheit zwei grundsätzliche Richtungen ausmachen: die *statische* Tendenz (des Volumens) und die *dynamische* (plastische und lineare). Diese beiden konstruktiven Stilrichtungen durchdringen oder überlagern sich bisweilen und harmonieren dann miteinander, oder aber sie manifestieren sich unabhängig voneinander.

Bei dem statischen Stil dominiert das Gefühl von Masse und Schwere. Damit sich uns dieser Eindruck deutlich mitteilt, ist es notwendig, daß die Statik der Baumasse durch eine regulierende Ordnung ihrer Formen zum Ausdruck kommt.

Denkt an die architektonischen Schöpfungen, in denen das statische Prinzip als solches alles übrige beherrscht: die Baukunst des alten Ägypten.

Die Pyramide, die Mastaba (ein Pyramidenstumpf), der Obelisk – ihr müßt an diesen vollen, einfachen, kristallinen Formen die Klarheit der Materie empfinden: die Regelmäßigkeit ihres Aufbaus, die Unerbittlichkeit, mit der sie von der Spitze aus nach allen Seiten abfällt und eine breite Basis bildet, um schließlich zu einer unverrückbar festen Masse mit abgeschrägten Seitenwänden zu erstarren.

Ich vermute, daß ihr jene Konzeption von Ewigkeit nunmehr begriffen habt, die sich in dieser architektonischen Stilrichtung verbirgt: den Gedanken eines in der Materie überdauernden Lebens. Damit versteht ihr dann auch – wenn ihr im Vergleich dazu die Vertikalität der griechischen Bauwerke betrachtet! – die architektonische Bedeutung der abschüssigen Wände im alten Ägypten, wo sogar die Türpfosten abgeschrägt statt in rechten Winkeln konstruiert waren.

Wenn wir anstelle dieser Empfindungen von Masse, von Gewicht, von unbeweglichen Stützen – ein Block, der rein passiv einen anderen gleichartigen Block trägt – einen Widerstand gegenüber dem Gewicht verspüren, eine wechselseitige Entlastung der Massen, einen Ausgleich der Kräfte und somit eine nicht mehr zwanghafte Statik wahrnehmen, haben wir den Übergang von der statischen zur dynamischen Tendenz vollzogen. So sind wir von der Schwere der aus gleichförmigen, übereinandergelagerten, quadratischen Blöcken gebildeten ägyptischen zu den von Beginn an dynamischen pelagischen Mauern gelangt, wo aus der Ungleichheit der Formen und Gewichte der vieleckigen Blöcke, die auch nicht gleichmäßig übereinandergelegt sind, eine komplexe Entwicklung von Kräften entsteht.

Der Architrav ist statisch: ein horizontaler Block von unsichtbar lastendem Gewicht; aber die Säule, die ihn trägt – eine Stilisierung der organischen Kraft eines Baumstamms – und die, um nicht an Kraft zu verlieren, sich mit dem Hals des Kapitells verbindet und gleichwohl von der Last, der sie sich entgegenstemmen muß, so sehr zusammengedrückt wird, daß sie häufig den Kelch des unversehens aufgeblühten Kapitells umstülpt, durch ein leichtes Anschwellen an den Seiten die klassische Entase zum Ausdruck bringt und die Basis, die sich gerade erst aus dem Erdreich erhoben hat, je nach Kraft und Gewicht zu dreifachen Einbuchtungen komprimiert – die Säule, ihr versteht, ist dynamisch. Natürlich entfernt man sich in unterschiedlichen Abstufungen und Akzentuierungen immer weiter von der ägyptischen, nähert sich immer mehr der dorischen und dann insbesondere der *ionischen* Säule: dem vollkommensten Kunstwerk und zugleich Symbol des dynamischen oder organischen Stils in der antiken Architektur.

Muß ich noch hinzufügen, daß das Gewölbe von dynamischem Charakter par excellence ist? Und daß ebenso die Kuppel oder der Bogen dynamische Schöpfungen sind? Wer von euch wüßte nicht spontan die Frage zu beantworten, was dynamischer ist, ein (romanisches) Tonnengewölbe oder ein (zumeist gotisches) Kreuzgewölbe? Ein Rundbogen oder ein Spitzbogen – wo ihr sogleich die unentwegte Auseinandersetzung der beiden Linien an dem Punkt ihres Zusammentreffens bemerken werdet? Um euch nun ein historisches Beispiel aus neuerer Zeit zu erläutern, rufe ich noch einmal in Erinnerung, daß die – tendenziell dem statischen Stil zugehörige – romanische Architektur und die – tendenziell dem dynamischen oder organischen zugehörige – gotische Architektur insgesamt als höchster Ausdruck architektonischer Lebendigkeit gelten können.

Eine Vitalität, die im übrigen auch die Architektur der Renaissance durchdringt, wenn etwa Michelangelo als ihr letzter großer Repräsentant behauptet, daß die Architektur »von den Proportionen des Menschen abhängt; und wer kein guter Meister der Figur und vor allem der Anatomie ist oder gewesen ist, kann sie nicht verstehen«.

Wie auch immer – wenn ich hier absichtlich ein Beispiel aus der Architektur der Renaissance gewählt habe, möchte ich einmal mehr darauf hinweisen, daß ein weiteres Element, das ein Bauwerk prägen und mit positiven Ausdruckswerten versehen kann, ganz

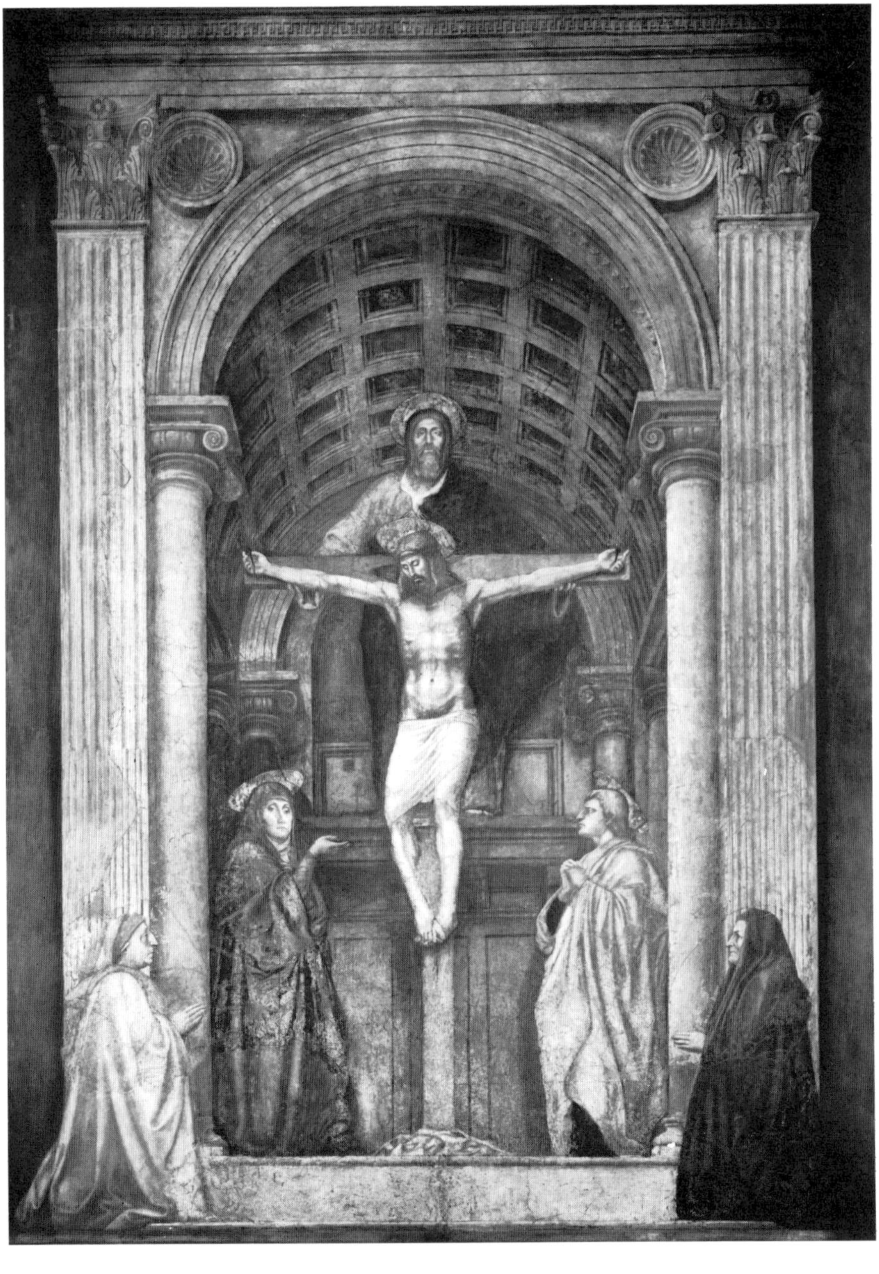

14 Masaccio, *Trinität,* Florenz, Santa Maria Novella

einfach der *Raum* selbst ist. Der Raum – der leere Raum nämlich, dessen Leere sich als Volumen manifestiert – ist die genaue Umkehrung des massiven, vollen Volumens der ägyptischen Architektur. Dort mußten wir die gleichmäßig geordnete Masse von außen genießen, hier fühlen wir uns ins Zentrum dieser harmonischen Leere versetzt und können gleichermaßen nach allen Seiten hin ausschwärmen (Abb. 14): Für einen Augenblick fühlen wir uns in dem weiten Atem eines Bogens, eines weitläufigen Kirchenschiffs, einer lichterfüllten Kuppel – konzentriert im Leeren; sofern ein – wiewohl unfreiwilliger – Scherz über so ernsthafte Dinge statthaft ist.

Solltet ihr vielleicht nach diesen Erläuterungen voller trockener und nüchterner Notwendigkeiten skeptisch geworden sein? Ich vermute, ja.

Ich vermute, daß ihr mich nun fragt, ob nicht all das, was ich hier angesprochen habe – Linie, Form, Farbe –, eher Technik als Kunst sei. Doch beginnt und endet die Technik damit, daß man sich beim Drogisten Farben gekauft, den Leim bereitet, den Marmorblock abgemessen hat. Oder habe ich vielleicht versucht, euch die Schönheit der mineralischen Farben im Vergleich zu denen, die aus pflanzlichen Stoffen gewonnen werden, genauer zu erläutern? Denn genau das bedeutet: über Technik reden.

Aber gleich danach beginnt die Kunst und mit der Kunst der künstlerische Genuß.

Allerdings werdet ihr mir nun entgegenhalten: Können wir denn wirklich Linien, Farben, Massen, Säulen genießen – ganz unabhängig von dem, was sie darstellen, unabhängig vom praktischen Zweck, zu dem ein bestimmtes Gebäude geschaffen worden ist? Welche geistige Bedeutung, welche lyrischen Werte können in diesen Elementen enthalten sein?

Solltet ihr die Antwort nicht schon zwischen den Zeilen meiner schematischen Ausführungen gelesen haben, hört nun eine andere, deutlichere.

Jeder figurative Stil hat das prinzipiell ästhetische, ursprünglich lyrische Vermögen, unseren geistigen Kontakt mit der sichtbaren, körperlichen Realität, jene Sympathie und Teilhabe an der Wirklichkeit wiederherzustellen, die wir durch unsere alltäglichen Gewohnheiten verloren haben. Wenn wir es auf philosophischem Wege geschafft haben, uns von der Existenz der Welt zu überzeugen, ist uns bereits unter der Patina des geordneten Lebens die erste, ursprüngliche, nämlich plastische Überzeugung abhanden gekommen.

Dieser wache und intensive Realitätssinn zur Erfassung unserer wirklichen Umgebung, der uns unausgesetzt begleitet, wenn wir als Kinder zu unseren ersten Bewegungen im Raum ansetzen, der uns dazu veranlaßt, alles zu berühren und zu wiegen und bisweilen mit der scharfen Tischkante zu hadern, die in der Höhe unserer Stirn der weiteren Erkundung Schranken setzt: Dieser Sinn, sage ich, der uns die Überzeugung von der Existenz der Dinge und von uns selbst vermittelt, setzt sich schon frühzeitig zur Ruhe, sobald wir nämlich das wenige Handwerkszeug zur notwendigsten räumlichen und plastischen Orientierung für unsere ruhmreiche Fortbewegung im weiteren Leben erlernt haben. Und haben wir erst einmal pflichtbewußt die wenigen Phrasen des internationalen Handbuchs plastischer Konversation mit den Dingen und dem Raum auswendig gelernt: einsteigen, aussteigen, nach rechts drehen, nach links drehen, stehenbleiben – vor allem stehenbleiben! – so glauben wir auch schon, genügend darüber zu wissen. Nun hält uns dieser kleine beschränkte Horizont unseres praktischen Lebens bereits für die gesamte Dauer ebendieses Lebens wie in einem Schraubstock gefangen: Bald schon werden wir selbständig, so daß wir gar nicht mehr auf die Idee kommen, aus der einfachen Tatsache unserer jeweiligen Position im Raum oder der noch einfacheren und profunderen Gegebenheit unserer realen Existenz ästhetischen Genuß zu ziehen. Wie viele von euch haben schon nach den ersten vier oder fünf Monaten, die ihr täglich den Weg von eurem Zuhause zur Schule und von der Schule nach Hause gegangen seid, vollkommen vergessen, daß ihr auch eure Füße bewegen mußtet, um diese relativ bedeutende Handlung ausführen zu können!

Nun gut: Der Maler des plastischen Stils überredet uns dazu, unsere Beziehungen zur körperlichen Realität, unsere Überzeugung von ihrer Existenz wiederherzustellen. Begabt mit einem unwiderstehlichen plastischen Sinn – denn welcher Philosoph hätte Giotto oder Masaccio von der Nicht-Existenz der Welt überzeugen können? –, versetzt er uns in die höhere Realität eines genau definierten, kompakten Raums, in dem Wesen und Dinge unerschütterlich Bestand haben. Und in diesem Raum müssen wir uns aufhalten, uns bewegen, zur Seite treten, Hindernisse umgehen, zurückweichen, Leerräume überspringen oder ausfüllen, mit einem Wort: das Leben in seiner rein plastischen Bedeutung erfassen. Tatsächlich werden Sinn und Bedeutung, die aus dieser phantastischen Welt hervorgehen, allgemein begriffen: moralische Unbeirrbarkeit, Dauerhaftigkeit des Lebens, tiefe und entschlossene Bereitschaft, die schwere Bürde der Existenz zu tragen. Doch hat dieselbe Patina der Gewohnheit, die jene ursprüngliche – und gerade darum auch intime, geistige – Anschauung unserer Existenz verdeckt, uns ebenfalls ein noch tieferes Symbol unserer Energie vergessen lassen: die Bewegung, die in der Linie zum Ausdruck kommt. Welch eine fatale Gleichgültigkeit bekundet ihr gegenüber der Bewegung, gegenüber der Linie! sagt daher der Maler des linearen Stils. Und deshalb versucht er, uns diese neue und tiefe visuelle Überzeugung mit Hilfe linearer Ausdrucksformen zu vermitteln. Aber natürlich wird sich diese Interpretation der Wirklichkeit von jener, die der Maler des plastischen Stils entworfen hat, wesentlich unterscheiden, oder vielmehr: sie wird ihr geradezu widersprechen. Glaubt nicht so sehr – heißt es nun – an die unumstößlichen Gesetzmäßigkeiten der Dinge, die auf festem Boden stehen, denn – wahrhaftig! – die Form trägt den Sieg über die Schwere davon, und dieser Triumph manifestiert sich in der Umrißlinie. Der Körper entledigt sich nunmehr seines Gewichts, überwindet das Gefühl der Schwerkraft; das ausdrückliche Zentrum der Gravitation löst sich auf und steigt empor, alle – auch eure eigenen – Körper beginnen zu hüpfen, zu springen, umherzutollen, können sich leicht und ungehindert im Raum bewegen: Ihr seid Flamme und Flug, eure Kleider blähen sich im Wind wie Segel, flattern wie an einem schwankenden Fahnenmast, wollen nur fort, ohne Rast, ohne Stillstand, und die Haare lodern auf wie ein Strauch in der Hitze der Augustsonne.

Und jeder Gegenstand – nicht nur euer hochwohlgeborener Körper – bewegt sich, lebt und handelt, und ihr hattet dies einfach vergessen! Äste und Zweige biegen sich, Algen schwingen in der Strömung, die Wolken besetzen auf kapriziöse Weise ihre durchbrochenen Ränder mit Spitzen, die Erde selbst regt und bewegt sich entlang der sich in weiter Ferne abzeichnenden Linie des unendlichen Horizonts.

So entfaltet zunächst jeder Gegenstand mit Hilfe der Linie seine eigene, individuelle, flimmernde Energie; sodann, ohne es gewahr zu werden, verbindet er seine Linien mit anderen, ferneren Linien zu einem Rhythmus. Es ist der Künstler, der diesen Rhythmus entdeckt. Wie oft habt ihr selbst – erschreckt euch nicht! – lineare Dekorationen gebildet, während ihr an etwas anderes dachtet! Ihr habt einem Freund die Hand gegeben, ihr habt noch einige Worte über Aischylos verloren und euch dann von der Arkade, unter der ihr gestanden hattet, in entgegengesetzte Richtungen entfernt. Genau dort, wo ihr eben noch spracht, im Zentrum des Gewölbebogens, habt ihr ein vorzügliches Motiv für eine freistehende Skulptur abgegeben; nunmehr, da ihr beide gleichzeitig die Pfeiler erreicht, verbinden die Enden der Arkade, die sich über eure Köpfe senken – es tut nicht weh, keine Sorge, es ist Kunst –, euch noch einmal zu einer geschmackvollen Komposition in der Form des Halbbogens.

Und glaubt nicht, daß ihr, einmal herausgetreten aus dem Umkreis der Arkade, unweigerlich in eine häßliche Realität zurückkehrt, die unmöglich künstlerisch zu interpretieren wäre. Von Mal zu Mal ist alles oder gar nichts künstlerisch. Da sich der vorherige Rhythmus aufgelöst hat, muß ich mich darauf beschränken, einen anderen, nämlich den lockeren, wechselnden Rhythmus leicht zögernder Schritte zu genießen und mir die weiche, schwingende Elastizität der Kontur eines anmutigen Körpers vorzustellen. Welche sphärische Energie – wie aus einer pulverisierten Flüssigkeit – von dem zarten arabesken Rinnsal einer Körpersilhouette ausgehen kann!

Wenn aber nun von einem Augenblick zum anderen das Motiv der Bewegung und der Linie aussetzte, könnte noch einmal der plastische Maler das Feld behaupten. Solltet ihr euch beispielsweise aus dem Blickfeld des Linearisten endgültig entfernt haben – nachdem ihr diesem ein letztes wundervolles Motiv überlassen habt: wie ihr gegen den Wind anlauft, um noch auf die letzte Straßenbahn zu springen –, so erfreut ihr nun den Plastiker, der euch beobachtet, wie ihr eingekeilt inmitten der anderen Fahrgäste auf der Plattform der Straßenbahn steht, womöglich direkt neben dem Schild mit dem überflüssigen Hinweis »Voll besetzt«, und der sich dabei keineswegs um das körperliche Unbehagen dieser dichtgedrängten, schwitzenden, Geruch verströmenden menschlichen Masse kümmert, sondern einzig und allein daran denkt, wie er diese raumgreifende Situation ihrem Wesen nach interpretieren kann, wobei er euch von Herzen dankbar sein wird, daß ihr gerade noch dazugestoßen seid, um den letzten freien Zwischenraum auszufüllen. Vielleicht versteht ihr nun ungefähr, wie sich der Spaziergang eines Malers von dem eines Dichters unterscheidet, der die Gesichter der Menschen betrachtet, die Oberfläche der Dinge aufmerksam mustert, um dort irgendeine Anregung, ein lyrisches Moment, eine dramatische Verstrickung zu finden.

Noch ursprünglicher ist der ästhetische Wert des koloristischen Stils. Es ist ganz unnötig, sich dagegen zu verwahren: die Farbe besitzt eine eigene, von der Form, mit der sie sich verbindet, gänzlich unabhängige Ausdruckskraft, die sich tatsächlich so weit steigern kann, daß sie nicht mehr als Form, sondern nur noch als Farbe wahrgenommen wird.

Ich glaube, daß es unmöglich ist zu erklären, warum eine Farbe schön ist. Immerhin kann man versuchen, den Grund ihrer Schönheit in einer harmonischen Übereinstimmung mit anderen Farben zu sehen oder etwa den Umstand anführen, daß sie uns den Eindruck einer einheitlichen und zugleich diffusen Substanz zu vermitteln vermag.

Im ersten Fall wird die Farbe als *Tinte* oder auch als Zusammenstellung von Tinten *(farbliche Komposition),* im zweiten Fall als *malerische Materie* angesehen.

Die ganze Welt als einen großen symphonischen Klang verschiedenfarbiger Flächen zu sehen, ist zweifellos ein wunderschöner Traum – und eben dieser Traum ist die Wirklichkeit des Koloristen. Der erregende oder besänftigende tonale Wert gewisser tiefer, ruhiger, gesättigter Farben ist allenfalls noch der ästhetischen Wirkung der Musik vergleichbar, und genau darum habe ich von einem symphonischen Klang der Farbe gesprochen. Denn wie die Musik bringt auch die Farbe kein deutlich bestimmbares Gefühl, sondern einzig und allein grundlegende Empfindungen in ihrer Polarität zum Ausdruck: also nur reine Freude oder ihr genaues Gegenteil, nicht aber eine spezifische Freude oder einen spezifischen Schmerz.

Darüber hinaus vereinheitlicht und intensiviert die hell aufleuchtende oder silbern glänzende *Intonation* die Farbeffekte; indem sie Akkorde von *warmen Farben* oder von *kalten Farben* hervorbringt. Damit kommt noch ein weiteres Element hinzu, das die ästhetische Wirkung der Farbe beeinflußt.

Darin also liegt die Bedeutung der *malerischen* oder auch *koloristischen Materie,* die jedem Bildelement gleichermaßen materielle Kohärenz verleiht; der Mythos von der Einheit aller Substanzen wird hier Realität, und ihr versteht den kosmischen Effekt: sich für einen Augenblick – denn der wahre Kunstgenießer wird in seiner Betrachtung selbst zum Akteur – mit der Welt vereinigt zu fühlen, einer höchsten, alles umfassenden Monade von ein und derselben Substanz anzugehören! Welch einer allumfassenden Vorstellung entspringt demnach jene Verklärung der Welt, wie sie Giorgione, Tizian, El Greco oder Veronese erdacht haben!

Von weitaus größerer geistiger Tiefe – aber damit schon fast auf der Schwelle zum rein intellektuellen Vergnügen – ist die Wirkung des perspektivischen Stils. Welch eine Reinigung, eine Katharsis der Malerei! Das unberechenbare, schmerzliche Chaos der Welt, des wechselhaften kosmischen Panoramas konzentriert sich auf einen einzigen Punkt, alle Räumlichkeit ist zu einer kristallinen Eispyramide reduziert, in der – eingepfercht wie Strohhalme – für alle Ewigkeit organische wie anorganische Formen, Dinge wie Personen eingeschlossen, an ihrem Platz, in ihrer Stellung und in ihrem unterbrochenen Gestus kategorisch festgehalten werden und nun mit schicksalhafter Notwendigkeit zum perspektivischen Zentralpunkt hin konvergieren müssen. Wenn ihr die erhobene Rechte der Maria in Antonellos Verkündigung (Abb. 5) nur ein klein bißchen verschiebt, habt ihr das ganze Werk in seiner künstlerischen Essenz zerstört.

Nun habe ich – um damit zum Abschluß zu kommen – nichts anderes versucht, als euch die Ausdruckskraft der malerischen Sprache zu erläutern. Es handelt sich dabei nicht um Wörter – die mit psychischen und historischen Bedeutungen überladen sind –, sondern um Formen, Linien und Farben: nicht um ein Buch, das gelesen, sondern um eine Leinwand, die betrachtet werden will. Ihre ganze ästhetische Botschaft kann sich nur innerhalb der vier Seiten eines geschlossenen Rahmens entfalten. Es geht darum, deren Bedeutung zu verstehen, und ich habe versucht, auch das Verständnis hierzu zu vermitteln.

Nach allem, was ich euch bislang gesagt habe, werdet ihr wohl ebenso wie ich davon überzeugt sein, daß der Gegenstand, also das Dargestellte, für die bildende Kunst überhaupt keine Bedeutung hat. Es gibt lineare, formale, farbliche Kompositionen, die uns unabhängig vom Sujet ansprechen. Nehmen wir im Gegenteil einmal an, der dargestellte Bildgegenstand würde tatsächlich eine Rolle spielen – dann wäre zu seinem Verständnis das Gepäck historischer, mythologischer und anderer Kenntnisse unerläßlich, die jedoch in keinerlei Beziehung zur wortlosen Sprache der Formen stehen können. Und es wäre ebenso notwendig, die genaue Vorgeschichte des Bildes zu kennen, um auf dieser Grundlage zu entscheiden, ob es als Kunstwerk wirklich gelungen ist oder nicht. Ihr versteht: wollte man der psychologischen Interpretation der Malerei allzu große Bedeutung zumessen, würde man den Künstler auf die Funktion eines willfährigen Arrangeurs von Pantomimen, von stummen Szenen, von kolportierten Standbildern reduzieren.

Schlimm ist es daher für den Maler, wenn er sich allzusehr für die Sache interessiert, deren Darstellung ihm vorgegeben ist: Denn eine Form- oder Farbkomposition, die zur ausführlichen Darstellung nichtiger Tatsachen, zur minutiösen Gestaltung irgendwelcher Lappalien neigt, wird sich unweigerlich in einem beschreibenden Realismus verlieren, der alle zu einem Ereignis gehörigen Details sammelt und anhäuft und darum – unbeschadet aller Anstrengungen – als reine Transkription von Zeichen immer nur *illustrativen* Charakter behalten, aber niemals künstlerischer Ausdruck wird. Der Bereich, aus dem die künstlerischen Mittel hervorgehen, umfaßt nämlich keine *psychologischen,* sondern ausschließlich *formale* und *bildliche* Inhalte.

Der Maler kann sich durchaus dafür hergeben, die Welt auf höhere Weise zu illustrieren, indem er vornehme Personen in einem vornehmen Ambiente darstellt; aber solche Tätigkeit wird immer nur Illustration sein und niemals Kunst.

Daher gibt es noch eine weitere Unterscheidung, die wir beachten müssen: nämlich die zwischen *bildender (figurativer) Kunst* und *Illustration,* die man auch literarische Figuration nennen könnte.

Diese literarische Figuration ist jedoch, wie man weiß, keine Literatur im Sinne von Poesie, und sie ist ebensowenig bildende Kunst, also auch keine Malerei.

Bevor ich nun dieses einleitende Kapitel beschließe, möchte ich euch noch einmal auffordern, von eben diesem – nämlich rein ästhetischen – Standpunkt aus auch die Architektur zu betrachten. Sie ist die Kunst, welche am meisten mit dem Leben selbst vermischt ist; es bedarf hier folglich größerer Anstrengungen, beides eindeutig voneinander zu trennen und die Kunst nicht mit rein äußerlichen Zwecken oder Zielen zu verwechseln, die sich aufgrund praktischer oder nützlicher Erwägungen allein an unseren alltäglichen Bedürfnissen orientieren, wie Fahrstuhl, Heizung, Telephon etc. Wenn dies tatsächlich von entscheidender Bedeutung für den ästhetischen Wert eines Gebäudes wäre, so dürfte ein gotischer Palast, dessen räumliche Anordnung den Bedürfnissen eines modernen Menschen nicht mehr entspricht, allenfalls im 14. Jahrhundert, dem Trecento, aber sicherlich nicht mehr in unserem Jahrhundert schön sein! Eine solche Auffassung müßte zwangsläufig zu jenem jämmerlichen Glauben an die historische Relativität des Geschmacks führen, der zusammen mit der Überzeugung von der Relativität des persönlichen Geschmacks die vollständigste ästhetische Niedertracht darstellt und zu einer tiefen Skepsis bezüglich der Möglichkeit führt, Kunst als solche überhaupt zu genießen. Kümmert euch nicht darum! Gewöhnt euch vielmehr daran, architektonische Spaziergänge zu unternehmen; und versucht, euch darin zu üben, zunächst gute architektonische Formen im einzelnen sowie die Beziehungen der verschiedenen Bauteile untereinander schätzen zu lernen, um anschließend wieder auf den Genuß der einzelnen Details zurückzukommen.

Ich meine, daß es – insbesondere in einer Stadt wie Rom, die wie keine andere Stadt der Welt geplant und bebaut worden ist – nicht so schwierig sein dürfte, die einfache und klug durchdachte Neigung irgendeiner breiten päpstlichen Straße zu genießen oder auch Geschmack daran zu finden, die Straße zwischen den soliden, fest angeordneten und in der Höhe aufeinander abgestimmten Massen von Wohnbauten zu beiden Seiten hinaufzugehen, bis diese schließlich auf einen Platz mündet, wo vier sprudelnde und glucksende Springbrunnen den Seiten der vier einmündenden Straßen entsprechen und euch sofort das Gefühl vermitteln, daß diese in alle vier Himmelsrichtungen ausstrahlen.

Doch ist es ebenso möglich, etwa an dem Zwischenraum zweier isolierter kubischer Bauten Geschmack zu finden: an einem architektonischen Intervall, in das die Sonne gewaltsam einbricht und dabei die Umrisse der Gebäude in aller Schärfe konturiert. Und wie schön ist es, sich als einsamer lebendiger Mittelpunkt eines runden oder elliptischen Platzes zu empfinden und dann von diesem Zentrum aus im Geist an den Marmorfassaden entlangzugleiten, die nicht zuletzt unseren Orientierungssinn schärfen wollen! Wenn man dann vom Gesamteindruck aller architektonischen Beziehungen wieder zu den einzelnen Gebäuden zurückgeht, wird man diese weitaus besser würdigen können. Doch ich wiederhole: zuallererst muß man jene ästhetische Begeisterung zurückgewonnen haben, die erst Genuß und Bewunderung ermöglicht: das rußige Städtchen, das sich vom Fuß eines Berges aus den Hang emporzieht und damit gleichsam die vertikalen Schichten der Felsformationen fortsetzt; oder die harmonischen Beziehungen zwischen der räumlichen Weite, der atmosphärischen Leere, den sprunghaften Höhenunterschieden der aneinandergefügten Masse (wie in Genua); dann wieder die ringsherum zusammengedrängten, nackten, schmucklosen, einen gotischen Platz umlagernden Gebäude, der sich durch ihre dichte Anordnung gebildet hat und (wie in Siena) steil und glatt abfällt wie ein ausgetrocknetes Flußwehr.

Ihr werdet ein einzelnes Gebäude nur dann wirklich schätzen können, wenn ihr es zunächst als architektonische Masse würdigt, dann seine von klaren, robusten Gesimsformen deutlich betonte horizontale Gliederung ins Auge faßt, daraufhin die engen oder weiten Abstände zwischen den präzis berechneten Hohlräumen und Vertiefungen beachtet, welche die Anatomie eines Gebäudes hervortreten lassen; um schließlich in der Höhe die Dachkante mit ihrer abgedunkelten Blende zu betrachten, die auf dem obersten Stockwerk mit seinen winzigen Fensterchen der Dienstbotenkammern lastet, und zuletzt die darunterliegenden Pilaster mit den offenen oder blinden Arkaden, die diese Gebäudemasse organisch im Gleichgewicht halten!

Ich will nicht bestreiten, daß es für alle diejenigen schwierig sein wird, sich diesen eigentlichen Sinn für architektonische Formen anzueignen, die – wie sicherlich die meisten von uns – inmitten einer zutiefst vulgären Abart der Architektur leben müssen; und gewiß wird es unmöglich sein für diejenigen, die von dieser Architektur leben: die Häuser verkehrt herum bauen, nämlich von oben nach unten, und dabei nicht Stein auf Stein setzen, sondern auf gut Glück die Leere zwischen Gerüsten aus Eisen und Zement zustopfen; die deformierte anorganische Fassaden mit nostalgisch überzuckertem Stuck wie Osterkuchen dekorieren; die ihre Bauwerke mit monströsen Auswüchsen hinduistischer Balkone oder chinesischer Pagoden überfrachten und dann noch mit gotischen Fenstern durchsetzen oder sich bereitwillig in den nicht weniger ungeheuerlichen Stilimitationen aus der guten alten Zeit der Zünfte begraben lassen – und die schließlich in den Vorstädten noch gewaltigere Monstrositäten von Bienenstöcken mit unzähligen ausgebohrten kleinen Zellen als Wohnungen für subalterne Beamte errichten: eben dort, wo sie ebenso rücksichtslos die neuesten Architekturkreationen des städtischen Bebauungsplans ausführen; wo die äußerste Rückseite des Hauses, dessen hier und da von Liliputanerfenstern durchlöcherter weißer Anstrich sich in der Sonne glühend aufheizt, ihr spärliches Gebiß hervorspringender Backsteine in die Luft bleckt; wo die Grille zwischen den Grashalmen tagsüber diese extremen Sinnbilder architektonischen Geschmacks, die aus den Wiesen emporragen, betrachtet, um gegen Abend mit ihrem Zirpen in das weitaus weniger melodische Geklimper einzustimmen, das die Tochter des Hauses den verbrauchten Tasten eines bürgerlichen Klaviers unter ihren Fingern entlockt.

Das alles bestreite ich nicht. Ich sage nur, daß es dennoch notwendig ist, sich wahren Kunstsinn anzueignen, wenn man die Architektur als Kunst genießen und nicht etwa als eine simple oder banale Form der Befriedigung unserer alltäglichen Bedürfnisse zur Kenntnis nehmen will: als ein Gewölbe, unter dem man geschützt schlafen kann, ein helles, geräumiges Arbeitszimmer, eine Wohnstube ohne Zugluft. Denn es regnet, der Wind weht, man hat Hunger und Durst, und man muß das ganze Leben lang – nun ja, leben und arbeiten.

Es gehört nun sicherlich zu meinen Aufgaben, ganz allgemein euren Geschmack anzuleiten, nachdem ich mich bislang darauf beschränkt habe, euer Urteil auf diese oder jene Weise mit einigen grundsätzlichen Thesen zu stimulieren.

Um euch eine genauere Orientierung zu geben, ist es jetzt erforderlich, daß wir uns der Geschichte zuwenden, daß wir also vom bloßen Geschmacksurteil zur Kritik übergehen – was eben nichts anderes als Beschäftigung mit der Kunstgeschichte bedeutet, da man das eigene Urteilsvermögen nur ausbilden kann, wenn man die verschiedenen Kunstwerke miteinander vergleicht und sich auf ihre gegenseitigen Beziehungen einläßt.

Ein Werk gefällt uns: das ist eine Frage des Geschmacks. Ein anderes gefällt uns aus denselben Gründen, und wir stellen dabei fest, daß sich in beiden Fällen unser Urteil auf die – sagen wir beispielsweise – lineare oder farbliche Expressivität des Bildes stützt. Zieht man nun eine Verbindung zwischen diesen beiden Werken, entsteht daraus bereits ein Konzept von Kunstgeschichte – zumindest einer Kunstgeschichte, wie ich sie verstehe: nämlich einzig und allein als geschichtliche Entwicklung der figurativen Stile – der Linie, der Farbe, der Form – in den Werken genialer Künstler und nicht etwa denen ihrer Handlanger.

Auf der Grundlage dieser Überlegungen dürft ihr nun aber nicht erwarten, daß ich euch eine Reihe von Namen, Daten und mehr oder minder anekdotenreichen Biographien vorstelle; ich möchte statt dessen nur eine ideale Linie nachzeichnen, welche die größten italienischen Künstler gemäß ihrer jeweiligen stilistischen Zielsetzungen miteinander verbindet. Und das ist durchaus nicht wenig.

TEIL 2

Geschichte

Entwicklung der italienischen Malerei

In der Apsiskonche von Santa Pudenziana in Rom befindet sich ein Mosaik aus dem 4. Jahrhundert mit Christus als Weltenrichter, der Jungfrau und den Aposteln (Abb. 15). Was ist die stilistische Richtung dieses Werks? Ganz offensichtlich eine, welche auf monumentale Wirkung von Raum und Form abzielt. Christus und die Apostel sind in einem Halbkreis angeordnet, so daß uns eine reale Raumtiefe der Lünette vorgetäuscht wird, und auch die perspektivisch nach innen verlaufenden Gebäude tragen zu dieser Raumillusion bei.

Die dritte Dimension und die Plastizität in der gesamten Darstellung sowie an jedem einzelnen Körper sind zurückerobert worden. Tatsächlich scheint der Künstler nicht zu begreifen, daß die Technik des Mosaiks – ein Aneinanderfügen von glasierten Steinchen unterschiedlichster Farbe – zu überwiegend koloristischen Effekten geschaffen ist. Er bemüht sich daher offenbar um jeden Preis, die Form mit Hilfe weißer Mosaiksteine hervorzuheben, um auf diese Weise das Licht auf den plastisch hervortretenden Teilen jedes Gegenstands wiederzugeben. An diese plastische Tendenz des ersten christlichen Mosaiks in Rom, die bestrebt ist, die Vorstellung einer festen und monumentalen Lebenswirklichkeit zu vermitteln, solltet ihr euch unbedingt erinnern. Und

15 *Christus mit Aposteln und Evangelistensymbolen,* Apsismosaik, Rom, Santa Pudenziana

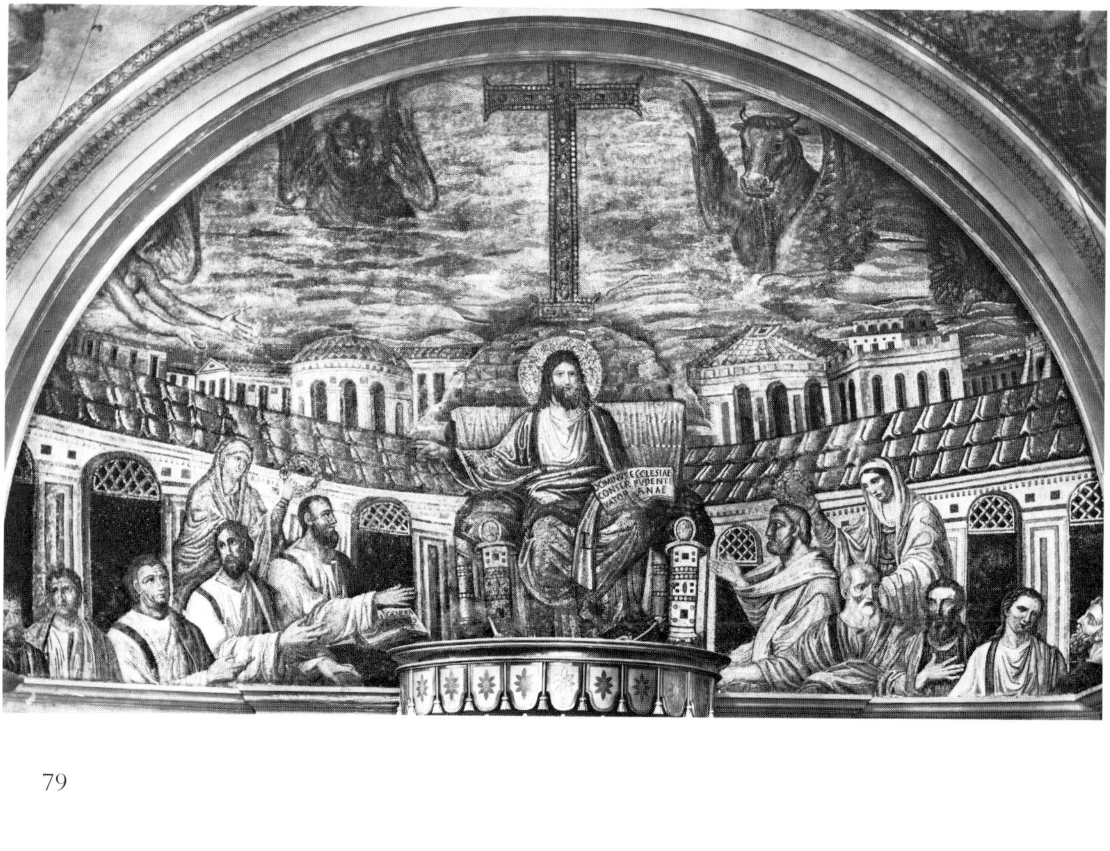

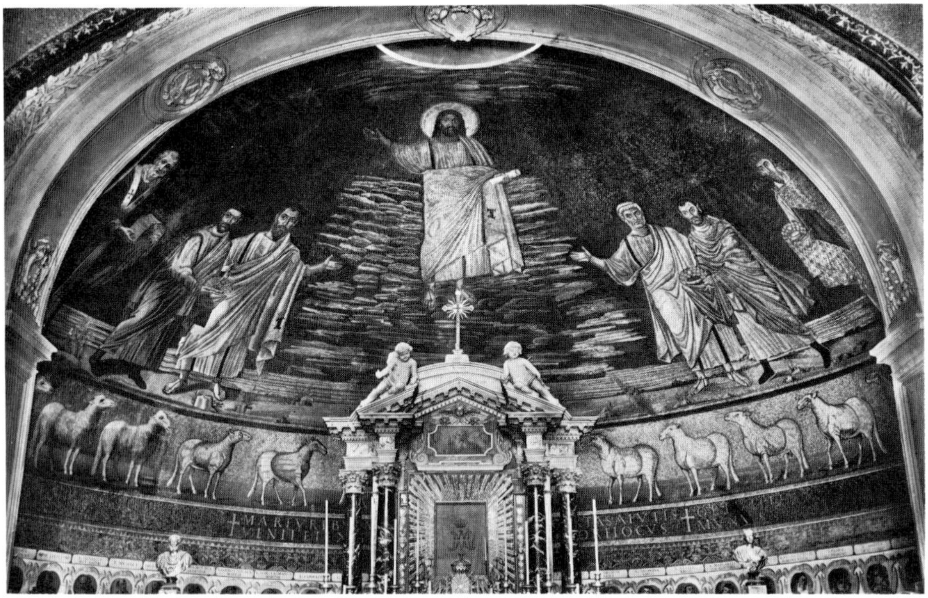

16 *Parusie Christi,* Apsismosaik, Rom, Santi Cosma e Damiano

bedenkt dabei, daß diese Richtung zweifellos das Erbe des malerischen Stils aus der Zeit des heidnischen Roms antritt, zumal dieser keinesfalls malerischen Charakter hatte, sondern entscheidend von der Skulptur beeinflußt war.

Ebenfalls in Rom finden wir in der Apsis der Kirche Santi Cosma e Damiano ein Mosaik mit Christus, der zu beiden Seiten von Märtyrern flankiert wird (Abb. 16). Wiederum ist es der feierliche, von der Skulptur bestimmte lateinische Stil, der in dieser Darstellung dominiert. Der Raum wird auf bewundernswerte Weise von den eindringenden, sich rasch verkürzenden und wie zu einem Fußboden angeordneten Wolken erschlossen. Weiße Glanzlichter geben dem Gesicht Christi eine unwiderstehliche Reliefwirkung; andere Lichtstreifen konturieren den Faltenwurf der Gewänder, welche die statuarischen Posen der Figuren umhüllen. Übersehr dabei nicht die über den Arm geworfene Toga, die Schwere des Stoffes, das Gewicht, mit dem sie herabfällt! Wir haben hier ein erstes entschieden plastisches Motiv vor Augen. Und befinden uns im 6. Jahrhundert.

In Ravenna – dem zweiten Kunstzentrum dieser Zeit – wird auf einer Lünette in dem Mausoleum der Galla Placidia der Gute Hirte (als Symbol für Christus) bei seinen Schafen (den Aposteln) dargestellt (Abb. 17).

In der Lünette hat der Künstler trotz ihrer Flächigkeit versucht, uns die Illusion von Raum und infolgedessen auch Körperlichkeit zu vermitteln. Auf dem felsigen, aufgebrochenen Boden des Vordergrunds sitzt im Zentrum der Gute Hirte, welcher sich mit deutlichem Kraftaufwand – ein plastisches Motiv – auf das Kreuz stützt.

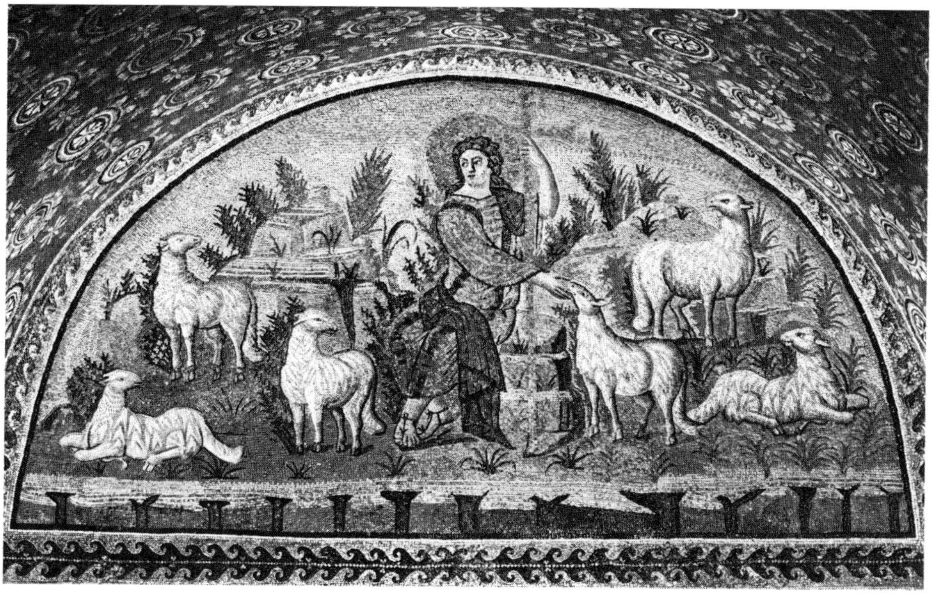

Daneben die Lämmer in unterschiedlichen Verkürzungen und mit unterschiedlicher Tiefenwirkung. Die Konturierung der Formen mit den üblichen Mitteln. So dominiert im 5. Jahrhundert in Ravenna wie auch andernorts die plastische römische Tendenz.

17 *Christus mit Kreuzstab als Guter Hirte,* Detail, Mosaik, Ravenna, sog. Mausoleum der Galla Placida

Der farbliche byzantinische Stil

In Ravenna begegnet euch in der Kirche San Vitale aber auch eine künstlerische Welt, die gänzlich neu und der vorangegangenen Kunst vollkommen entgegengesetzt ist: die Kunst des rein farblichen oder koloristischen Stils (6. Jahrhundert).

Kaiser Justinian und sein höfisches Gefolge sowie Kaiserin Theodora und ihre Ehrendamen bringen in der Kirche ihre Spenden dar (Abb. 6, 18). Der Raum ist aufgelöst oder hat sich zumindest zu einem *zweidimensionalen Raum* gewandelt. Folglich ist alles Oberfläche oder nähert sich zumindest der Flächigkeit an: und jede dieser Oberflächen ist in glücklicher Weise köstliche Farbe geworden. Die Prozession der Gläubigen wendet sich dem Betrachter frontal zu, verharrt am vorderen Rand der Bildbühne. Der Raum hinter den Figuren ist verschwunden; ihre Körper selbst haben keine Form, sie sind Phantasmen, flache Schemen, reine Oberfläche. Alle haben ihre langen byzantinischen Roben angelegt, um sie der Länge nach zu einer einzigen Schärpe zu verbinden, und die quergestreiften Stoffe und Bänder leuchten in tiefen, kräftigen, überaus kostbaren Farben: Von weitem funkeln sie unbestimmt, aus der Nähe aber unterscheiden sich die Kaskaden von Achaten und Saphiren, die Inkrustationen gestreifter Kreuze, Metallbeschläge und Gemmen.

Kein einziger weißer Mosaikstein will einen modellierenden oder plastischen Effekt erzeugen; auch das Weiß ist hier Farbe und schimmert in perlmutternen Tönen.

Alles ist farbige Oberfläche und wird als solche genossen. Wir dürfen von diesen Formen keine körperliche Schwere erwarten, auch sollten wir nicht versuchen, sie zu drehen und zu wenden – wir würden unweigerlich enttäuscht sein. Begnügen wir uns lieber damit, den Blick über diese wundervoll vielfarbige Bildfläche wandern zu lassen und dabei mit den kleinen, zarten Bissen eines Feinschmeckers ein wenig von der fleischlichen Substanz der Farbe zu kosten!

Ein anderer Mosaikkünstler übernimmt in Sant'Apollinare in Classe die Komposition oder vielmehr das Thema des Guten Hirten (Abb. 19). Aber seht, was daraus geworden ist! Die Darstellung in der Apsiskonche sucht die real vorhandene konkave Wölbung zu

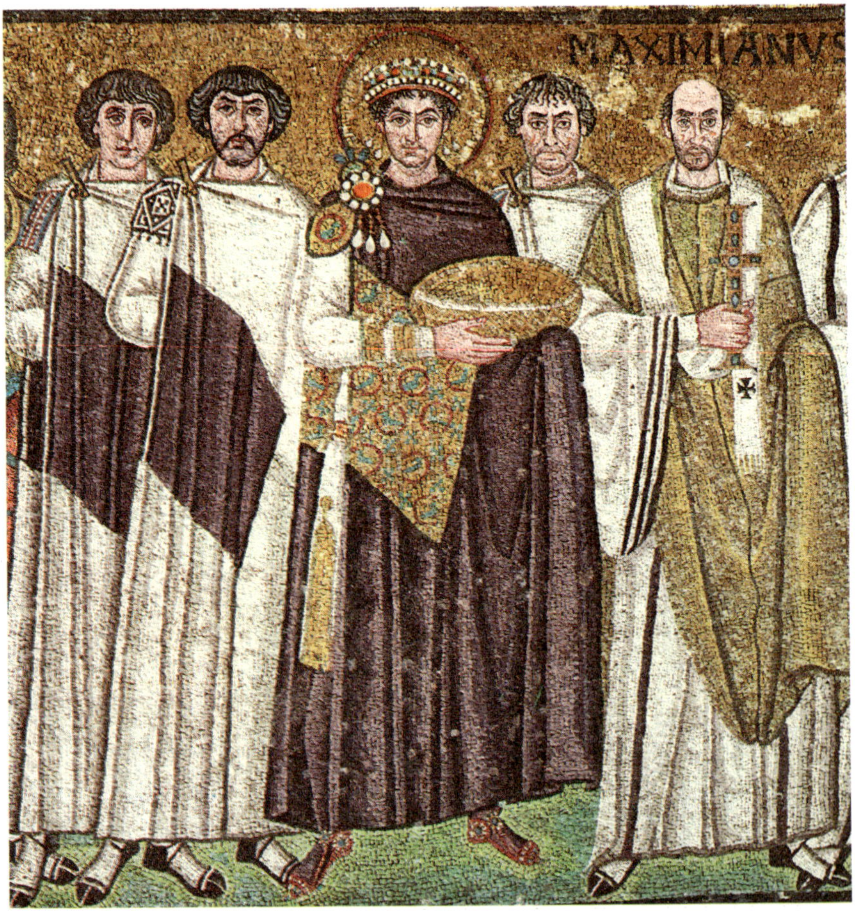

18 *Kaiser Justinian und Gefolge,* Wandmosaik, Ravenna, San Vitale

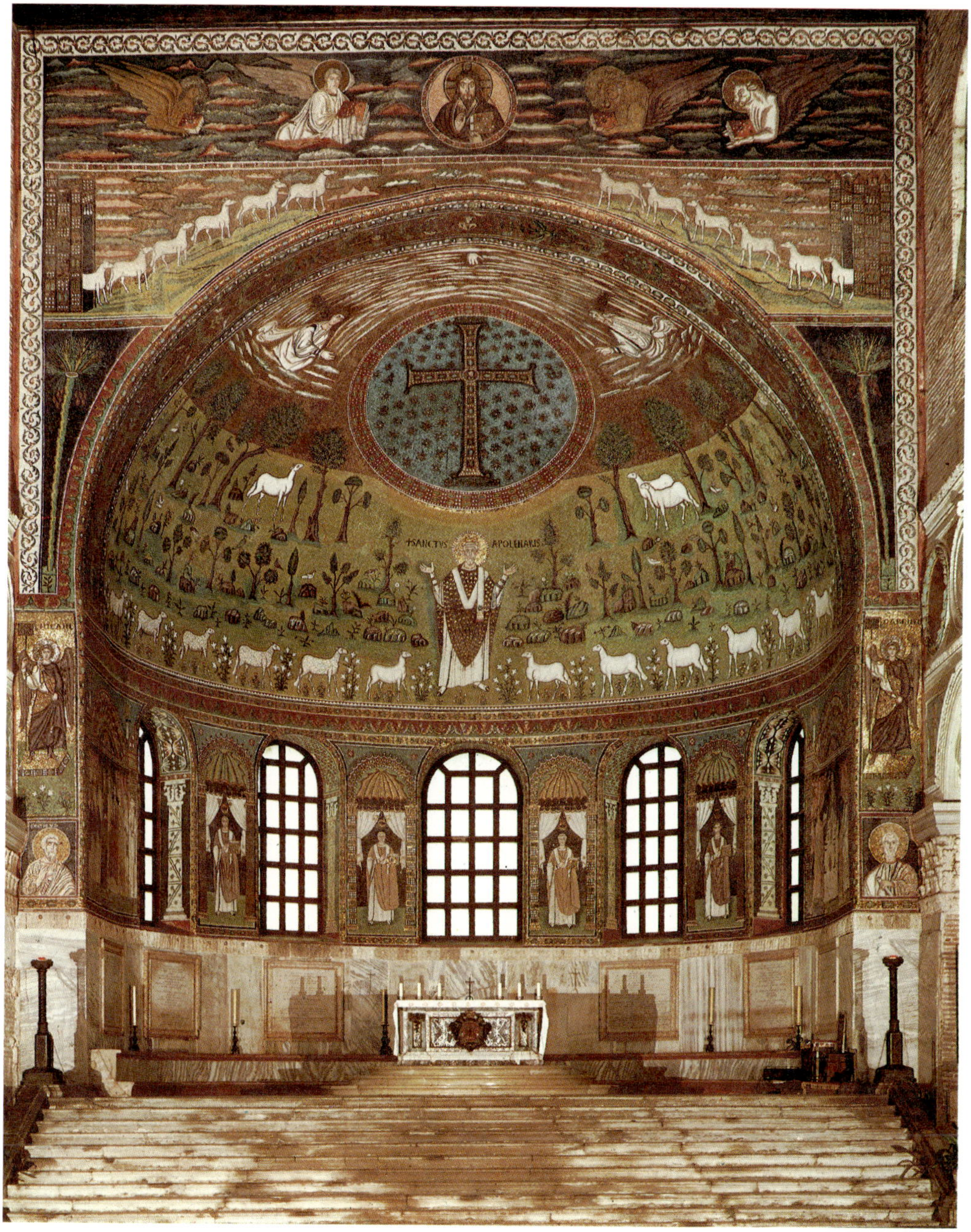

19 Apsismosaik, Ravenna, Sant'Apollinare in Classe

überspielen und sie in eine Fläche zu verwandeln. Die Zwischenräume werden nicht hintereinander, sondern übereinander gestellt. Die zwölf Schafe zuunterst dringen nicht mehr auf unterschiedliche Weise in den Bildraum ein, sie sind nur noch zwölf strahlend weiße, dekorative Flecken auf grünem Hintergrund; die Pose der betenden Figur im Zentrum entbehrt jeder Körperlich-

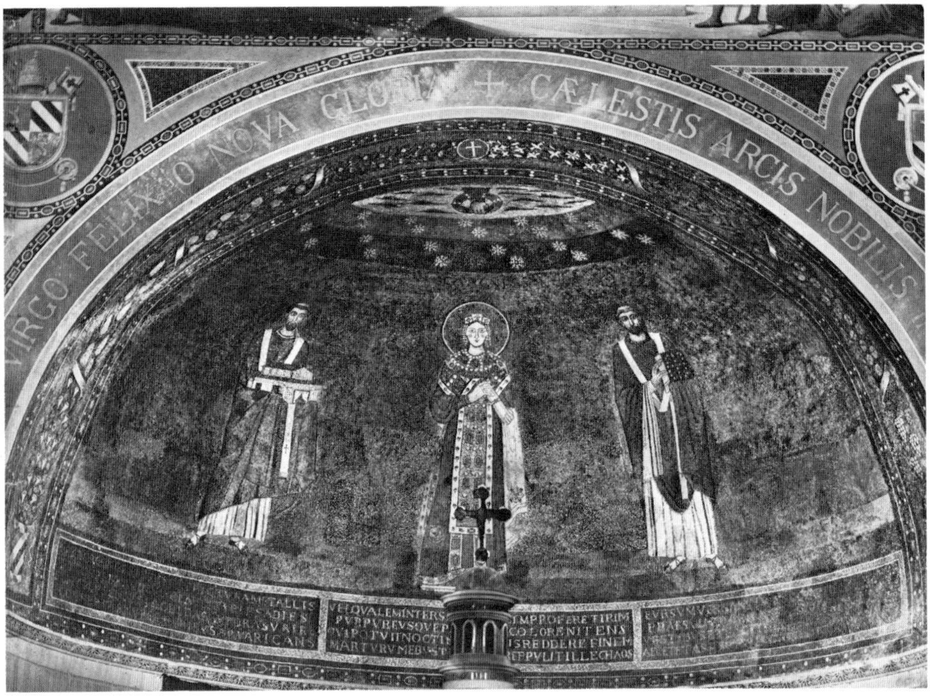

20 Apsismosaik, Rom, Sant'Agnese fuori le mura

keit, mit ihren geometrisch geöffneten Armen betont sie vielmehr die Oberflächenwirkung. Darüber angeordnet sind zwei ganz naiv übereinandergelagerte Baumreihen sowie eine große Scheibe mit Kreuzeszeichen: als abstraktes Symbol für die Transfiguration Christi und zugleich als konkretes Symbol für diese Kunst, für ihren Übergang von der Form – der Darstellung einer Person – zur Farbe – einem abgeflachten Kreuz, das eine Figur symbolisiert –.

In Rom gibt es nur ein einziges Mosaik dieses rein koloristischen Stils von gewissem Wert, das ich eurer Aufmerksamkeit empfehlen möchte: nämlich jenes der Apsis von Sant'Agnese an der Via Nomentana (Abb. 20). Ihr werdet dort eine etwas degenerierte Nachfahrin der Kaiserin Theodora wiedererkennen.

Der lineare griechisch-byzantinische Stil

Der rein farbliche Stil hat dennoch mit seinen in geometrische Zonen aufgeteilten farbigen Oberflächen sowohl in Italien als auch im Osten nur sehr wenige Meisterwerke hervorgebracht. Denn er vertritt eine durch und durch orientalische Richtung, die schwerlich die griechische und damit lineare Tradition verdrängen konnte. (Wenn ihr euch übrigens an einige Beispiele griechischer Vasenmalerei erinnert, solltet ihr diese nunmehr nach euren neu gewonnenen Einsichten über den linearen Stil beurteilen.)

Und so geschieht es, daß der lineare Stil griechischer Tradition mit seinen durchweg rhythmischen Kompositionen, die bisweilen die florale Ornamentik des Jugendstils vorwegnehmen, eine Verbindung mit dem byzantinischen Kolorismus eingeht, ohne dabei mit ihm zu verschmelzen.

Nehmt gleich als Beispiel in Ravenna ein Mosaik aus dem 6. Jahrhundert: die Jungfrauen in Sant'Apollinare Nuovo, die ihre Märtyrerkronen darbringen (Abb. 21).

Zwar geht diese Prozession nur sehr langsam voran, doch immerhin bewegen sich die Figuren, während Justinian und Theodora (Abb. 6, 18) niemals die geringste Möglichkeit haben werden, auch nur einen Schritt zur Seite zu treten. Es ist aber gerade der lineare Rhythmus, der den feierlichen Zug ruhig einherschreiten läßt, ein Rhythmus aus floralen Linien, der sich – ihr seht dies – mit immer denselben wellenförmig fließenden Liebkosungen an allen diesen zarten, schlanken Mädchengestalten wiederholt, der das leichte Oval ihrer Gesichter formt, sanft ihre Schultern wölbt, zu ihren Hüften hinab- und wieder hinaufgleitet, welche sich dadurch unmerklich bewegen.

Die Farbe ist zweifelsohne deliziös, es ist byzantinische Farbe; trotzdem ist der erste Eindruck der eines ruhigen, geschmeidigen Rhythmus: dies beweist, daß (wie ich bereits in den *Ideen* ausgeführt habe) die Linie, so kraftlos sie auch sei, unsere Aufmerksamkeit von der Farbe ablenkt.

Damit habt ihr nun einige wenige, nahezu zeitgleiche Werke kennengelernt, die euch zum einen Gelegenheit bieten, drei vollkommen unterschiedliche Stile gebührend einzuschätzen und euch zweitens daran zu erfreuen.

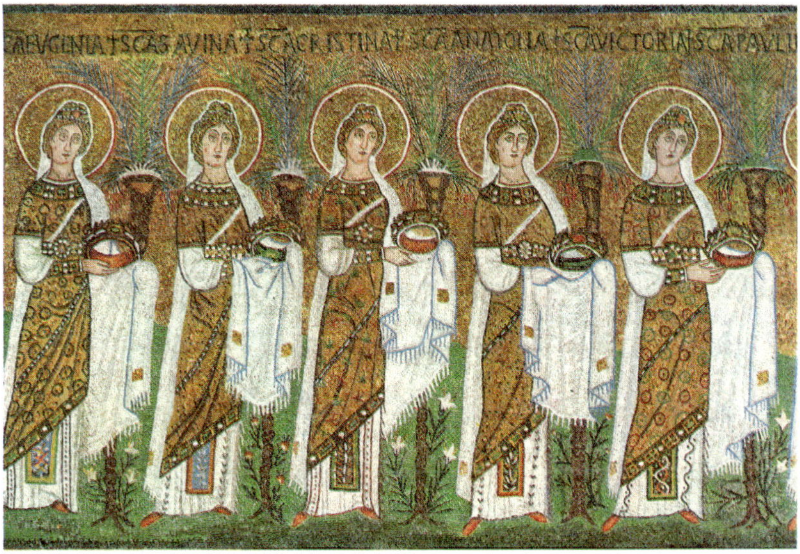

21 *Prozession der Märtyrerinnen,* Detail, Mosaik, Ravenna, Sant'Apollinare Nuovo

Es handelt sich um den plastischen Stil römischer Richtung, den koloristischen Stil orientalischer und den floralen Stil griechischer, ursprünglich ionischer Prägung.

Verlangt von keinem dieser Stile anderes oder mehr als das, was er zum Ausdruck bringen will.

Denn sobald ihr in Santi Cosma e Damiano (Abb. 16) anmutige Linienführung, Plastizität in den Darstellungen von Justinian und Theodora oder den Jungfrauen in Sant'Apollinare sucht (Abb. 6, 18, 21), werdet ihr unzufrieden bleiben. Statt dessen freut euch an der jeweils spezifischen Ausdrucksweise eines Stils; ihr werdet verstehen lernen, warum in diesen Fällen zugunsten einer einzigen stilistischen Tendenz – nämlich jener, die der Natur und dem Temperament des Künstlers entspricht – alle anderen außer acht gelassen worden sind. Auf diese Weise wird es euch möglich sein, auch die vielen anderen Meisterwerke, die sich aus den genannten Stiltendenzen auf ganz unterschiedlichen Wegen entwickelt haben, mit immer größerem Genuß zu betrachten.

Die Plastizität der römischen Mosaiken wird bei Giotto wieder hervortreten und durch Masaccio einen klareren Ausdruck finden; der Kolorismus wird bei den Venezianern, die auch im 16. Jahrhundert (Cinquecento) immer byzantinisch bleiben, die Linie dagegen bei den Sienesen und noch stärker bei den Florentinern wiederkehren.

Kurze Übersicht über die Entwicklung dieser stilistischen Strömungen in der Romanik

Die rohe und ungeschliffene Plastizität der romanischen Zeit (vom 10. bis zum 13. Jahrhundert – ich bitte euch übrigens, diese chronologischen und somit nach rein äußerlichen Kriterien vorgenommenen Unterteilungen nur als relative Hinweise im weitesten Sinn zu verstehen –) bringt die Künstler der Malerei von ihrem Weg ab und nähert sie der Bildhauerei an, deren Realität des bearbeiteten Materials noch dazu beizutragen scheint, die materielle Dichte der Darstellung zu verstärken.

Nur ganz schwach setzt sich die römisch-plastische Strömung in den Mosaiken Roms und Ravennas fort, ebenso schwach die koloristische Strömung in den venezianischen Mosaiken von San Marco; die schwache griechische Strömung der linearen Komposition erstarrt geradezu in einer Schematik, welche ihr die dogmatischen Formeln der orthodoxen Kirche auferlegen, festgelegt in bestimmten Bildmustern, welche noch heute die Mönche Kleinasiens in aller Ruhe wiederholen. Beispiele dieser fossilen linearen Kompositionen könnt ihr in den Mosaiken der Martorana-Kirche in Palermo finden, wo sich im übrigen der griechisch-byzantinische Stil auf komplizierte Weise mit arabischen Dekorationsmustern verbindet.

Man muß bis zum späten 13. Jahrhundert (Dugento) warten, um eine kräftige Wiederbelebung wenigstens zweier dieser Strömungen – der plastischen und der linearen (floralen) – feststellen zu können. Die koloristische Richtung zeigt sich nicht mehr in vollkommener Reinheit, nicht einmal bei Cimabue, der zwar als größter Kolorist des Dugento gelten kann, dies jedoch nur in einer mehr oder weniger gelungenen Verbindung mit der floralen Linie.

Duccio (1260–1339)[1] *und die florale Linie*

Aufgrund einer eigentümlichen Verwirrung und überdies als Ausdruck der Geringschätzung pflegt man seit dem Cinquecento die Kunst dieser Zeit gotisch zu nennen; und sogar die florale Linie, die – wie ihr jetzt wißt – rein griechischen Ursprungs ist, hat man als gotische Linie bezeichnet, auch um auf die kalligraphischen Exzesse hinzuweisen, in die jene rasch verfiel und die in den Augen des 16. Jahrhunderts monströs erscheinen mußten. Wenn es sich ergibt, werde ich ebenfalls statt von der floralen von der gotischen Linie sprechen – freilich ohne Geringschätzung.

Von Duccio di Boninsegna, der das Erbe der griechisch-byzantinischen Komposition der floralen Rhythmik antritt, indem er sie in sienesischen Boden verpflanzt, behaltet zumindest ein Werk im Gedächtnis: die große Altartafel des Museo dell'Opera in Siena, auf der die thronende Madonna mit Kind, Heiligen und Engeln zu sehen ist (Abb. 22), während auf der Rückseite zahlreiche Einzelbilder Geschichten aus dem Alten und Neuen Testament erzählen.

Eine erste Beobachtung: die Altartafel hat keine rechteckige Form, sondern trägt als Spitze einen Dreiecksgiebel. Allein diese Tatsache sollte euch sogleich darauf aufmerksam machen, daß wir einem von linearen Vorstellungen geprägten Kunstwerk gegenüberstehen. Und diese lassen sich in der Regel am ehesten begreifen, wenn man die Bewegungslinien des Rahmens verfolgt.

Ich erinnere mich, daß ich mit einiger Ausführlichkeit auf die Bedeutung des Bildformats eingegangen bin, das bereits von Anfang an Ziel und Zweck der Komposition darstellen muß. Ich wiederhole daher in aller Kürze, daß die Beziehung zwischen einem quadratischen oder rechteckigen Format und einer plastischen Komposition ebenso offensichtlich ist wie die zwischen einem extrem hoch- oder querformatigen Bild (also einem horizontal oder vertikal fortlaufenden Streifen aus Holz oder Leinwand) und linearen Zielsetzungen, die auch in unregelmäßigen, durch Schnörkelwerk und Spitzgiebel verzierten und von zahlreichen Feldern durchbrochenen Formaten zum Ausdruck kommen.

1. Anm. d. Übers.: Übereinstimmend wird heute das Geburtsdatum des Künstlers zwischen 1250 und 1260 vermutet. Sein Tod kann mit Sicherheit auf das Jahr 1318 bzw. 1319 datiert werden.

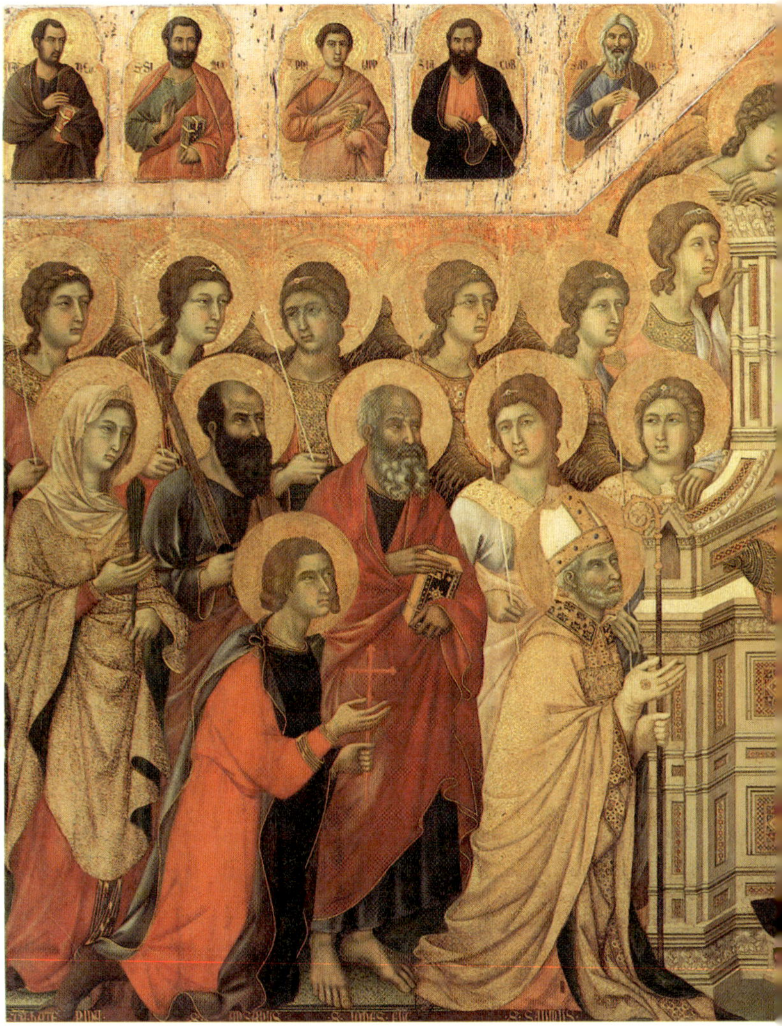

Letzteres ist bei Duccio der Fall. Ihr versteht nun gut, daß Triptychen und Polyptychen Schöpfungen der Gotik par excellence sind.

(Im Zusammenhang mit den erwähnten vertikalen oder horizontalen Werken möchte ich *en passant* an zwei japanische Meisterwerke erinnern: den Wasserfall von Kanawoka, der unmittelbar aus den seitlich angebrachten Schriftzügen herabstürzt, und der Hinterhalt von Keion, auf dem sich ein überaus lebendiges Gefolge von Reitern und Fußsoldaten in vorsichtig gebückter Haltung und mit geduckten Köpfen nähert, als würden sie von den eng übereinanderliegenden Rahmenleisten des querformatigen Bildes zusammengedrückt.)

Betrachtet nun für einen Augenblick die heilige Darstellung von Duccio. Wenn ihr hier Raum und Form sucht, werdet ihr einmal mehr enttäuscht sein. Die Hände der Jungfrau stützen das Kind

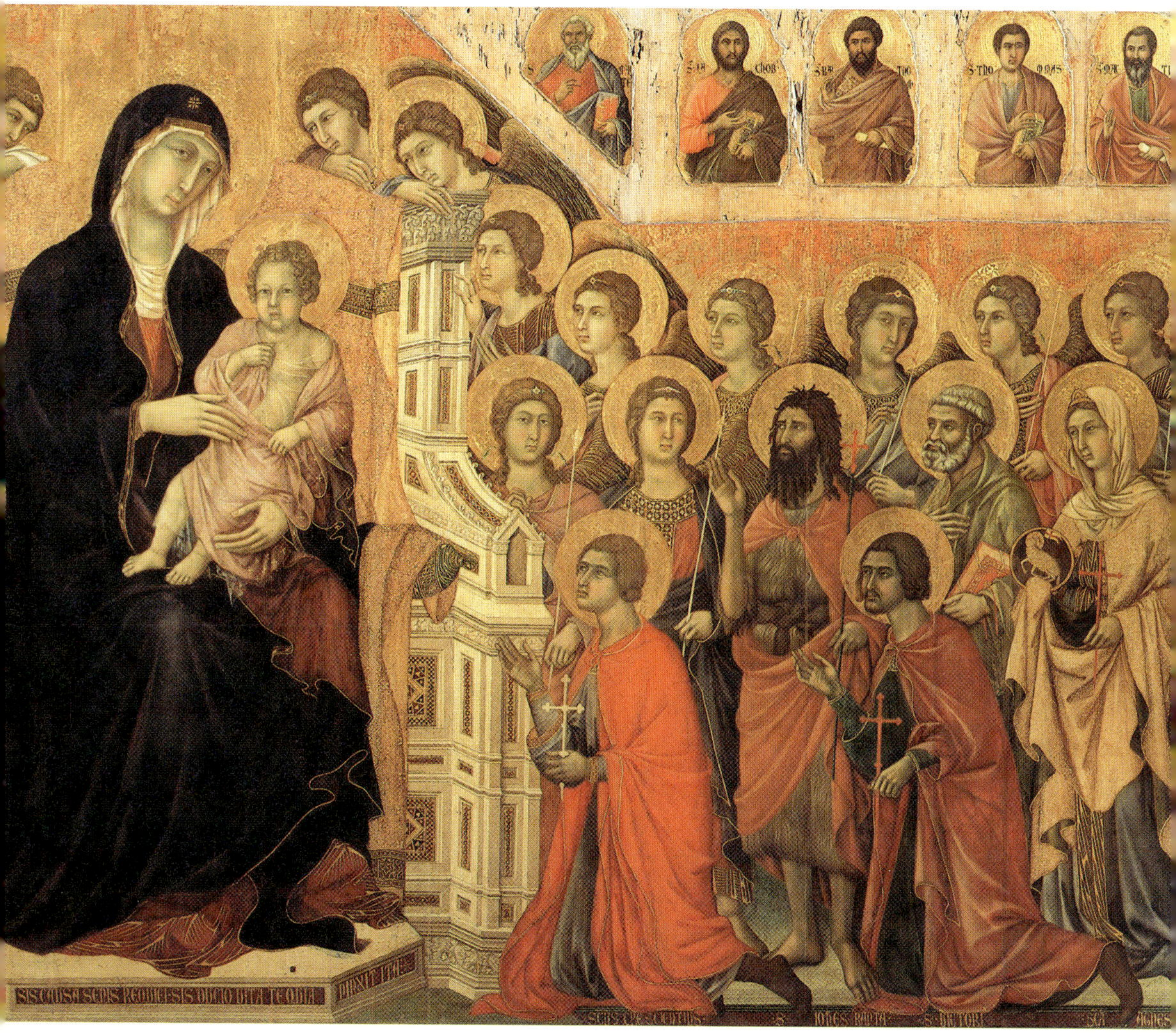

22 Duccio di Boninsegna, *Maesta,* Siena, Museo del Opera del Duomo

nicht, aber welche zarten Wellenlinien gehen dafür von ihren Fingern aus! Die Heiligen und Engel verkürzen sich nicht und nehmen keine Stellung im Bildraum ein; doch wie geschickt schmücken sie statt dessen die gesamte Oberfläche der Tafel, welche sie von oben bis unten bedecken, indem sie sich von dem mittleren Giebel aus langsam über das Bild ausbreiten.

Alle vermeintlichen Mängel der Form und des Raumes treten in ihrer souveränen Anmut und Schönheit hervor, wenn wir sie als Ausdruck der floralen Linie betrachten. Und wie klar und durchdacht dann alles im Bild erscheint!

Eine Oberfläche muß von oben nach unten und von rechts nach links auf harmonische Weise mit Arabesken verziert, praktisch mit einem Netz pflanzlicher Motive überzogen werden – auch wenn es darum geht, Personen und Gegenstände darzustellen. Eben diese

Intention ist hier vollkommen verwirklicht: wie die Rhythmen, die von der Höhe des Giebels aus die gesamte Komposition durchziehen, jede einzelne Form akzentuieren und sich noch in den subtilen Goldtressen wiederholen, die den feinen, in sich verschlungenen Umrißlinien der zarten Gewandwürfe folgen!

Unerbittlich niedergedrückt von der Schräge des Rahmens, senken die Engel ihre Köpfchen über die Thronlehnen: es ist unvermeidlich, daß sich ihre schlanken Hände überall ausbreiten und ihre Gesichter zu einem lieblich ausgeglichenen Oval ordnen. Die Haare fließen in zarten, welligen Strähnen dahin oder versuchen mit wiedergewonnener Kraft, die kreisförmige Kontur über den Köpfen zu umgehen, indem sie wie kleine Flammen in die Höhe züngeln!

Und wie man schließlich unter dem Eindruck der alles dominierenden Linie leichthin die Farbe vergessen könnte, die sich doch von dem Gold des Hintergrunds aus in dem rotglänzenden Gold der Gesichter verbreitet und, indem sie sich seitlich der vergoldeten Scheiben der Heiligenscheine ausdehnt, abermals ein Motiv von byzantinischer Schlichtheit ausbildet! Ein Motiv frei-

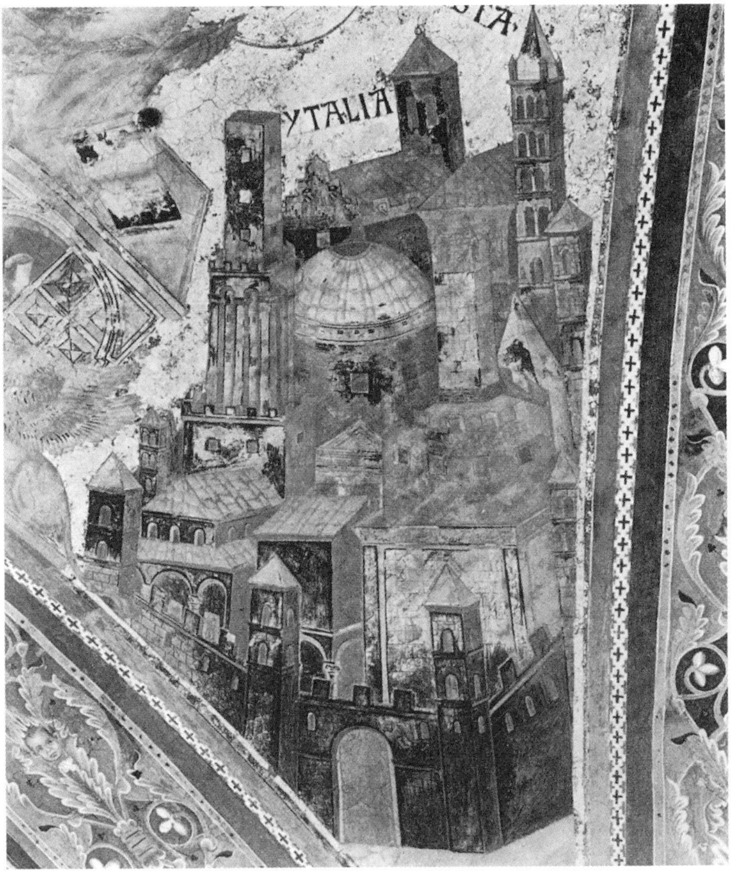

23 Cimabue, *Der heilige Markus*, Assisi, San Francesco, Oberkirche

lich, das wir nicht gebührend würdigen können, wenn wir zu sehr bestrebt sind, die Linie zu vergessen!

Verlangt also, um damit abzuschließen, von Duccio nichts anderes als Linie, als florale Linie! Nur so werdet ihr die einfachen, rhythmischen Kompositionen genießen können, die er auf der Rückseite der Altartafel ausgeführt hat. Oft ist in diesen noch etwas von der Reinheit des attischen Basreliefs zu verspüren.

Von Cimabue brauchen wir nicht zu sprechen; zu wenig hat sich von seiner Hand erhalten. Erinnert euch lediglich daran, daß Cimabue, wiewohl er derselben künstlerischen Strömung wie Duccio angehört, eine sehr viel einfachere, gleichförmigere Linienführung praktiziert und daher auch nur einfachere und tiefere Farbeffekte erzielt, so daß uns nichts von der floralen Linie ablenkt. In San Francesco zu Assisi (Abb. 23) hinterließ er, bevor Giotto dort tätig war, große Kompositionen in Fresko; das glühende Flimmern und Funkeln, das dort allenthalben herrscht, hat er vom Mosaik übernommen.

Giotto und der plastische Stil (1260–1336)

Stellt euch das Gegenteil von Duccio vor, und ihr habt Giotto vor Augen. Duccio ging davon aus, daß die ganze Welt zu einer zierlichen Weinlaube verflochten sei, in deren Höhlung ein von der Sonne geblendeter Rebling sich verwirrt emporrankt; bei Giotto dagegen ist alles plastische und räumliche Überzeugung. Der Raum enthält die Formen; die Formen bilden und bestimmen ihrerseits kompakte Raumvolumina. Raum und Form stützen sich gegenseitig, sie sind ein und dasselbe.

Wenn ihr bedenkt, was ich euch zur rohen, massigen und körperlichen Skulptur der Romanik gesagt und gezeigt habe, werdet ihr sogleich einsehen, daß Giotto nichts anderes tut, als das Ideal der romanischen Bildhauer in Malerei zu übertragen und sich offenbar dabei kaum noch an der entkräfteten plastischen Tradition des römischen Mosaiks orientiert.

Von Giotto solltet ihr euch an drei große Freskenzyklen erinnern: an den von San Francesco in Assisi aus den letzten Jahren des 13. Jahrhunderts sowie an jenen der Cappella degli Scrovegni in Padua und an jenen von Santa Croce in Florenz vom Beginn des Trecento.

Gleich eine erste Beobachtung, die euren Blick schärfen kann: Giotto beschäftigt sich nur selten mit den in Siena so beliebten Polyptychen. Er widmet sich lieber dem Fresko, und dann auf andere Weise als die Sienesen: Anstelle der bei den Sienesen noch beliebten, von Bögen gerahmten Lünetten und Dreiecke bevorzugt er die weiten Wände des Kirchenschiffs. Simone, der die

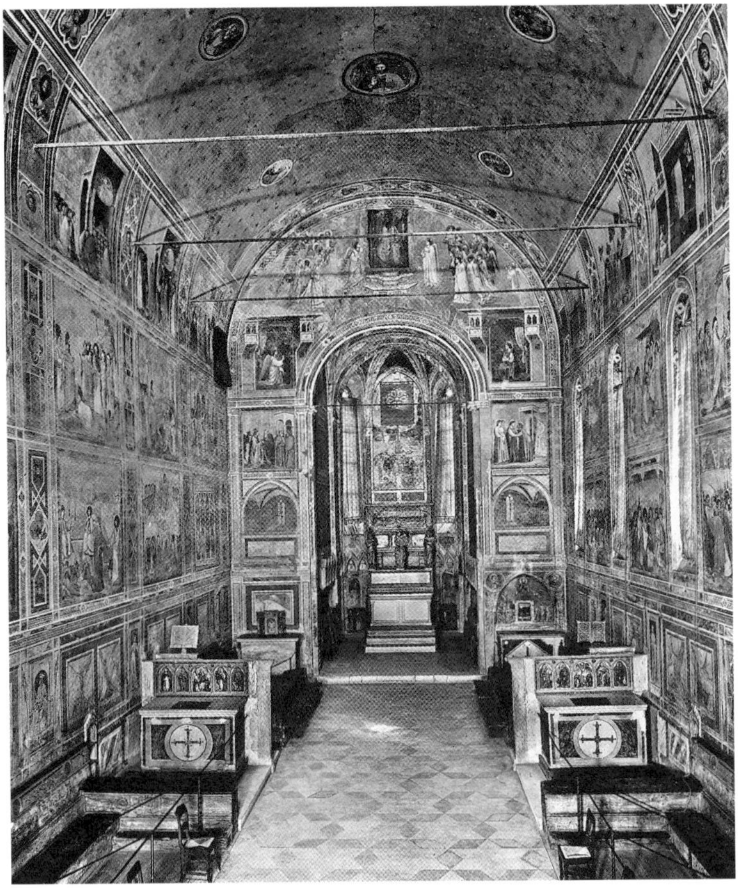

24 Padua, Scrovegni-Kapelle, Gesamtansicht innen

Linienführung Duccios übernimmt, schmückt in Assisi eine hohe, schlanke Kapelle aus, indem er Wände und Gewölbe den Rippen der gotischen Architektur entsprechend vertikal aufteilt. Giotto bemalt die untere Hälfte des Kirchenschiffs, die er in rechteckige Felder einteilt. Begreift ihr den Grund?

In Padua wiederum unterteilt Giotto die nackten Wände des einschiffigen romanischen Sakralbaus in zahlreiche kleine rechteckige Felder (Abb. 24), und ihr versteht nun, daß diese Rechtecke für die Malerei dasselbe bedeuten wie für die Architektur ein in rechten Winkeln angeordneter Bauplan. Folgerichtig wird in diese Zonen eine Komposition aus dichten, festen Körpern eingefügt, die sich an den Seiten ausgleichen oder in der Mitte konzentrieren. Es agiert eine etwas grobschlächtige, plumpe, schwerfällig gekleidete und dennoch feierliche und gravitätische Menschheit, die, in schlichte Gewänder gehüllt, mit kraftvollen Gesten vor einfachen Gebäuden verweilt.

Seht einige der bedeutendsten Kompositionen von Giotto: in Padua Joachim unter den Hirten (Abb. 25)[2], Mariae Tempelgang

2. Die von Longhi beschriebene und hier abgebildete Szene (Abb. 25) zeigt in Wirklichkeit Joachims Traum, nicht aber Joachim unter den Hirten.

(Abb. 27), die Freier in Erwartung des Stabwunders (Abb. 26)[3], die Verkündigung (Abb. 28)[4] und die Grablegung Christi[5] (Abb. 29) sowie in Florenz den Tod des Heiligen Franziskus (Abb. 30).

In dem ersten Bild – Joachim unter den Hirten (Abb. 25) – könnt ihr euch mit einer Auffassung von Landschaft vertraut machen, wie sie ganz dem plastischen Maler eigentümlich ist: eine Felsengegend winterlich öde, auch wenn hier und dort trostlose Grasbüschel aus der steinigen Erde hervorsprießen, dazu einige niedrige Bäume, welche den Boden aufbrechen, kaum eine Elle emporwachsen und eine Handvoll dichtes Laubwerk treiben lassen.

Bei dem Hirten links, der sich auf seinen unter die Achsel geschobenen Stock lehnt, sieht man die schwere, plastische Pose; an Joachim kann man die Funktion des Gewandes bewundern, das den Körper wie einen Steinblock erscheinen läßt, ohne jedoch unsere Vorstellung von der Körperhaltung der Figur zu beeinträchtigen.

Die Freier (Abb. 26). Dieses Bild kann euch insbesondere einen Eindruck von der plastischen Komposition vermitteln. Auf der linken Seite die kniende Gruppe: nur wenige Köpfe, dafür Fragmente von Köpfen, Bögen von Gesichtern anstelle der verborgenen Körper – und dennoch reichen euch diese formalen Teilstücke aus, um die entsprechende Position all dieser Körper zu bestimmen. Denkt nun einmal zurück an die in- und übereinandergeschobenen Goldscheiben auf der Altartafel Duccios (Abb. 22)! Ihr seht im übrigen, wie diese Gruppe, um ihre Stellung zu sichern, sich dicht gedrängt zu einem einzigen Block zusammengeschlossen hat, und wie auch diejenigen, die weiter rechts vorn postiert sind, der Gesamtgruppe verbunden bleiben, da eine einzige Fläche alle Köpfe auf dieselbe Ebene drückt, so daß sich nicht einer von ihnen

3. Anm. d. Übers.: Gebet der Freier.

4. Es handelt sich nicht um die Verkündigung an Maria (die an der Stirnwand zu beiden Seiten des Triumphbogens zu sehen ist), sondern um die Verkündigung an die heilige Anna.

5. Anm. d. Übers.: Beweinung Christi.

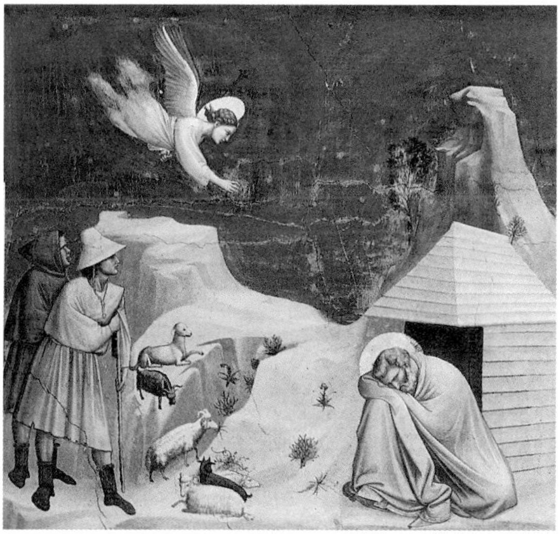

25 Giotto, *Joachims Traum,* Padua, Scrovegni-Kapelle

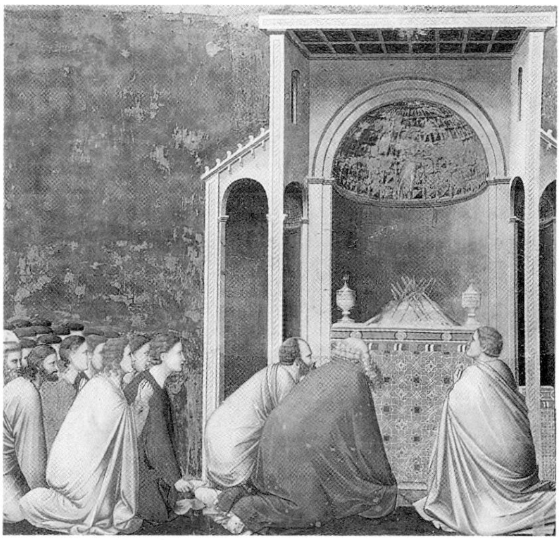

26 Giotto, *Gebet der Freier,* Padua, Scrovegni-Kapelle

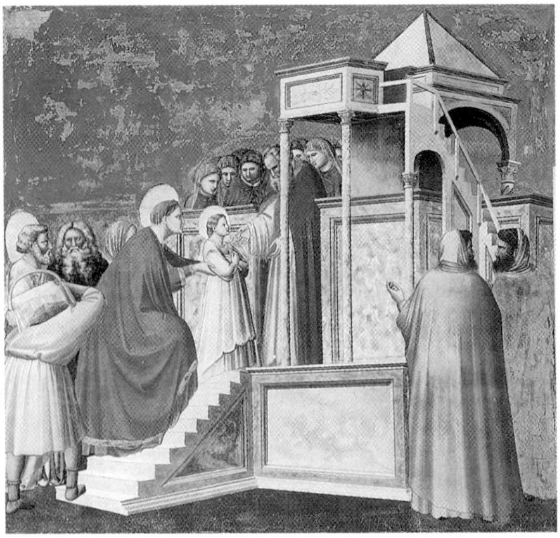

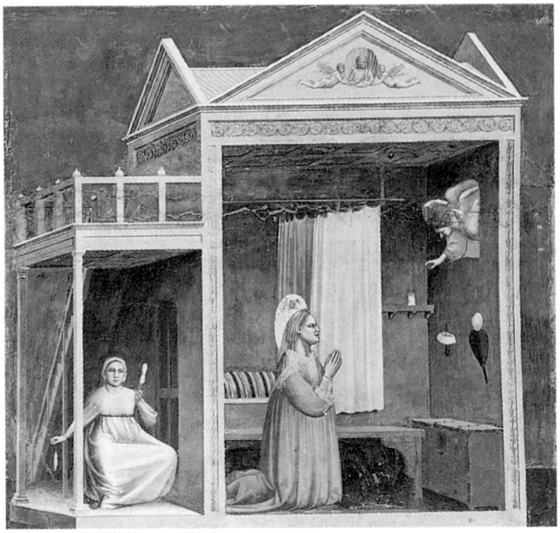

27 Giotto, *Mariae Tempelgang,* Padua, Scrovegni-Kapelle

28 Giotto, *Verkündigung an die heilige Anna,* Padua, Scrovegni-Kapelle

aufrichten kann. Sogar das anorganische Geflecht der ineinander verkreuzten Stäbe auf dem Altar wiederholt die geschlossene Drehbewegung der klassischen Figurenkomposition.

Mariae Tempelgang (Abb. 27). Wie soll man den notwendigen, unerschütterlichen Eindruck körperlicher Robustheit bei der Darstellung der kindlichen Jungfrau zuwege bringen? In Giottos Augen ist dieses Problem rasch gelöst: Für ihn käme es gar nicht in Frage, realistische Gesichtspunkte wie den weichen, feingliedrigen Körperbau eines Kindes zu berücksichtigen; vielmehr setzt er alles daran, einen Körper zu gestalten, der in seinem kleineren Maßstab gleichwohl eine rechteckige, monumentale Vorstellung vermittelt. Und darum wird die kindliche Jungfrau bereits als kleine Matrone dargestellt.

Die Verkündigung (Abb. 28). Erfreuen sollt ihr euch vor allem an der ebenso einfachen wie soliden Bestimmung des Raums entsprechend der Form, die jenen einschließen soll. Eine schlichte, sauber aufgeräumte kleine Baracke!

Die Magd in der Kammer, die imposante Jungfrau im Zimmer. Reine, kahle Wände, bewundernswerte Klarheit in allen entscheidenden Details. Gewiß ist es nicht die bei den nordischen Realisten so beliebte Geschichte der Moden, Sitten und Gebräuche, die Giotto interessiert haben dürfte.

Doch betrachtet noch einmal die Gestalt der spinnenden Magd, eine der vollkommensten Schöpfungen Giottos. Welche Einfachheit in diesen weit ausladenden Gesten, auf wundervolle Art von dem Gewand betont! Das straff gespannte Kleid, das vom Knie bis zum Fuß nur eine einzige Falte wirft, der hoch geschnürte Gürtel, der den Ärmel einengt und zugleich festhält und dabei den breiten Körperblock betont.

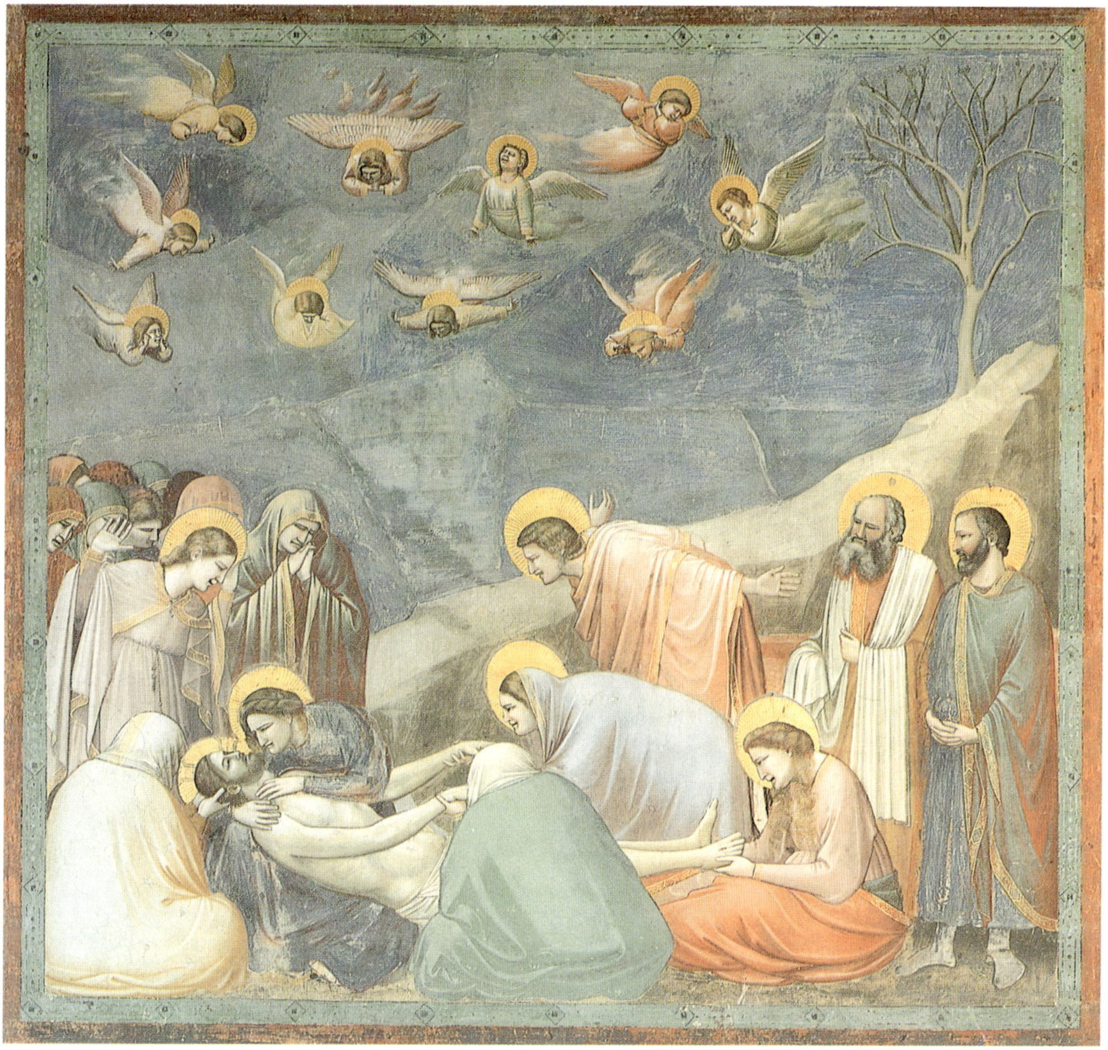

29 Giotto, *Beweinung Christi*, Padua, Scrovegni-Kapelle

Die Grablegung Christi (Abb. 29). Eine schwerfällig hingestreckte Masse: der Leichnam Christi, umgeben von ausschwingenden Massen aus Händen und Jüngern, die sich zu ihm hinabbeugen. Um den Toten herum seht ihr die in wuchtige Stoffe eingewickelten, zusammengekauerten Frauen, darüber die unerbittliche Schwere der von den verzweifelten Körpern herabhängenden Gewänder. Vielleicht werdet ihr nun auch ein weiteres großartiges Bildmotiv besser verstehen können, nämlich jenes schwere, über Arme und Schultern fallende Gewand des Johannes: Durch die vornübergeneigte Haltung des Jüngers wird dieser, von seinem Mantel eingehüllt, zu Stein verwandelt.

Beim Tod des heiligen Franziskus in Santa Croce, Florenz (Abb. 30), möchte ich, daß ihr versteht, wie die Architektur in

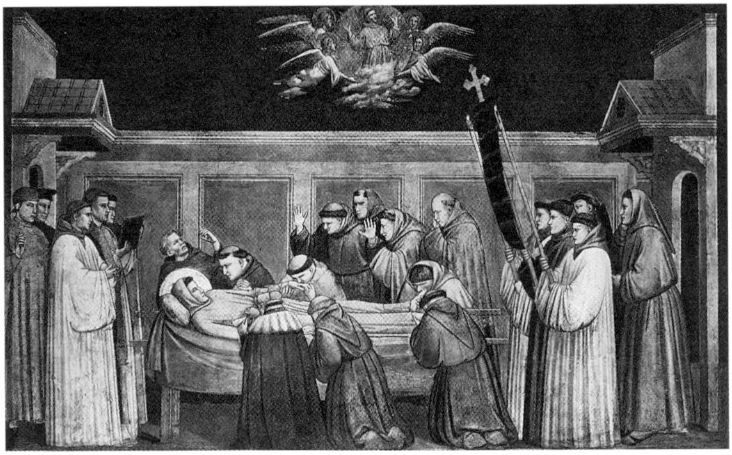

30 Giotto, *Tod des heiligen Franziskus,* Florenz, Santa Croce (vor Restaurierung)

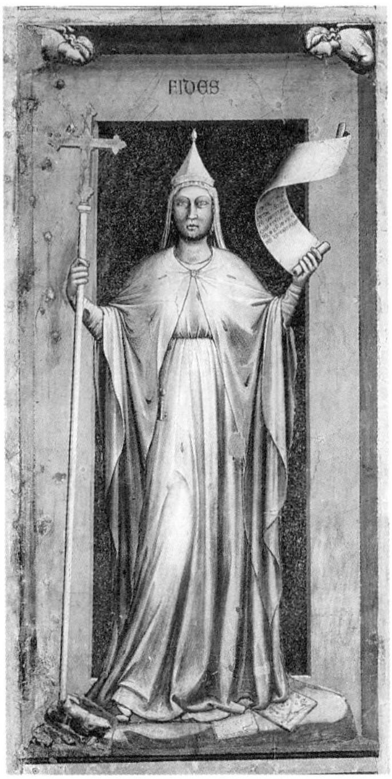

31 Giotto, *Der Glaube,* Padua, Scrovegni-Kapelle

das Rechteck eingefügt ist und wie sich dementsprechend die gesamte Komposition, die der horizontal gelagerte Block des Totenbettes hat erstarren lassen, bereits aus dem Format ergibt, während die seitlich postierten Ordensbrüder, die für immer und ewig wie Meilensteine verharren müssen und deren Kutten ihnen mit bleierner Schwere von Hals und Schultern unaufhaltsam herabfallen, sich auf dem Boden zu unverrückbaren Podesten verfestigen.

Nun aber will ich euch bitten, selbst einmal zu überlegen, was Giotto im Gegensatz hierzu nicht auszudrücken vermochte. Gewiß habt ihr bemerkt, daß eine bestimmte Vorstellung von moralischer Energie – wie einfach und ursprünglich diese auch immer erscheinen mag – aus der Solidität und Festgefügtheit dieser Körper resultiert. Was aber mußte zwangsläufig geschehen, wenn Giotto durch die Vorgabe eines Bildgegenstands dazu gezwungen war, mit seiner Hand zum Ausdruck zu bringen, was im Leben geistige Verfeinerung, Liebenswürdigkeit, Anmut und zarte Emotionen bedeutet? Es ist offensichtlich, daß ihm gerade das nicht gelingen konnte, was um vieles besser durch die hauchdünne Linienführung Duccios, durch die Unstofflichkeit seiner überaus zarten Formen, also durch die florale Linie, hätte symbolisiert werden können.

Als daher Giotto – wiederum in Padua – Tugenden und Laster darstellen sollte (Abb. 31–37), gelangen ihm die Laster als Symbole roher körperlicher Kraft und Gewalttätigkeit recht gut, ebenso glückten ihm gewisse bodenständige, mittelalterlich geprägte Tugenden wie die *Fortitudo* (Kraft); indessen entstellt er die psychische Bedeutung einiger Figuren, wie beispielsweise der *Inconstantia* (Unbeständigkeit), die er mit seiner gewohnten Plastizität ausstattet, und sinkt schließlich deutlich unter sein Niveau, wenn er versucht, seinen Stil zu verfeinern, seine Figuren körperlos und vergeistigt zu gestalten, um – wie beispielsweise bei der *Fes* (Glaube) (Abb. 31) oder der *Spes* (Hoffnung) (Abb. 32) – spirituelle und geistige Inhalte zum Ausdruck zu bringen, die ganz und gar nicht geeignet erscheinen, in seiner Vorstellungswelt der ewigen, unzerstörbar festen, überdauernden Formen symbolisiert zu werden.

Doch nun zu einigen wundervollen Lastern.

Zum Beispiel die *Infidelitas* (Unglaube) (Abb. 33): eine zauberhafte Schöpfung! Wie sie mit einiger Anstrengung ihr massiges Volumen auf die Hüfte verlagert, die glatt wie die Seite eines Dreiecks abfällt, während auf der anderen Seite die schiefe Ebene ihres Körpers sich ohne Unterbrechung bis zu dem tiefliegenden Knie hinabsenkt. Und dann noch jene kleine Idolfigur, die sich aus den dichten, kompakten Flammen erhebt, um durch jenes einfache dünne Schnürchen, an dem sie zieht, das vertikal verschobene Gleichgewicht wieder herzustellen!

Die *Invidia* (Neid) (Abb. 34): Welch ein Bild! – Die mürrische, finstere Alte, die sich fest zwischen die noch festeren, unbeweglichen Flammenzungen eingezwängt hat.

Die *Desperatio* (Verzweiflung) (Abb. 35): Wie alles allein durch jenes gewaltsame Strecken des Gewandes an den Achselhöhlen zum Ausdruck kommt. Und dazu das Motiv des mit unglaublicher Schwere herabhängenden Stoffs, der gerade noch den Boden berührt, während die Füße im Leeren baumeln.

Die *Fortitudo* (Stärke) (Abb. 36): Wenigstens eine Tugend, die der Malerei Giottos zusagt: eine gepanzerte Matrone, die sich hinter ihrem unüberwindbaren Schild verschanzt.

32 Giotto, *Die Hoffnung,* Padua, Scrovegni-Kapelle

33 Giotto, *Der Unglaube,* Padua, Scrovegni-Kapelle

34 Giotto, *Der Neid,* Padua, Scrovegni-Kapelle

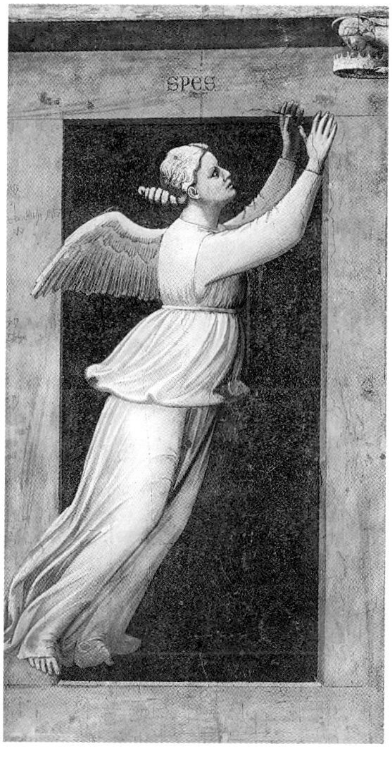

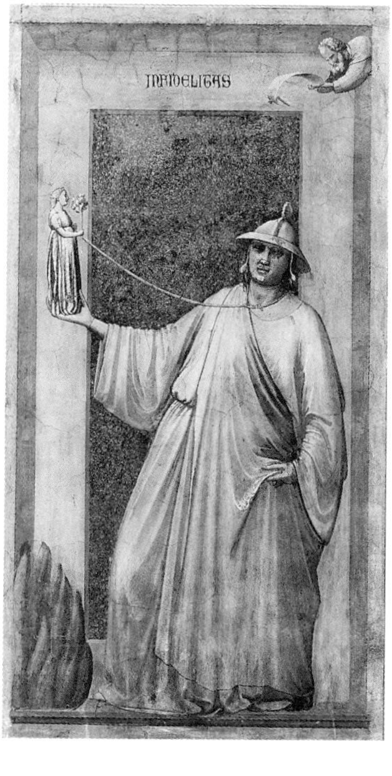

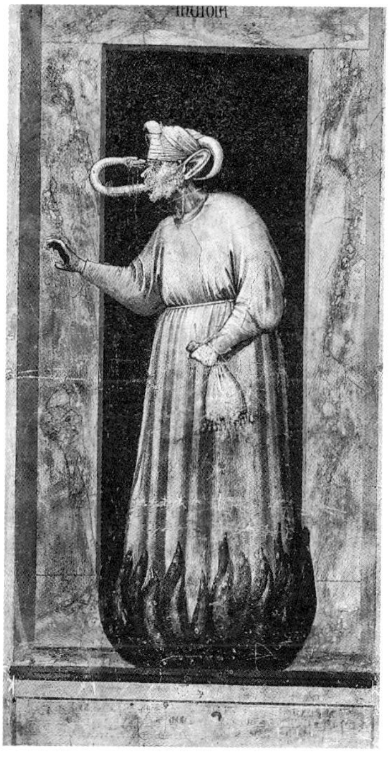

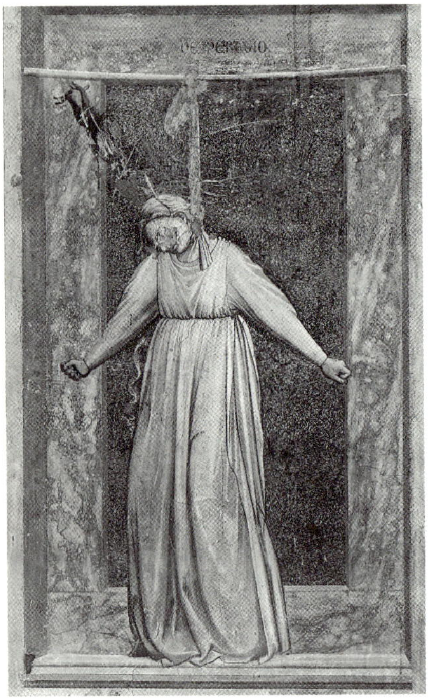

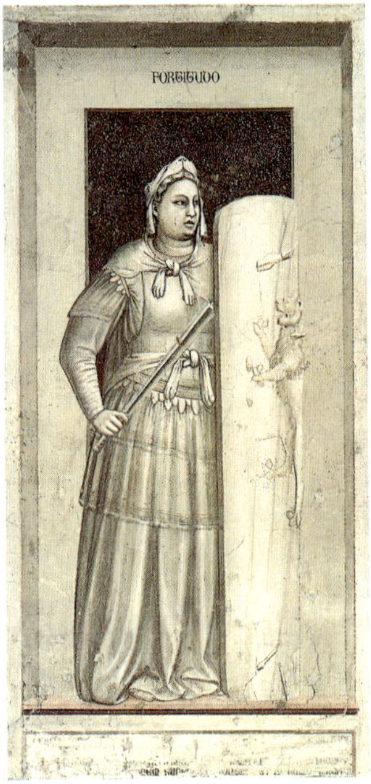

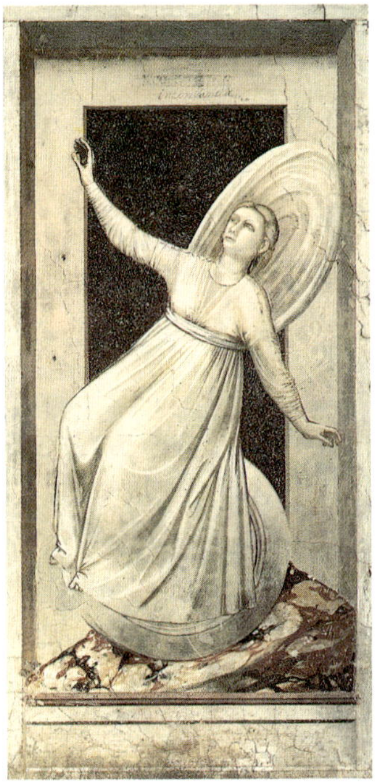

35 Giotto, *Die Verzweiflung,* Padua, Scrovegni-Kapelle

36 Giotto, *Die Stärke,* Padua, Scrovegni-Kapelle

37 Giotto, *Die Unbeständigkeit,* Padua, Scrovegni-Kapelle

Die *Inconstantia* (Unbeständigkeit) (Abb. 37): Überlegt einmal, mit welchem Rhythmus aus Wind und Bewegung und welcher Unbeständigkeit, wie sie eben der Linie eigen ist, Duccio einen solchen Gegenstand dargestellt hätte! Und Giotto dagegen? In seinen Augen konnte diese Schwierigkeit nur überwunden werden, indem die *Inconstantia* für einen Moment in Haltung und Gesinnung einen durchaus beständigen Charakter annahm: was zwar auf der einen Seite die Psychologie dieses Lasters verfälscht, andererseits aber Giottos künstlerisches Problem löst. Seht, wie sich tatsächlich die Gestalt, so gut es eben geht, auf der Kugel niedergelassen hat, wie sie haltsuchend das Gewand mit der Fußsohle fest andrückt: ein wundervolles Motiv aus Druck und Spannung.

Offenkundig verunglückt sind dagegen die Versuche der *Temperantia* (Mäßigung) oder *Fes* (Glauben) (Abb. 31), die beide viel zu plastisch auftreten, um wirklich mäßig und gläubig zu erscheinen, zu schmächtig, um in Giottos Sinn schön zu sein. Giotto als Kalligraph – nichts trauriger als das.

Wenn aber diese Beobachtungen schon auf die Gestaltung einzelner Figuren zutreffen, wird man sich natürlich fragen, wie Giotto dann komplexe Szenen behandelt hat. Vielleicht erinnert ihr euch noch: Ich hatte darauf hingewiesen, daß ihr bei Giotto unmöglich starke Kontrastwirkungen oder psychologische Feinheiten finden werdet. Nachdem sich Giotto bewußt für diesen in der Tat literarischen Charakter seiner Malerei entschieden hat, strebt er folgerichtig nach immer weiteren formalen Variationen von Körpern, Typen etc. Um auf überzeugende Weise die Psychologie einer dramatischen Szene zum Ausdruck zu bringen, hätte Giotto seine Figuren vollkommen unterschiedlich gestalten müssen; aber wie ihr wißt, hat er, um große Malerei hervorzubringen, nichts anderes tun können, als immer wieder Personen in gleicher Weise zu gestalten.

Womit wir übrigens einen weiteren Beweis für die Unabhängigkeit der bildenden Kunst gegenüber ihren Gegenständen anführen können.

Allenfalls ließe sich von Fall zu Fall eine glückliche Übereinstimmung zwischen den psychologischen Aspekten eines Bildgegenstandes und dem aus der Form hervorgegangenen Symbol vorstellen. Das will ich nicht bestreiten. Wird man aber, wenn es sich um die verfeinerte, durchweg körperlose Spiritualität einer Legende wie der des Heiligen Franziskus handelt, wirklich davon ausgehen wollen, daß dieses Sujet innerhalb Giottos Werk irgendeine formale Übereinstimmung finden könnte? Doch wohl kaum.

Betrachtet zum Beispiel in Santa Croce die Darstellung des Vaters von Franziskus, Pietro Bernardone, der sich seinem Sohn entgegenwirft, nachdem sich dieser seines weltlichen Gewandes entledigt hat, um nunmehr vom Bischof eingekleidet zu werden. Unvermeidlich, daß wiederum alle Personen von festem, robustem Äußeren sind, was in psychologischer Hinsicht für die Unwissenheit und Engstirnigkeit von Franziskus' Vater noch hingehen mag; doch welche geläuterten und vergeistigten Empfindungen könnte wohl dieser nackte, kräftige, massige Körper des armen Franziskus zum Ausdruck bringen, der sich gerade darin vielmehr ganz als Sohn seines Vaters erweist? Jedenfalls sind es keine spirituellen Vorstellungen, die sein Anblick hervorruft. Was aber läßt sich zu dem künstlerischen Wert dieser Darstellung sagen? Zweifelsohne ein Bild von höchstem Rang. Und wie läßt sich dieser Widerspruch erklären? Ich habe es bereits gesagt: indem sich Giotto als Maler und wir uns als Zuschauer ebenso wie Giotto als Maler schlicht und einfach mit dem begnügen, was in der bildenden Kunst zählt, was sie wesentlich prägt, nämlich die Anordnung der Massen, das komplizierte Spiel der Linien, die Wechselwirkung der Farben. Alle diese Elemente bestehen völlig unabhängig von dem dargestellten Gegenstand, und dennoch vermögen sie auf unterschiedlichste Weise unsere Gemüter zu beschäftigen.

Und so geschieht es, daß Sassetta, ein Sienese des 15. Jahrhunderts, der die Legende des heiligen Franziskus als getreuer Erbe Duccios und dessen Linie zu gestalten sucht, seinen Szenen häufig jene verfeinerte Spiritualität einhaucht, um die Giotto sich niemals bemüht hatte und die er auch gar nicht hätte verwirklichen können.

Weitaus interessanter ist es, die beiden gegensätzlichen Darstellungen desselben Themas von Giotto und Sassetta, dem erwähnten Sienesen, miteinander zu konfrontieren und sich dabei die wichtigsten Unterschiede zu verdeutlichen.

Die horizontal angelegten Bildfelder haben sich in vertikale Täfelchen verwandelt. Natürlich. Aber wählen wir zur besseren Erinnerung je ein Beispiel, um die beiden Darstellungen miteinander zu vergleichen.

Die Feuerprobe vor dem Sultan (Abb. 38) hat Giotto mit seiner gewohnten Solidität und Festigkeit gestaltet. Im Zentrum des Bildes steht der Thron des Sultans. Die Franziskaner und Muselmanen zu beiden Seiten halten mit ihren unterschiedlichen Gebärden die Szene im Gleichgewicht. Der etwas plumpe, untersetzte Franziskus wendet sich gelassen dem brennenden Feuer zu, das mit seinen festen, einzelnen Flammen wie ein solider Tannenzapfen aussieht.

Sassetta verlegt die ansteigende Szenerie unter zarte gotische Gewölbe, die über dünnen, geradezu wie Fäden herabhängenden Säulchen schweben: eine wahre Spinnennetzarchitektur. Der Heilige Franziskus hüpft mit schwingenden, ekstatischen Schritten dem Feuer zu, das sich in geschmeidigen, sich fortwährend erneuernden Spiralformen emporwindet.

Angesichts dieser raffinierten, ebenso reizvollen wie oberflächlichen Schöpfung werdet ihr, wie ich vermute, die genau entgegengesetzte Größe Giottos besser einschätzen können: die unerbittliche Monumentalität seiner Lebensanschauung, seine Überzeugung von der materiellen Existenz der Dinge, seine strukturellen Eigenschaften und Fähigkeiten wären allenfalls – wollte man sie für einen Augenblick auf das Gebiet der Literatur übertragen – mit der komplexen und vielschichtigen Figur Dantes zu vergleichen. Umgekehrt könnte man auf einer anderen Ebene die Lyrik Petrarcas und des *dolce stil nuovo* mit ihrer schlichten, gedrängten Entfaltung und

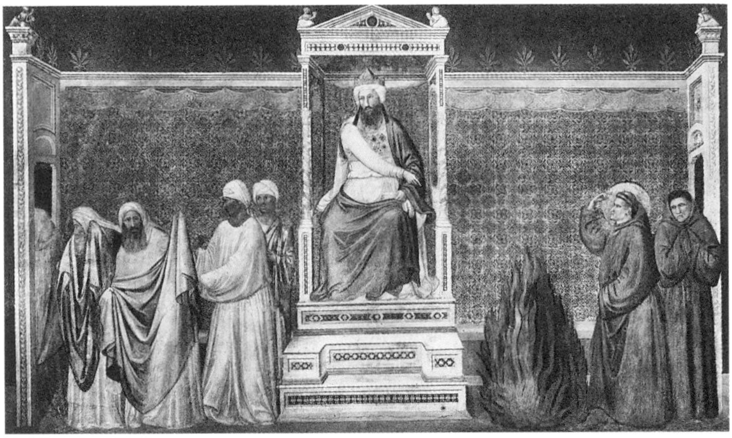

38 Giotto, *Der heilige Franziskus vor dem Sultan,* Florenz, Santa Croce, Bardi-Kapelle (vor Restaurierung)

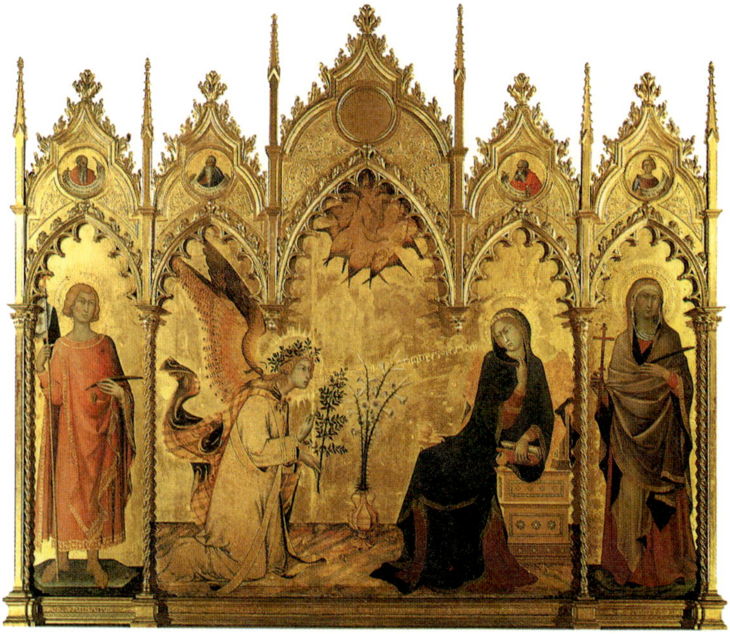

39 Simone Martini, *Verkündigung*, Florenz, Uffizien

den feinsinnigen Motiven der floralen Linie in ihrem zweidimensionalen Raum vergleichen. Aber wir bewegen uns hier in metaphorischen Ausdrucksformen, auf denen ich weder jetzt noch später bestehen möchte.

Von Giotto aus wird die plastische Stilrichtung ein Jahrhundert später unmittelbar auf Masaccio übergehen. Bevor wir darauf zu sprechen kommen, müssen wir noch am entgegengesetzten Ende die keineswegs unrühmliche Entwicklung der *floralen Linie* verfolgen, die – fast zeitgleich mit Giottos Werk – durch Simone Martini (1285–1344) auf ihr höchstes künstlerisches Niveau gebracht wird. Natürlich ist damit Simone, von dessen Werk ihr zumindest das Florentiner Triptychon in den Uffizien mit der Verkündigung und zwei Heiligen kennenlernen sollt (Abb. 2, 39)[6], Duccios erster und zugleich bedeutendster Nachfolger.

Ein dreigeteiltes Altarbild, ein Triptychon also, mithin ein dreigeteilter Raum: drei verschiedene, mit Giebeln bekrönte Bildeinheiten, die mit Hilfe der linearen Dekoration erklärt werden müssen. Ein überaus zartes Formgebilde – die Vase mit den Lilien am unteren Rand der mittleren Tafel – verzweigt die Blütenstengel, um von hier aus den Verlauf der gesamten linearen Komposition zu strukturieren; die Taube in der Höhe spreizt ihre zarten Flügel, und die Cherubime ringsumher kreuzen rhythmisch die ihren. Der Verkündigungsengel (Abb. 2) möchte aus seinem Bildfeld heraustreten, doch bleiben die Flügel vom Fluge noch aufgerichtet, während die durch sie bewegte Luft sacht in das Seidengewand eindringt, bevor es herabfällt. Die Jungfrau

6. An dem Verkündigungstriptychon arbeitete Simone Martini zusammen mit Lippo Memmi, wie aus der entsprechenden Signatur mit der Jahreszahl 1333 auf einer Leiste des Originalrahmens hervorgeht. Die heutige Kritik schreibt Memmi die beiden seitlichen Heiligen zu.

gehorcht diesem Rhythmus auf subtile Weise; sie weicht zurück, sie dreht und wendet sich und erhebt sich so noch mehr zum Giebel empor, der sie überragt; an ihrem gewundenen Körper gleitet ein leichter Mantel entlang und zerfällt in lockere, harmonische Draperien; das goldene Tuch mit seinem schwarzen Futter wallt vom Thronsitz in kleineren Girlanden herab.

Auch der heilige Martin und die Heilige auf der rechten Seite[7], die demselben von den Lilienstengeln ausgehenden Rhythmus folgen, drehen und neigen sich sacht in den sie umgebenden Architekturen; sie stehen auf Sockeln, doch ruhen sie nicht wirklich darauf: sie sind durchsichtige, von flimmernden Linien bewegte Farberscheinungen. Sie gehen nur auf Zehenspitzen und halten alles zwischen den Fingerspitzen ihrer überschlanken Hände.

Über diesen Figuren sind in den Giebeln des Polyptychons vier runde Bildchen mit Heiligen eingefügt, die jeweils eine Schriftrolle ausbreiten.

Und die Farbe? Auch sie bereitet unaussprechliches Vergnügen.

Von dem Goldgrund – wie ihr wißt, für die Maler der Gotik ein naiver Ersatz für das Sonnenlicht – heben sich in leichten Varianten das Rotbraun der Haare und das mit Rosa durchsetzte Gold der Haut ab. Bewundernswert die Kühnheit, das Gold und das dunkle Türkisblau auf dem Mantel der Jungfrau und zudem noch das Ziegelrot ihres Untergewandes unmittelbar zusammenzustellen. Welche Herbstfarben in der weinroten Tunika des Heiligen, in dem trüben Blau des Gewandes der weiblichen Heiligen, die noch mit verborgeneren farblichen Raffinessen aufwarten kann: etwa das weiße Band, welches das gerötete Gesicht umgibt, oder das rote Dreieck, mit dem sie ihren Busen bedeckt!

Dennoch möchte ich gleich zu einem besseren Verständnis hinzufügen: dies ist ein reizvoller, doch kein großartiger, kein absoluter Kolorismus, keinesfalls so dominant wie in den Mosaiken von San Vitale (Abb. 6, 18). Die Palette seiner Töne ist ebenso reich wie vielfältig, weicht aber von der Linie ab; breite Farbzonen verengen sich unvermittelt zu feinen linearen Strömen und verlieren ihren flächigen Charakter. Sie verbinden sich bisweilen zu einem entzückenden Adergeflecht, bilden jedoch insgesamt keine ausgeglichene farbliche Komposition.

Die Byzantiner verwendeten Farbe nur für breite und einander gleichwertige Flächen. Giotto bildet ausschließlich plastische Formen; ich habe nichts weiter zu seiner Farbgebung sagen wollen, denn sie hat für ihn so wenig Bedeutung, daß er die Tugenden in Padua (Abb. 31–37) in reinem Helldunkel als Grisaillen gestaltet. Simone malt in diesem Triptychon zarteste florale Formen und bedient sich zwar nicht insgesamt, dafür aber im einzelnen ganz wundervoller Töne. Wem aber wird es gelingen, Form und Farbe miteinander zu verbinden?

7. Anm. d. Übers.: Es handelt sich um den heiligen Ansanus; die Identität der weiblichen Heiligen ist ungeklärt (Justina, Maxima der Margareta); die Figuren in den Tondi – s. u. – sind keine Heiligen, sondern Propheten.

Womöglich Simone in irgendeinem anderen seiner Werke? Nein, ich glaube nicht.

Auch die Heilige Klara in Assisi (Abb. 40) ist – ungeachtet ihrer bernsteinfarbenen Haut – eine wesentlich lineare Schöpfung. Eine dreifache Linienkaskade fließt von ihrem Haupt herab, strömt in kleinen Windungen zurück und fällt wieder an ihrem Körper hinunter: der Schleier, die Kapuze, die bis zu ihrer Schulter reicht, und das Gewand, das über ihren zarten Vorderarm gelegt ist. Noch nie ist mittels der Linie eine so zarte, blutleere Form der Spiritualität geschaffen worden wie in diesem Gesicht: ein vollkommen aristokratisches Antlitz, eine Linie, die von dem schmalen Mund und den vollen, durchbluteten Lippen ausgeht, über die gerade Nase emporführt, um sich beiderseits ihrer schmalen Augen – wie zwei Fruchthülsen, die sich soeben geöffnet haben – und den darüber gewölbten, leicht bewegten Brauen zu verzweigen. Und beachtet unter dem leicht zur Seite geneigten Hals jene entzückenden eingezogenen Linien des lässig zurückgeschlagenen, über die Schulter geworfenen Tuchs! Vergleicht damit einen Augenblick lang die amphibischen, leicht zusammengesunkenen Oberkörper bei

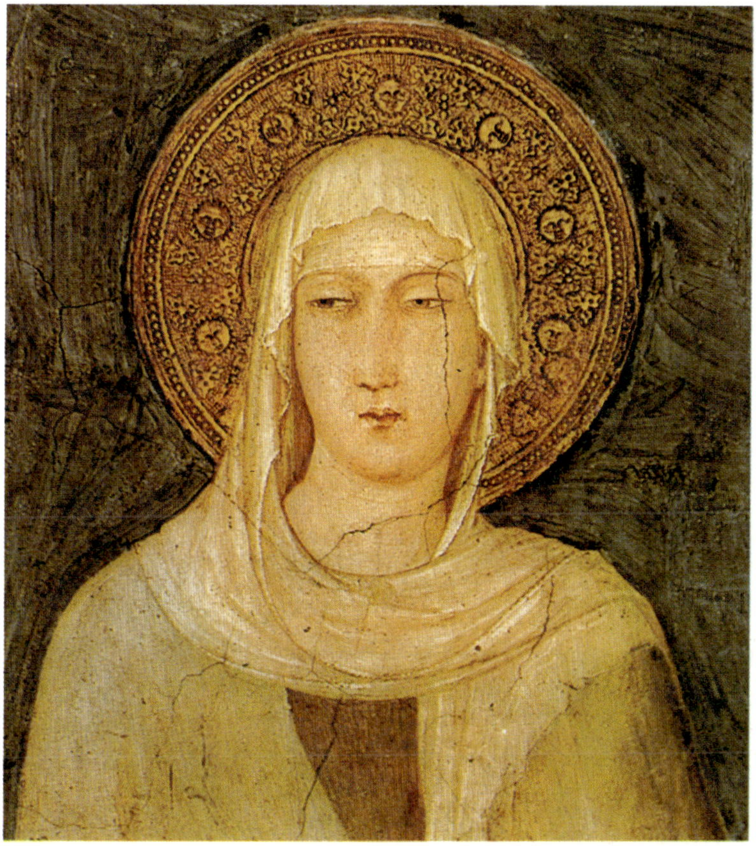

40 Simone Martini, *Die heilige Klara,* Detail, Assisi, San Francesco, Unterkirche

Giotto in ihrer ganzen massigen, konvex geformten, allenthalben vom Chiaroscuro durchzogenen, erhellten und beschatteten Gestalt! Offenkundig zwei völlig entgegengesetzte Welten.

In dieser Weise gestaltet Simone Martini die Fresken von Avignon – da haben wir die Verwandtschaft zu Petrarca, würde der Historiker an dieser Stelle sagen –, wie auch die Fresken mit der Rittergeschichte des heiligen Martin in Assisi, deren Tonalität ähnlich wie auf der Darstellung des Guidoriccio da Fogliano (Abb. 41) – der heraldisch gemessen an der Wand des Palazzo Pubblico in Siena entlangreitet – nicht von einem Goldgrund ausgeht, der Entsprechung von Sonne und Tageslicht, sondern von einem dunklen Hintergrund als Ersatz für Nacht und Mond. Phantastisch – diese Nacht gotischer Malerei, vor deren Dunkelheit sich die Farben viel lebhafter abzeichnen, ebenso wie ein dekolletiertes Trauerkleid die entblößte Haut betont.

Dennoch verbindet Simone Form und Farbe nicht zu einer höheren Einheit, und um so weniger gelingt dies seinen Nachfolgern im weiteren Verlauf des Trecento.

Man verfolgt nicht mehr den jeweils eigenen Weg, sondern vermischt beide Stile. Weder die sienesische noch die florentinische Schule des 14. Jahrhunderts bringen nach Giotto und Simone auch nur einen einzigen bedeutenden Künstler hervor. Florale Gewänder auf giottesken Körpern, vom Helldunkel plastisch geformte Köpfe, die aus der farbigen Bildfläche herausspringen, sind die traurigen Folgen dieses Versuchs. Es ist daher überflüssig, auf gleichwohl respektable Künstler wie die Brüder Lorenzetti oder Altichiero näher einzugehen.

Gegen Ende des Trecento und zu Beginn des 15. Jahrhunderts (Quattrocento) gewinnt die lineare Strömung größere Kraft und Verbreitung, obwohl sie in unbedeutenden Erzählungen und episodischen Details häufig steril wirkt.

41 Simone Martini, *Der Feldherr Giudoriccio Fogliano begibt sich zur Belagerung von Montemasi*, Siena, Palazzo Pubblico

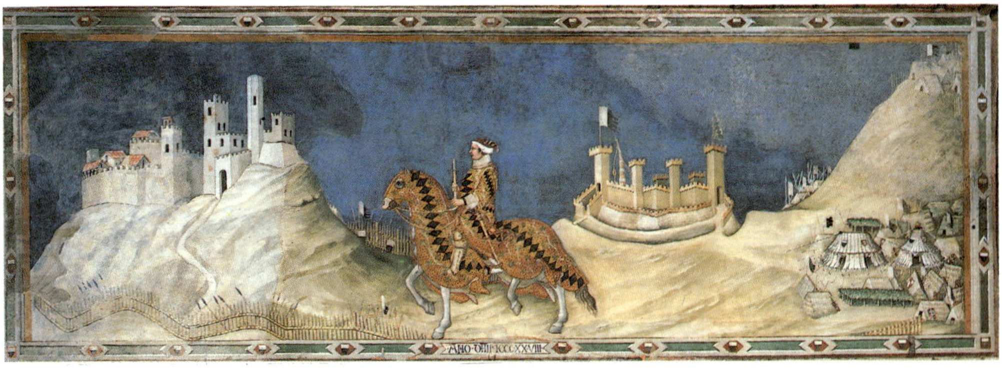

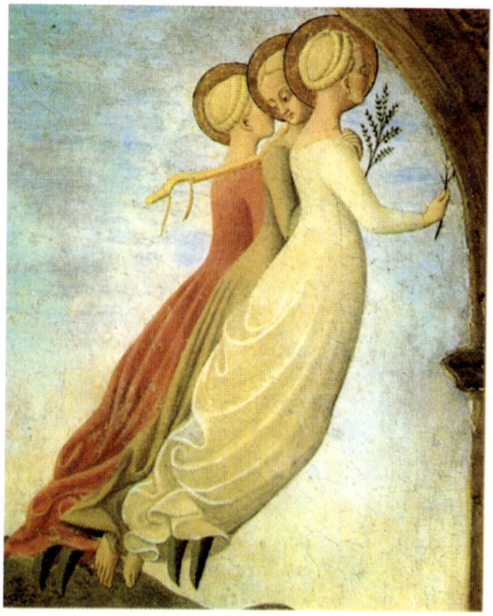

42 Sassetta, *Mystische Vermählung des heiligen Franziskus mit der Keuschheit, Armut und Demut,* Detail, Chantilly, Musée Condé

Verbreitung und realistische Verarmung der floralen Linie gegen Ende des 14. und während der ersten Hälfte des 15. Jahrhunderts

Mit ebendiesen Kriterien könnt ihr auch Künstler, die zu dieser Zeit in anderen Regionen Italiens tätig sind, nach ihrem jeweiligen Verdienst beurteilen und euch an ihren Werken erfreuen. Einige möchte ich hier anführen:

Sassetta arbeitet in Siena; wir haben bereits von ihm gesprochen. Vielleicht ist er in der Gruppe der zeitgleich arbeitenden Floralisten derjenige, der das meiste künstlerische Talent an den Tag legt; sein Hauptwerk im Museum von Chantilly – es ist die Vermählung des heiligen Franziskus mit der Armut (Abb. 42) – zeigt dieselbe karge Linienführung wie sein Vorläufer Simone. Doch nehmt beispielsweise ein Werk wie die Anbetung der Heiligen Drei Könige in Siena, wo ebenfalls jeder auf Zehenspitzen einhergeht, nur ganz leicht den Kopf senkt, ein wenig erstaunt tut und ganz und gar romantisch ist; aber da begegnen wieder mit den kleinen Hündchen die episodischen Abschweifungen.

In den Marken arbeitet Gentile da Fabriano; auch er ein Meister der anmutigen Linienführung, aber oft zu sehr dem Detail ergeben, allzusehr in modische Kleidung, den glänzenden Prunk und in die Vergoldung von allem und jedem verliebt. Mit welch botanischer Leidenschaft er die Kornblumen am unteren Bildrand des Polyptychons in der Mailänder Brera ausgeführt hat! Wie er in Florenz jenes wundervolle Märchen von dem Zug der Heiligen Drei Könige erzählt (Abb. 43). Wie er die Anbetung und die Flucht nach Ägypten mit sanftem Mondlicht umgibt! Oder mit

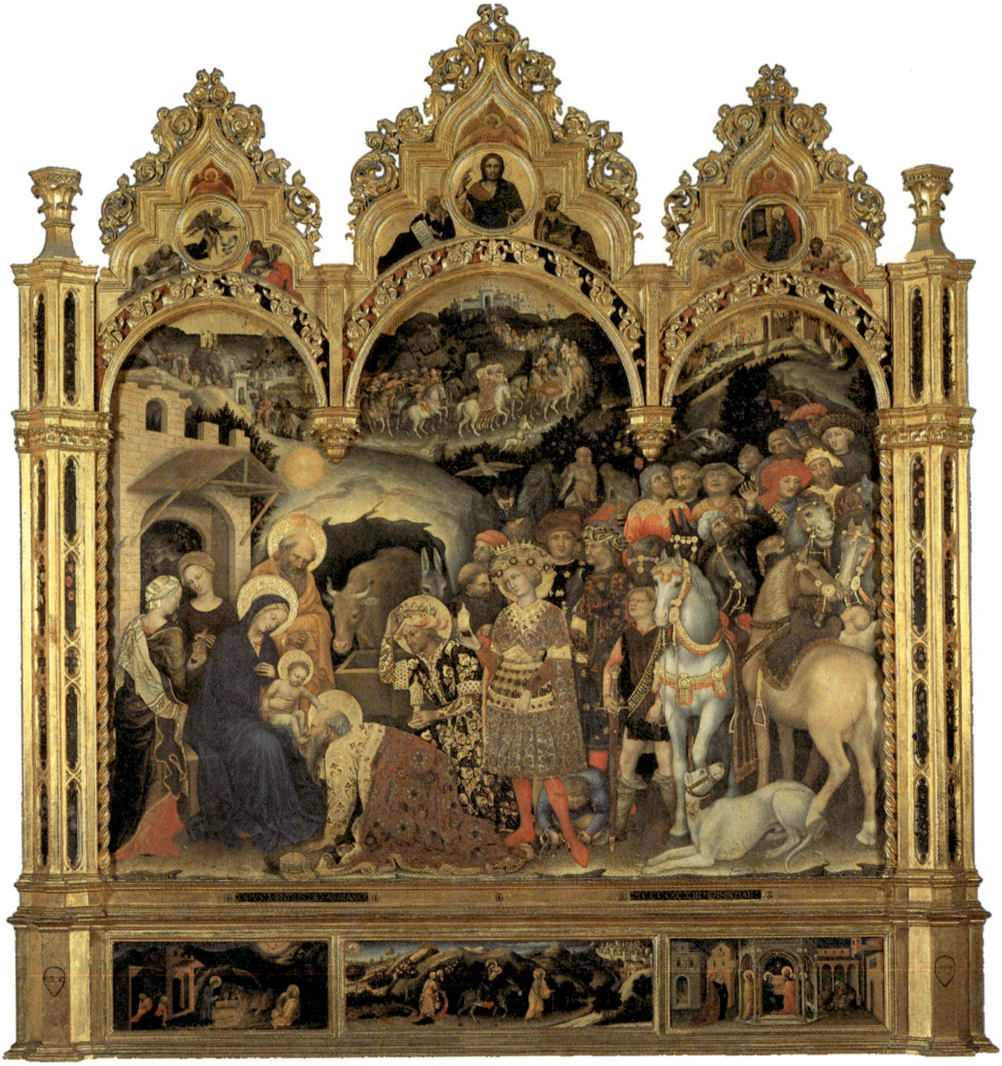

43 Gentile da Fabriano, *Anbetung der Heiligen Drei Könige,* Florenz, Uffizien

welcher Finesse er in der Darbringung Christi im Tempel die links und rechts davon gelegenen Gebäude rhythmisiert und, um rechts die Episode mit dem Bettler zu erzählen, ganz vergißt, dem absteigenden Linienverlauf der beiden Damen auf der linken Seite zu antworten. (Nebenbei erwähne ich in diesem Zusammenhang Lorenzo Monaco, abgesehen von einigen wenigen gelungenen Werken ein kühler florentinischer Vertreter der floralen Linie.) Immerhin einmal, in der Geschichte des heiligen Nikolaus (Pinacoteca Vaticana) – was für eine weiche Weite der Bildfläche. Ganz ähnlich arbeitet Vittore Pisanello in Verona[8].

Obgleich Pisanello – wie beim Verkündigungsengel von San Fermo – wohl noch hin und wieder große Flächen wie seinerzeit Simone mit einfachen, schlanken Rhythmen zu dekorieren weiß,

8. Vasari gibt als Vornamen Pisanellos irrtümlich Vittore an. G. Biadego konnte 1907 Antonio als den wirklichen Namen ermitteln.

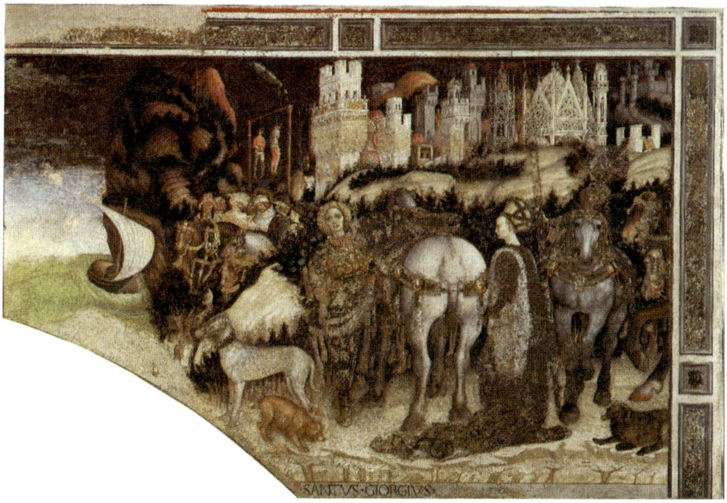

44 Pisanello, *Der heilige Georg und die Prinzessin von Trapezunt,* Verona, Sant'Anastasia

verliert er sich doch häufiger in seinen – wenn auch geschmackvoll vorgetragenen – Erzählungen; so erscheint die Geschichte des heiligen Georg (Abb. 44), der die Prinzessin rettet, »illuminiert wie die Miniatur eines Meßbuches« auf der Mauer des Querschiffs von Sant'Anastasia. Tausend vereinzelte, präzis ausgeführte, jedoch unverbundene Details bei Pflanzen und Tieren überfrachten die Darstellung und beeinträchtigen die Wirkung. Nicht anders der Heilige Eustachius in London, der aller ideellen Feinheiten des religiösen Mythos beraubt ist und mit höfischem Positivismus vorgetragen wird. Und dennoch: welch lineare Qualitäten bestimmen die rhythmische Komposition der Madonna mit dem heiligen Antonius und dem heiligen Georg! Welche markante Finesse in den Portraits von Lionello d'Este und Cecilia Gonzaga (Abb. 45)[9]! Aus seiner Neigung zu realistischer Detailgenauigkeit entwickelt sich eine Linienführung, die sich der funktionalen unmittelbar annähert, ohne jedoch deren erregende Lebensenergie zu besitzen. Diese modernere Richtung ist latent in seinen besten Bildwerken vorhanden, manifestiert sich aber – aus welchen Gründen auch immer – sehr viel deutlicher in den Medaillen der Malatesta (Abb. 47), des Lionello d'Este (Abb. 46), der Cecilia Gonzaga und anderer. Die Formen in ihrer sanften, weichen Plastizität, die sich mit vollendeter Harmonie der Kreislinie einfügen, die weiten, umlaufenden Schriftzüge, in denen sich ein noch zögernder Klassizismus andeutet, machen diese Medaillen zu kleinen Meisterwerken. Betrachtet auf der Medaille der Cecilia Gonzaga jenes Fabelwesen, dessen eines Horn wie die Speiche eines Medaillen-Rades hervorragt und sich dabei zu drehen scheint!

An Pisanellos Seite arbeitet mit derselben Zartheit und Raffinesse Stefano da Zevio. Der zweidimensionale Raum ist ihm ebenso naive wie absolute Gewißheit, wie zum Beispiel die Madonna del Roseto erkennen läßt; auf der anderen Seite

9. Anm. d. Übers.: Pisanellos Bild wird heute entweder als Portrait der Ginevra d'Este oder der Margherita Gonzaga angesehen.

45 Pisanello, *Portrait der Cecilia Gonzaga* [?], Paris, Louvre

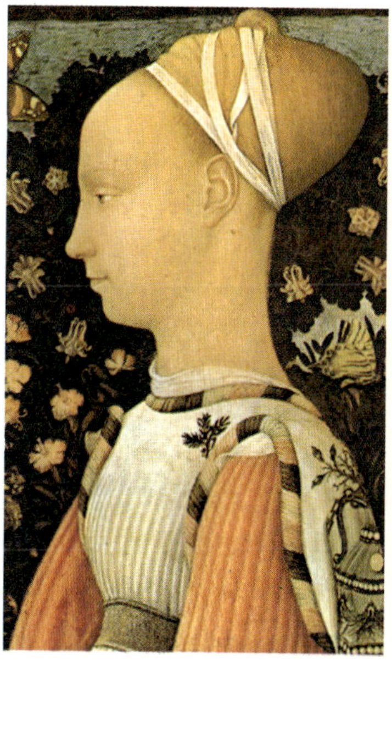

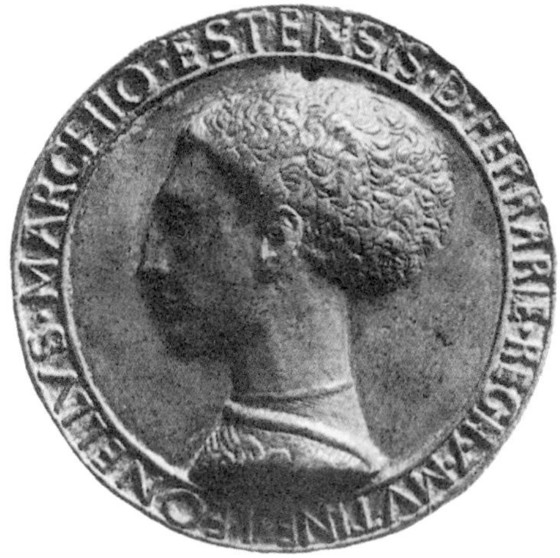

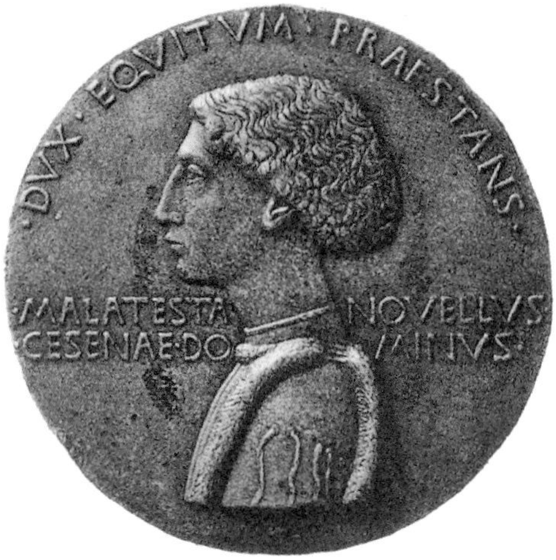

46 Pisanello, *Medaille des Lionello D'Este,* Paris, Bibliothèque Nationale

47 Pisanello, *Medaille des Novello Malatesta,* Florenz, Bargello

(Abb. 48) jedoch bemüht er eine pedantische Detailgenauigkeit von geradezu unerträglicher Langeweile, zumal sie weniger der Malerei als der Ornithologie und Botanik gilt.

Wohl nur in zwei Fällen sind ihm lineare Feinheiten gelungen, die dem von Simone Martini eingeleiteten Trecento würdig gewesen wären: in dem unteren Rechteck von San Fermo, wo die seitlich versammelten Engel ihre schneeweißen Pergamentrollen in dem leeren Zwischenraum ausbreiten; und in der Madonna mit Engeln der Galleria Colonna in Rom, wo die gerundete Kontur der Engelflügel sanft die Kanten der Komposition abschwächt und diese in eine weiche Ovalform einbindet.

Noch realistischer und entsprechend weitschweifiger sind die Brüder Zavattari in Mailand, die jedoch, wenn sie etwa die lombardischen Damen zur Nachtzeit in einem Garten sitzen und Tarock

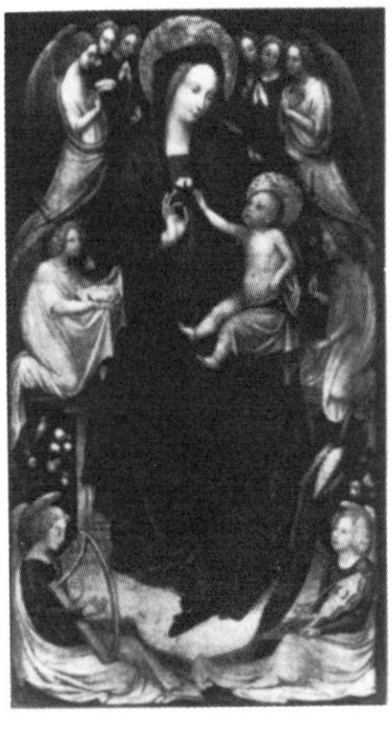

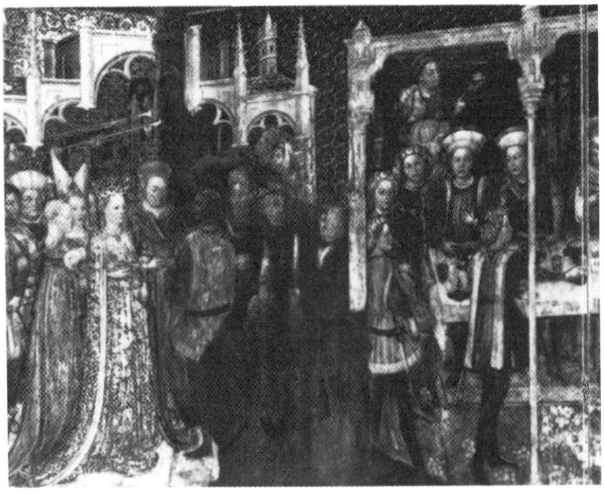

48 Stefano da Zevio, *Madonna,* Rom, Galleria Colonna

49 Zavattari, *Geschichte der Königin Theudelinde,* Monza, Dom

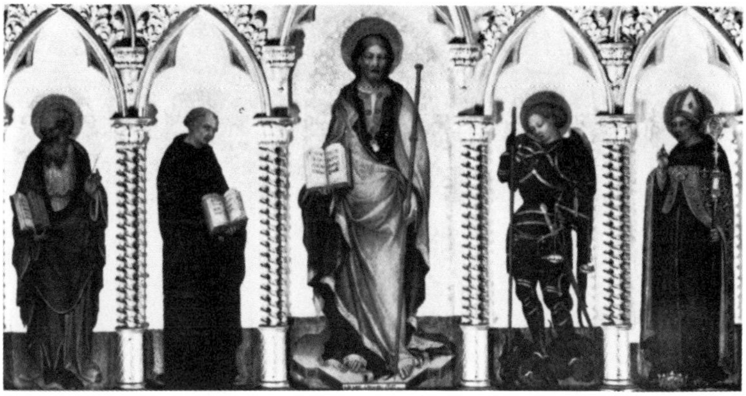

50 Giambono, *Polyptychon,* Venedig, Accademia

spielen lassen, durch die simple Wiedergabe langer, weiblicher Gewänder auf geradezu natürliche Weise zu einem weiten Rhythmus finden. Es sind die aus linearen Intentionen heraus erfundenen Modeschöpfungen (Abb. 49), welche jene Maler vor einem allzu krassen Realismus bewahren. In Venedig ist es Jacopo Bellini, der Vater des großen Giovanni, der bei kläglich ausfallenden innovativen Versuchen seine Zeichnungen mit vollkommen belanglosen Episoden überfüllt, die allenfalls im wirklichen Leben interessant wären, in der Kunst jedoch fad und langweilig erscheinen müssen. Seine Verkündigung in Brescia ist bestenfalls durchschnittlich, während man die Madonna im Louvre mit dem knienden Lionello d'Este nur noch als häßlich bezeichnen kann. Dennoch arbeitet in seiner unmittelbaren Nähe in Venedig ein wundervoller Linearist, Michele Giambono, der sich in dem Polyptychon der Accademia (Abb. 50) als ein zweiter, venezianischer Simone Martini erweist, wo er seine Heiligen zu derart schlanken Formen dreht und windet, daß sie alle wie auf einem Bein zu stehen scheinen.

In den Marken arbeiten auch die Brüder aus Sanseverino, die noch stilbetonter als Gentile da Fabriano sind und zumindest in einem Fall, nämlich im Oratorium von San Giovanni in Urbino (Abb. 51), wundervolle Fresken schaffen: Vor einem nächtlichen Hintergrund in gotischer Manier heben sich blasse, leicht changierende Farben ab, als wären sie – nach japanischem Vorbild – auf Seide gemalt. Doch auch die Sanseverino erzählen viel zuviel und verlieren dabei die Einheit der rhythmisch linearen Komposition aus den Augen.

Doch woher kommt dieser Sinn für erzählerische Details und belanglose Episoden, der dem angestammten – und rein künstlerischen – Naturell des italienischen Charakters so vollkommen entgegengesetzt ist? Offenkundig hat er seinen Ursprung jenseits der Alpen, in Frankreich und Burgund. Die Geschichte begab sich wie folgt:

Die Linie – die reine Linie Simone Martinis – gelangt nach Frankreich und wird dort in den Werkstätten der Miniaturmaler

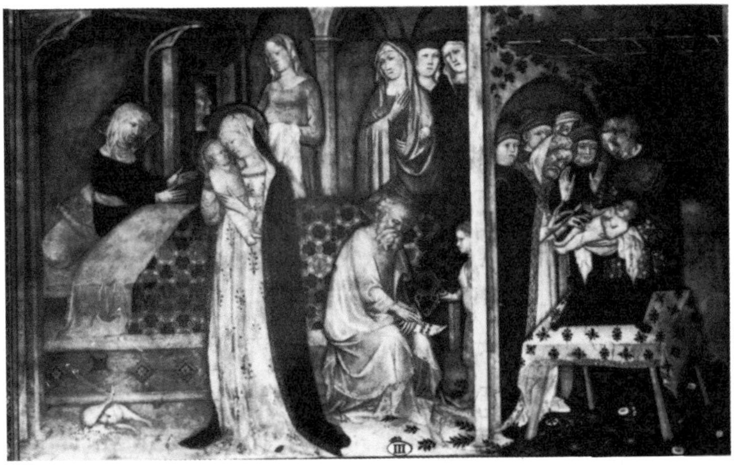

51 Salimbeni da Sanseverino, *Geschichte Johannes' des Täufers,* Urbino, Oratorio di San Giovanni

weiterentwickelt. Da diese nun die Begebenheiten illustrieren sollen, wie sie in den von ihnen illuminierten Handschriften erzählt werden, verlieren sie sich in Einzelheiten, welche die Klarheit des linearen Rhythmus überdecken (ihr seht an diesem Beispiel noch einmal den bedenklichen Einfluß, den der Bildgegenstand auf den bildenden Künstler ausüben kann, wenn er sich von seinem eigentlichen, nämlich plastischen oder linearen Sujet abbringen läßt). Die dadurch gewonnene realistische Detailgenauigkeit findet Eingang in die Malerei, und die Künstler in Frankreich, Deutschland und Italien malen nunmehr ebenso minutiös wie ein Miniaturist, selbst wenn sie in Fresko arbeiten (siehe Pisanello). Als ein Beispiel für deutschen narrativen Floralismus nehmen wir das Werk des Kölner Malers Lochner (Abb. 52). Zu Beginn des 15. Jahrhunderts geht der Realismus in Flandern – in Brügge – noch einen Schritt weiter,

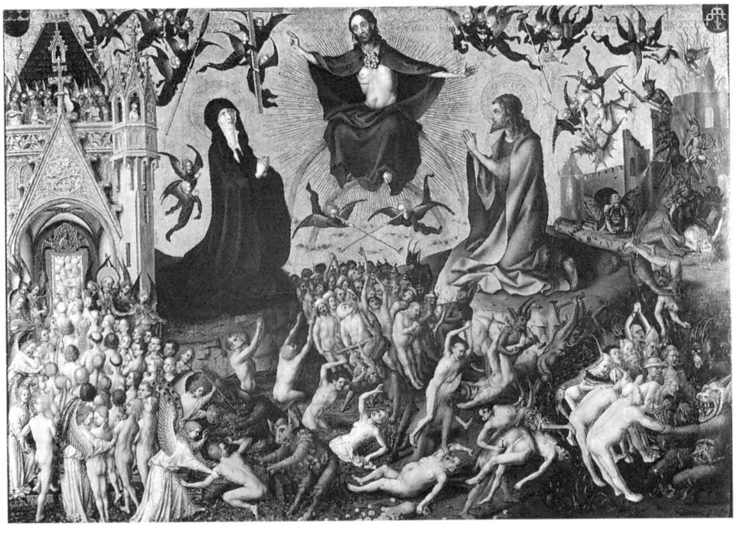

52 Stefan Lochner, *Weltgericht,* Köln, Wallraf-Richartz-Museum

indem er sich von den letzten Reminiszenzen des floralen Stils befreit und mit Hilfe einer geheimnisvollen Öltechnik von wunderbar heller, kräftiger Farbigkeit zu einer perfekten Illusion des Lebens und somit – o weh! – zum reinen Realismus wird.

Dies geschieht im Werk der berühmten Brüder Van Eyck. Bei keinem italienischen Künstler werdet ihr eine auch nur annähernd ähnliche Objektivität in der Wiedergabe der Realität finden (Abb. 53). Und ich möchte gleich hinzufügen: zum Glück! Respektiert die Ernsthaftigkeit dieser Handwerker, die sich auf Treu und Glauben der bloßen Annahme verschrieben haben, das Leben sei bedeutend genug, um mit Farbe und Pinsel abgemalt zu werden, ohne zu bedenken, daß Verdoppelungen immer überflüssig sind; und die über ihrer Arbeit mit Farbe und Pinsel vergessen, daß die Kunst ganz sicher selbst Leben sein muß, daß sie daher aber ein anderes,

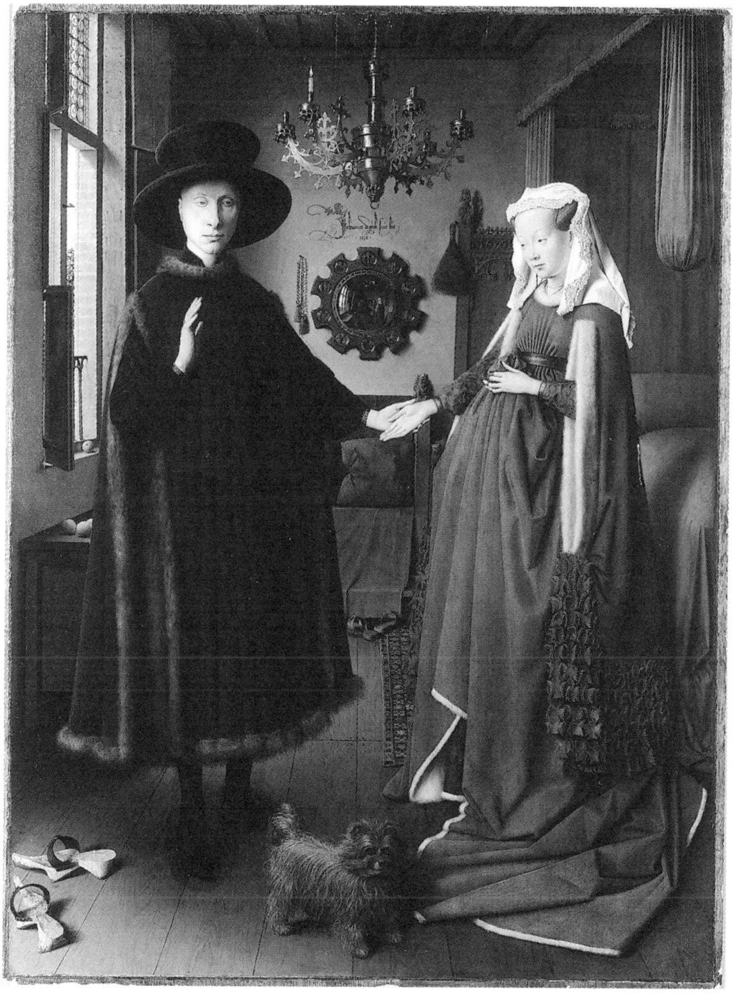

53 Jan van Eyck, *Giovanni Arnolfini und seine Frau Giovanna Cenami,* London, National Gallery

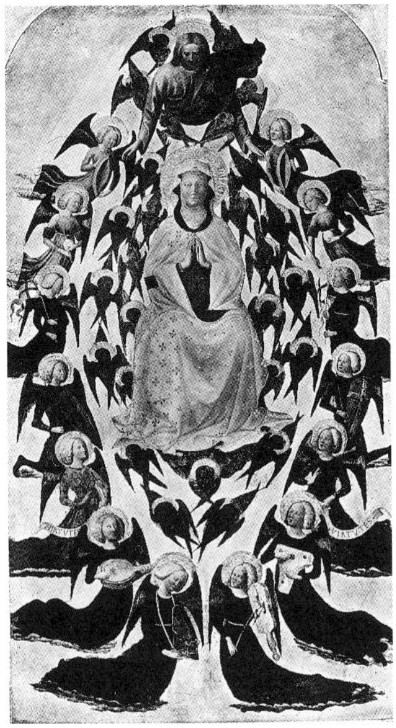 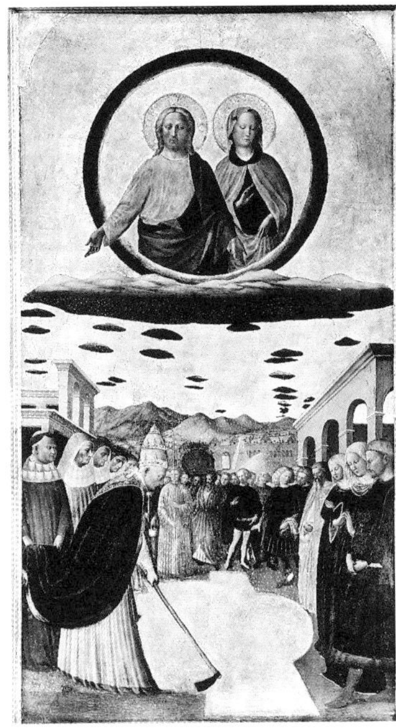

54 Masolino, *Mariae Himmelfahrt,* Neapel, Galleria Nazionale di Capodimonte

55 Masolino, *Grundsteinlegung von Santa Maria Maggiore (Madonna della Neve),* Neapel, Galleria Nazionale di Capodimonte

eigenständiges Leben führen muß, was nur sie selbst ausmacht. Dies hat allein die italienische Kunst verstanden, und daher sind ausnahmslos alle künstlerischen Stilrichtungen Europas zumindest im Bereich der Malerei ursprünglich von Italien ausgegangen.

Gleichwohl ist noch die heutige Kunstkritik derart in den flämischen Realismus vernarrt, daß sie versucht hat, auch die florentinische Malerei des frühen Quattrocento – Masaccio, Paolo Uccello, Andrea del Castagno – als realistische Kunst zu verherrlichen. Ohne Gewaltanstrengung werden wir sehen, daß diese Künstler in Wirklichkeit die folgenreichsten Stilprägungen der Malerei hervorbringen, die sich jemals in der Kunst manifestiert haben.

Der letzte Floralist und der erste Plastiker von Florenz: Masolino und Masaccio

Masolino (1383 bis circa 1440) repräsentiert in Florenz genau das, was andernorts Pisanello, Gentile oder Giambono darstellen. Und dennoch hat man ihn mit Masaccio verwechselt, der doch plastisch wie Giotto und sogar noch plastischer als dieser malt. Warum dies? Allein, weil Masaccio in Masolinos Werkstatt gelernt haben soll. Doch wie viele Professoren gibt es, von denen wir absolut nichts gelernt haben! Und eben das ist bei Masolino und Masaccio der Fall, die überhaupt nichts miteinander gemein haben und die man daher auch nicht verwechseln sollte. Ihr selbst könnt die Unterschiede genau feststellen, wenn ihr die Freskenzyklen betrachtet, an denen beide Maler zusammen gearbeitet haben.

Da ist Masolinos Himmelfahrt Mariae in Neapel (Abb. 54): eine gotische Komposition mit einer Mandelform, einer Mandorla, alles auf einer einzigen Fläche und auf Goldgrund. Und dann die Darstellung der Grundsteinlegung von Santa Maria Maggiore (Abb. 55): Welche Anmut in der ungezwungenen Gruppierung der Anwesenden; welch räumliche Naivität bei den Gebäuden, die sich viel zu schnell verkürzen; welch infantile Auffassung der Wolken, die so aussehen, als würden sie am Himmelszelt entlanggeführt!

Doch nun zu jenen Fresken, bei denen Masolinos und Masaccios Arbeiten verwechselt werden:

Zunächst die erste Szene der Petrusgeschichte in der Brancacci-Kapelle von Santa Maria del Carmine in Florenz (Abb. 56): Petrus heilt den Lahmen auf der linken Seite und erweckt rechts gegenüber Tabitha wieder zum Leben, wird also – was zu dieser Zeit ganz gängig ist – in ein und derselben Szene zweimal dargestellt.

Der Raum wird durch solide Bauwerke in der Art Giottos geordnet; weitaus intensiver jedoch als durch Giottos Chiaroscuro werden Architektur und Personen durch die eindringliche Wirkung des Lichts konturiert, das deutlich sichtbar von der Seite her einfällt. Rechts unter dem Portikus erhebt sich mit verschränkten Armen die aus aufeinandergehäuften Stoffen plastisch entwickelte Gestalt der Tabitha, während die unter dem eindringlichen Licht ausgeprägten Gesichter ein nicht minder eindringliches Staunen zeigen. Petrus und der andere Jünger vereinigen sich zu einem einzigen, vertikal aufgerichteten Block fester Materie. Ist es vorstellbar, daß diese oder auch die Szene mit der Heilung des Lahmen ein anderer gemalt haben könnte als eben Masaccio, der reich

56 Masolino und Masaccio, *Lahmenheilung und Erweckung der Tabitha,* Florenz, Santa Maria del Carmine, Brancacci-Kapelle (nach Restaurierung)

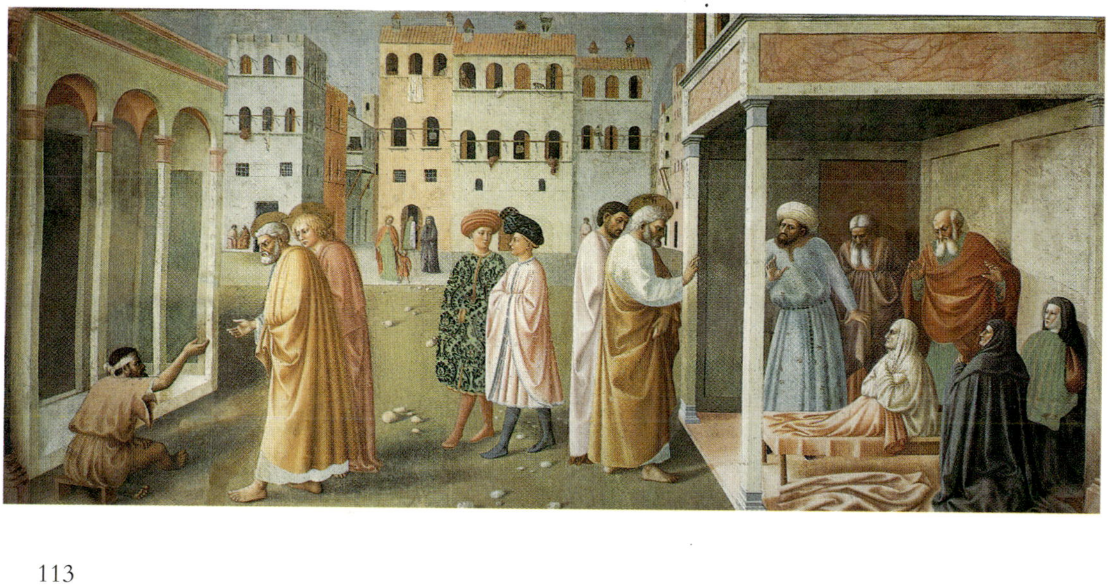

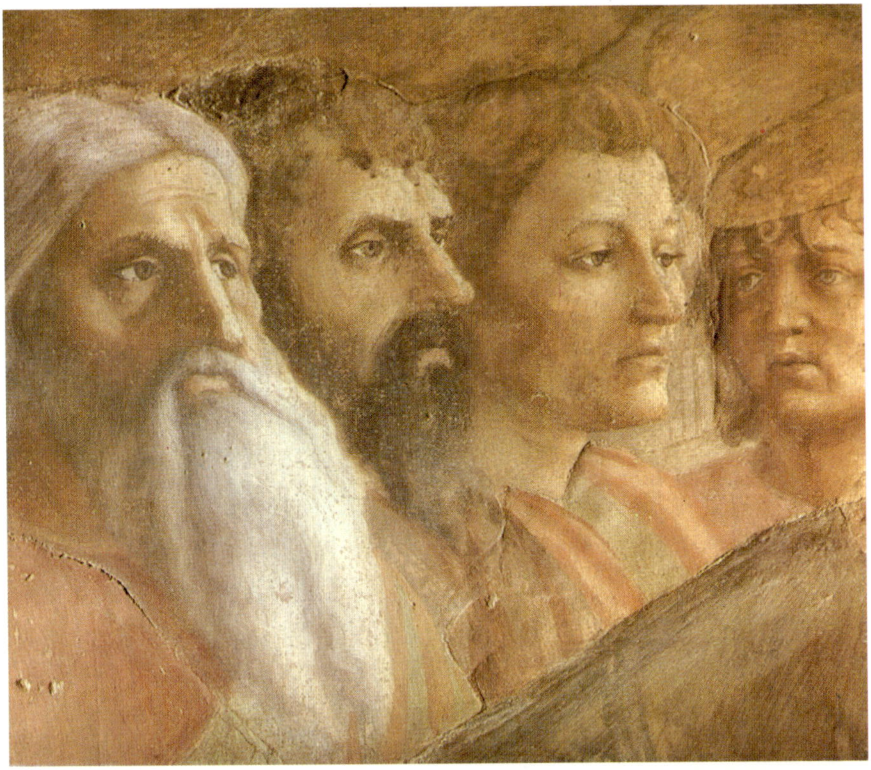

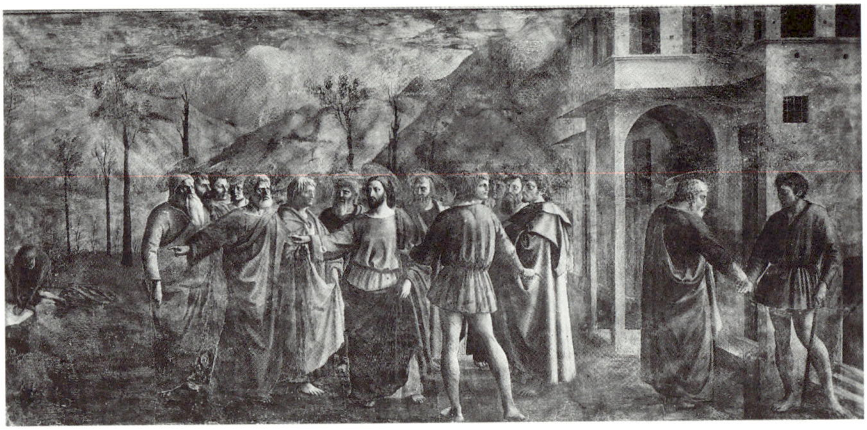

57 Masaccio, *Zinsgroschen,* Detail, Florenz, Santa Maria del Carmine, Brancacci-Kapelle (vor Restaurierung)

58 Masaccio, *Zinsgroschen,* Florenz, Santa Maria del Carmine, Brancacci-Kapelle (vor Restaurierung)

gewordene Erbe Giottos[10]? Und dennoch wird man vielleicht Lust verspüren, jene beiden jungen Männer, die mit leichten Schritten durch das Zentrum des Bildes wandeln, danach zu fragen, was sie hier eigentlich zu suchen haben. Sollen sie doch verschwinden! Das ist hier weder der Ort noch die Zeit, damastene Stoffe zur Schau zu stellen oder rosigen Kinderträumereien nachzuhängen. Wer also hat diese beiden Nachkömmlinge der Gotik mitten ins Bild plaziert? Doch wohl niemand anderes als Masolino.

10. Zur Schattenheilung und zur Auferstehung der Tabitha vgl. die für Longhi definitive Interpretation und Zuschreibung in *Fatti di Masolino e di Masaccio* (in: »La critica d'Arte«, XXV-XXVI, 1940; Nachdruck in *Opere Complete* VIII/1, S. 3 ff., vgl. insbesondere S. 17 ff.) [dt. Übersetzung: *Masaccio und Masolino. Zwei Maler zwischen Spätgotik und Renaissance,* Berlin 1992]. Wir zitieren daraus einige Zeilen, die für diesen Zusammenhang von beson-

Christus befiehlt Petrus, den Tribut an den Zöllner mit jener Münze zu entrichten, die er im Maul des Fisches finden wird (Abb. 58): ein weiter, kahler Gebirgszug im Hintergrund, davor ein enger, geschlossener Kreis von kräftigen Männern, die im Licht eines nahenden Gewitters Konturen gewinnen, die von diesem Wetterleuchten unerbittlich geschlagen und zerfurcht werden. Auf den in ihrer Plastizität brutalen Gesichtern (Abb. 57) zeichnen sich moralische Überzeugungen, Befehle und freiwillige Unterordnung ab. Also wieder Masaccio. Allein der helle, zart nuancierte Christuskopf erinnert an den deliziösen Kolorismus der Gotik und somit an Masolino.

derer Bedeutung sind: »Wer aber diesen Widerspruch nicht begreift, wer den fundamentalen Gegensatz zwischen den Vordergründen rechts und links, wo die zwei Portiken mitsamt dem Boden zu einer schiefen Ebene ansteigen, die den darauf plazierten Figuren alles andere als festen Halt bietet, und dem Hintergrund, wo gewöhnliche Mietshäuser eine ganz unerwartete, neoromanische Urbanistik erkennen lassen, sich nicht einmal bewußt vor Augen führt, dürfte, so scheint mir, alle Hoffnung fahren lassen, auch nur eine Ahnung von der Kunst der Perspektive zu gewinnen. Denn jene neue räumliche Gewißheit ist allenthalben gegenwärtig: sie zeigt sich in den zwei versteckten Gassen, die eine beschattet, die andere im hellen Sonnenlicht; an dem mittleren Haus, das gegenüber den anderen Gebäuden vorspringt; durch jene langsamen und präzisen Verkürzungen, die an den schmalen Halterungen der vor den Fenstern befestigten Gestänge sichtbar werden und die genau auf den Augenpunkt zulaufen, der sich exakt auf der Mitte der Längsachse befindet.« Während also nach Longhis Auffassung Masolino den gesamten vorderen Bereich mit den beiden Wunderszenen und natürlich auch die beiden Gecken in der Mitte des Bildes gemalt hat, sind die ›neoromanischen‹ Häuser Masaccios Werk.

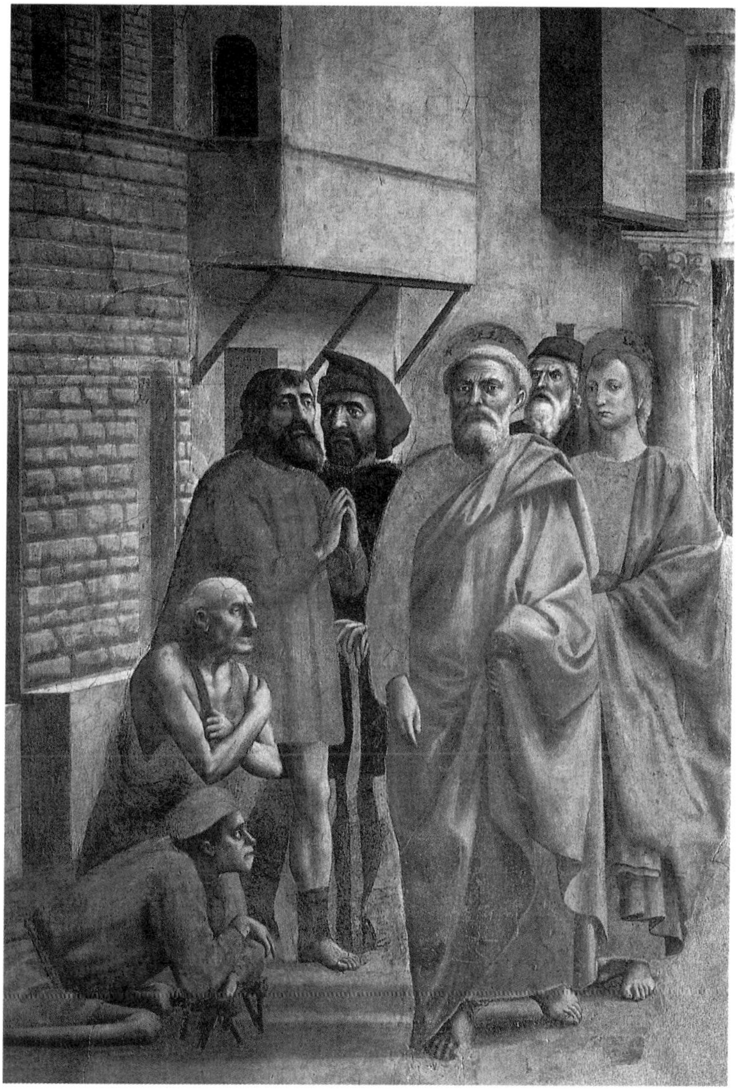

59 Masaccio,
Schattenheilung durch Petrus,
Florenz, Santa Maria del Carmine,
Brancacci-Kapelle (vor Restaurierung)

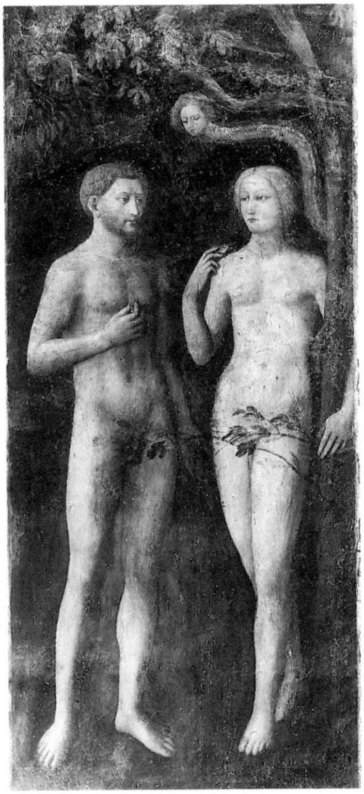

60 Masolino, *Der Sündenfall,* Florenz, Santa Maria del Carmine, Brancacci-Kapelle (vor Restaurierung)

61 Masaccio, *Die Anbetung der Heiligen Drei Könige,* Detail aus der Predella des Pisaner Polyptychons, Berlin, Staatliche Museen Preußischer Kulturbesitz, Gemäldegalerie

Petrus heilt die Krüppel (Abb. 59): dasselbe gewaltsame Helldunkel, dieselbe rohe Kraft der Körper. Es ist unvorstellbar, daß man noch gravitätischer, schwerfälliger, erschöpfter einherschreiten könnte als dieser Petrus mit seinem herabhängenden Arm, der nicht den Rhythmus seiner Schritte begleitet – um keine Linie auszubilden – , sondern sich mit dem Oberkörper zu einer Masse verbindet. Das ist natürlich wieder Masaccio.

Adam und Eva oder der Sündenfall (Abb. 60): inmitten des Grüns diese unschuldige rosige Glückseligkeit zweier goldfarbener Geister, die zwar nicht von Stoffen verhüllt, aber dennoch von einer eher herrschaftlichen als eleganten Linie geprägt sind! Eine gleichwohl leichte und nachgiebige Kontur, ein weiches Gemisch von transparenten Fleischtönen, durchscheinende Körper ohne plastische Rundung, herabhängende Füße: das ist wiederum Masolino. Doch es ist Masaccio, der auf der gegenüberliegenden Seite die Vertreibung der Stammeltern aus dem Paradies darstellt (Abb. 3).

Geschlagen von dem fahlen, bläulichen Licht, entfernen sich Adam und Eva, indem sie schwerfällig – beinahe wie Schimpansen – mit der Fußsohle auftreten und der Erde ihren ganzen Schmerz aufdrücken. Seht diese konstruktive Fülle von Licht noch auf jener beschatteten Fläche, die sich von Adams Schulter bis zu seiner Hüfte erstreckt! Dazu die gewaltsamen Einstiche des Schattens in den gewölbten Augenhöhlen Evas!

Bei den vier Heiligen des Pisaner Polyptychons (1426) entfaltet sich Plastizität weniger aufgrund der Lichteinwirkung, dafür mehr aufgrund von Motiven wie den in ihrer ganzen Schwere vom Nakken herabfallenden, mit dem Ellenbogen festgehaltenen oder gerade noch aufgefangenen Gewändern. In der Predella desselben Polyptychons (Abb. 61) bedient sich Masaccio wiederum eines gewaltsamen übermäßigen Lichteinfalls, der von der tief über dem Horizont stehenden Sonne in das Bild hineinstrahlt, so daß die

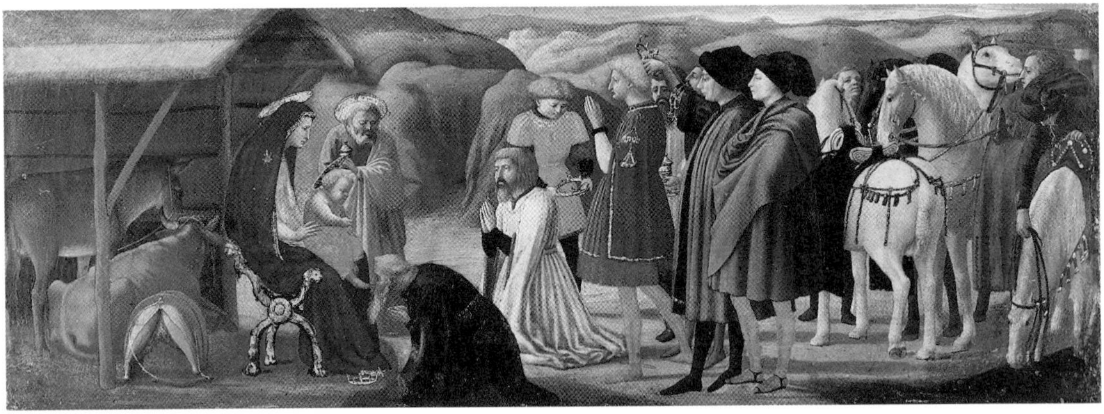

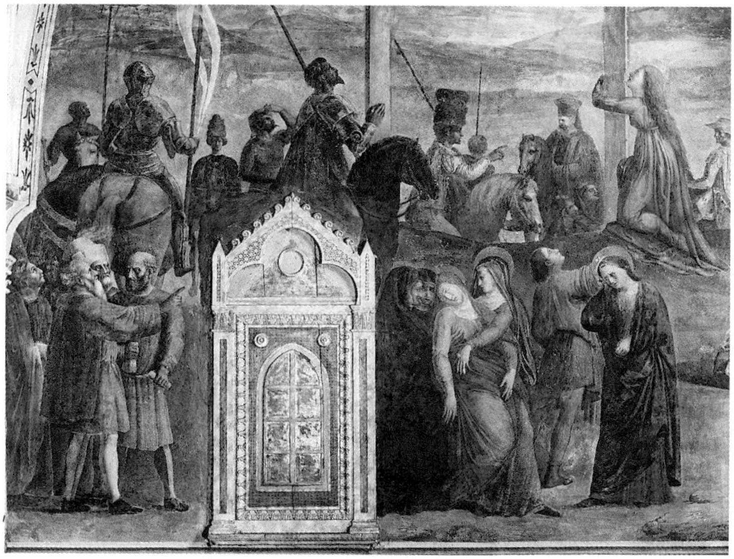

62 Masaccio und Masolino, *Kreuzigung,* Detail, Rom, San Clemente

Formen überlange Schatten auf den Erdboden werfen. (Der Detailreichtum und die Darstellung der Kostüme sind im übrigen eine Reminiszenz an die Gotik.)

Noch einmal arbeitet Masolino in der römischen Kirche San Clemente mit Masaccio zusammen. Die naive Räumlichkeit in den verschiedenen Szenen der heiligen Katharina – bei ihrem Disput mit den Schriftgelehrten, bei ihrer Enthauptung oder auch im Gefängnis, wo sie von der heiligen Helena besucht wird (vor ihrer Enthauptung, versteht sich!) – ist zweifelsohne Masolinos Werk. Die milden, frühlingshaften Farben sind delikat ausgebreitet – mit einer gewissen Größe der Effekte in Bildern, die im übrigen voll von unsicher gestalteten Architekturen sind.

Nun aber zu einem Detail der Kreuzigung (Abb. 62), die sich auf wunderbare Weise über dem herausgebildeten Raum mit seinem tiefliegenden Horizont erhebt: Seht euch das ruhig aus der Nähe an! Der Ritter tritt unter dem Licht, das auf seine Rüstung fällt, plastisch hervor; darunter erscheinen weitere plastisch geformte Köpfe. Folglich ist es Masaccio, der hier arbeitet, deshalb gibt es Raum und Plastizität.

Ist es denn wirklich denkbar, daß Masolino – wie einige Kunstkritiker meinen – solche Formen geschaffen hat und dann zehn Jahre später in Castiglion d'Olona in einer Lünette von ungefähr gleicher Größe eine Taufe Christi (Abb. 63) ohne Raum und ohne Tiefe malt? Das dürfte wohl unmöglich sein.

Masolino ist der letzte gotische Floralist, Masaccio ist der erste unter den Künstlern des plastischen Stils, die aus dem Quattrocento hervorgegangen sind. Man kann diese beiden Künstler gar nicht verwechseln. Masaccio ist Giottos Nachfolger und ein Vor-

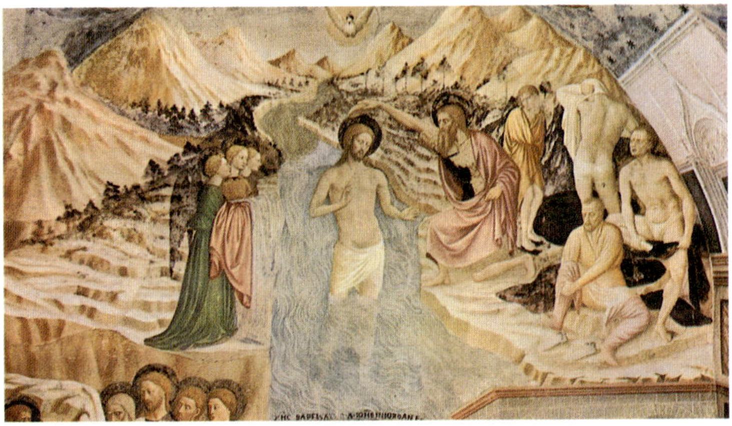
63 Masolino, *Taufe Christi*, Castiglione Olona, Baptisterium

läufer Michelangelos. Masolino ist die Frucht sienesischen Samens, der zufällig in florentinischer Erde aufgegangen ist.

Andrea del Castagno und die Erfindung der funktionalen Linie

Andrea del Castagno (circa von 1390 bis 1457)[11] könnte sich vielleicht folgendes gedacht haben: Masaccios Helldunkel erscheint mir übertrieben, viel zu ungestüm. Die Linie gefällt mir schon besser, aber mir reicht's endgültig mit den hauchdünnen Fäden und Schleifen und all diesem aufwendigen Blumendekor! Linie, ja – aber eine feste und prägnante Linie, die den Menschen als Menschen gestaltet und ihn nicht zu einem biegsamen Blütenstengel werden läßt. Eine Linie schließlich, die den Menschen mit seiner ganzen Energie zum Ausdruck bringt, ohne sich auf eine bloße Wiedergabe der Wirklichkeit zu beschränken. Möglicherweise könnte aus dieser Linie ein völlig neuer Stil hervorgehen, ein Stil nämlich, der in jedem Körper und in jeder Form gleichermaßen eben diese neue Vorstellung von allgegenwärtiger, unüberwindlicher Vitalität hervorheben, betonen und ausformen würde! Und daraufhin schuf er die *funktionale Linie*.

Nehmt zum Beispiel Pippo Spano (Abb. 64), den abenteuerlichen Söldnerführer; menschliche Energie springt aus diesem Werk förmlich heraus, ohne daß sie – wie bei Masaccio – durch ihre unerbittliche Schwere einen beinahe negativen Eindruck hervorrufen würde, im Gegenteil: gerade deswegen sage ich »springt heraus«, denn alles lebt hier von den Vibrationen der scharf gezeichneten, in höchstem Maße energischen Umrißlinien. Mit seiner Vitalität füllt dieser Körper mühelos die Rüstung bis zum Bersten aus – welche Aufwallungen, welche Kurvenlinien! Man könnte sagen, daß sich in der Linie des Doppelschwerts dieses Prinzip einer gewaltsamen Spannung ausprägt, daß sich darin die gesamte

11. Aufgrund des Katasters – Eintragung eines gewissen Andrea di Bartolomeo, der später mit Andrea del Castagno verwechselt wurde – hatte Milanesi das Geburtsjahr des Künstlers auf 1390 angesetzt. Dank der aufmerksamen Durchsicht der Dokumente wurde 1929 dieser Irrtum von Poggi entdeckt und das Geburtsjahr Andrea del Castagnos zunächst auf 1423 verschoben. Heute neigt man zu der Annahme, daß der Maler um 1421 geboren wurde.

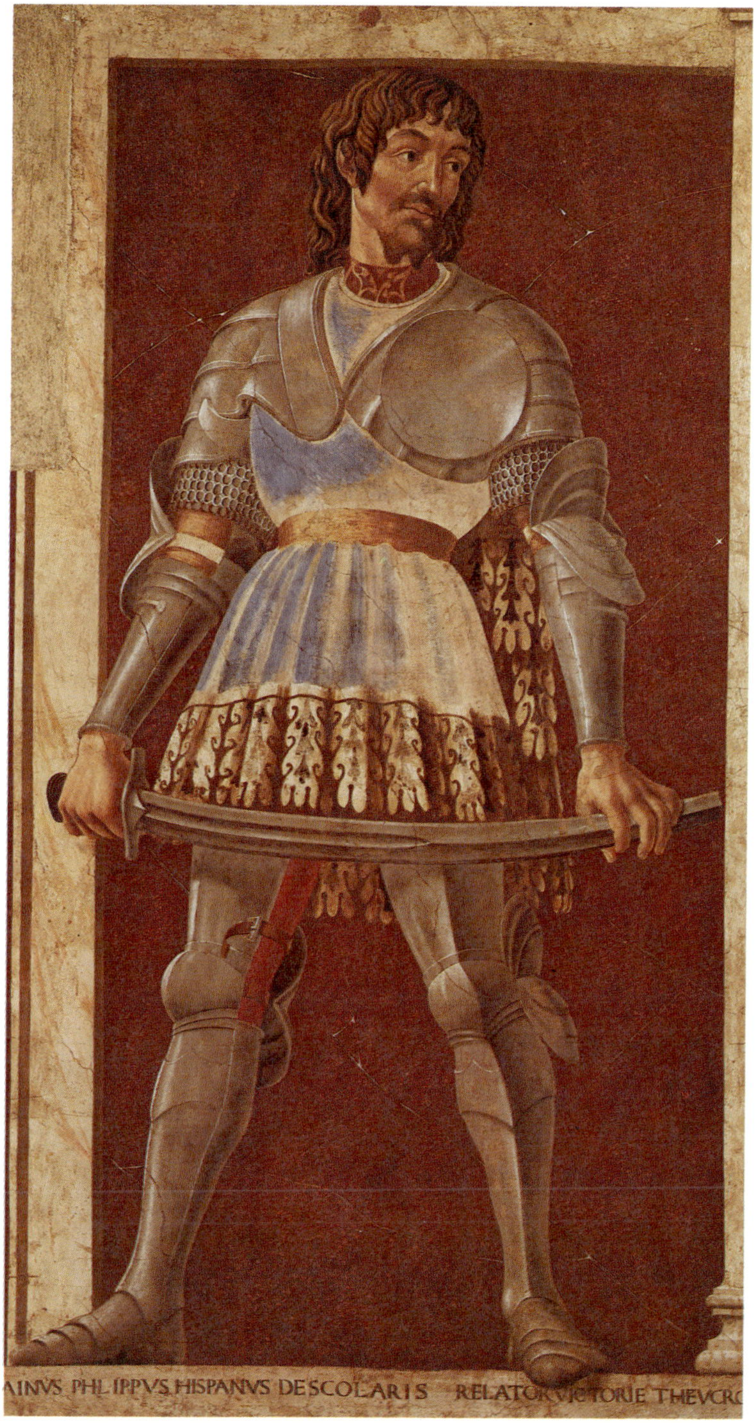

64 Andrea del Castagno,
Pippo Spano, Florenz, Uffizien

Bogenarchitektur des gestrafften Körpers symbolisiert. Und dann noch das Licht, das, anders als in Werken Masaccios, wo es die

Körper abmißt und zuschneidet, einzig und allein danach strebt, das Profil der Form mit einer leuchtenden, marginalen Arabeske hervorzuheben. (Betrachtet beispielsweise das rechte Bein!) Derselbe Stil prägt auch Kopf und Gesicht: die zerzausten Haarsträhnen, die drohend hervortretende, bleckende Wölbung des Kiefers, der gewölbte Schlitz des Mundes, die hakenförmigen Runzeln.

Um diese unerschöpfliche Energie zu gestalten, schreckt Andrea del Castagno auch nicht vor einer geradezu brutalen Beugung der menschlichen Umrißlinien zurück. Dies geschieht beispielsweise in dem Abendmahl von Sant'Apollonia in Florenz (Abb. 65). Bei den Gestalten aller Apostel und sogar bei Christus selbst findet sich dieselbe volkstümliche Derbheit wie bei Masaccio, die jedoch nicht durch ein plastisch durchformtes Helldunkel in den Gesichtszügen zum Ausdruck gebracht wird, sondern mittels einer scharf gestochenen Zeichnung der Profile, tiefer Falten und widerstrebender Verkürzungen: Wie das Leben und wie die Humanität möchten die Figuren von Andrea del Castagno unsere Sympathie wecken und dennoch als Kunst immer wieder zutiefst überzeugend wirken.

Seht daneben noch Castagnos Niccolò da Tolentino (Abb. 66) – das Pendant zu Giovanni Acuto von Paolo Uccello (Abb. 67) – an der Innenwand des Florentiner Doms. Der unmittelbare Vergleich von beiden Werken kann euch helfen, die wesentlichen Unterschiede zwischen der funktionalen Linie und der perspektivischen Synthese, wie sie Paolo Uccello begründet hat, besser zu verstehen. In Castagnos Reiterbild (Abb. 66) ist die Lichtquelle weniger bestimmend und dient vorwiegend dazu, sich derart in das verwirrende Linienspiel des modellierten Körpers zu versenken, daß die Muskeln und Sehnen des Streitrosses als eine Art Anatomie der oberflächlichen Arabeske hervortreten (besonders am Hinterbein). Das Pferd wendet uns wiehernd den Kopf zu, so daß sich weitere Rippenmuster unter der Haut bilden, die wiederum durch andere

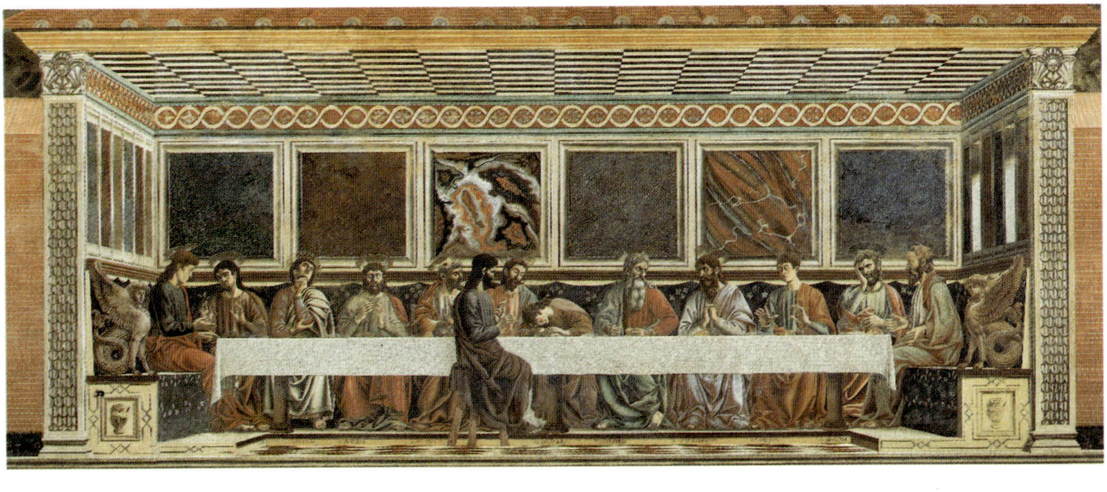

65 Andrea del Castagno, *Das letzte Abendmahl,* Florenz, Cenacolo di Sant'Apollonia

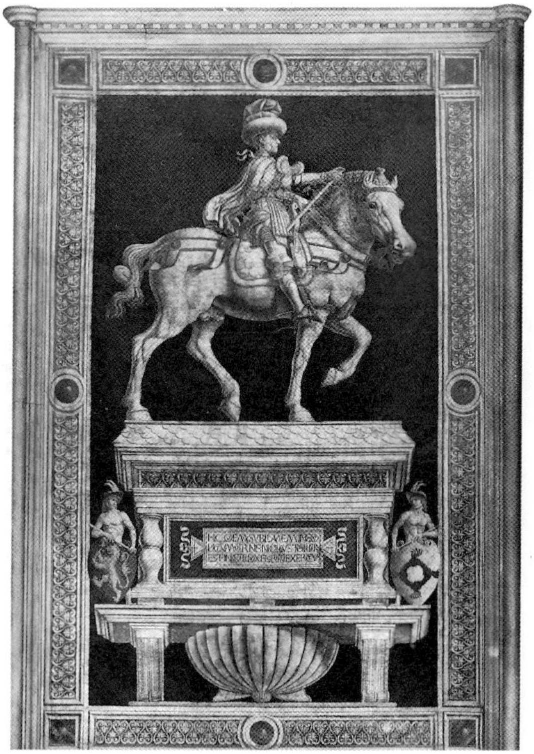

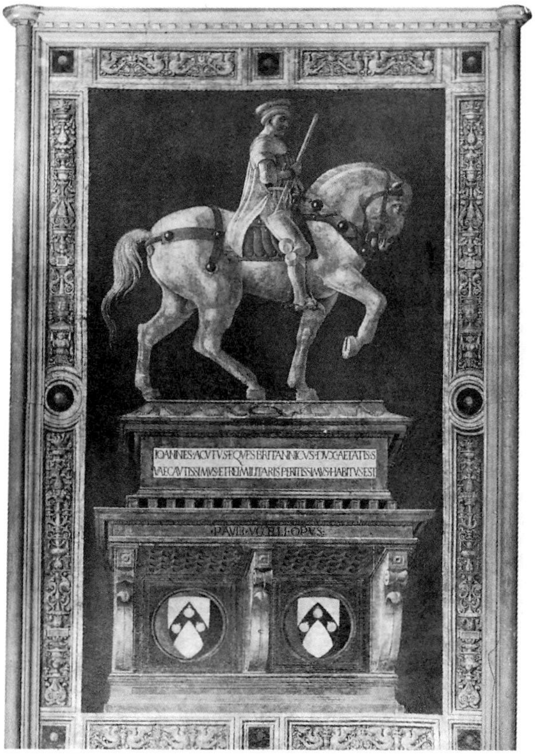
IOANNES·ACVTVS·EQVES·BRITANNICVS·DVX·AETATIS·S
VAE·CAVTISSIMVS·ET·REI·MILITARIS·PERITISSIMVS·HABITVS·EST
·PAVLI·VCELLI·OPVS·

66 Andrea del Castagno, *Reiterbildnis des Niccolò da Tolentino,* Florenz, Dom

67 Paolo Uccello, *Reiterbildnis des Giovanni Acuto (John Hawkwood),* Florenz, Dom

Linien ausgedrückt werden; und um den Eindruck einer fortlaufenden Bewegung noch zu verstärken, wird die Vorstellung suggeriert, daß es einen der Hinterhufe bereits angehoben habe. Schließlich ein weiteres geringfügiges Detail: der Schweif windet sich nervös, als ob das Tier versuchte, ihn aus dem festgeschnürten Knoten zu befreien. Der Tolentiner sitzt steif auf seinem Pferd, preßt energisch die ausgestreckten Beine in die Steigbügel, während sein Mäntelchen und seine Halsbinde lustig im Wind flattern; allerdings nicht, um auf diese Weise noch einen kalligraphischen Schnörkel anzufügen, denn – ihr könnt es deutlich sehen – beide behalten ihr Gewicht und Eigenleben und werden doch schon gleich wieder zusammenfallen.

Paolo Uccello und die Erfindung der perspektivischen Synthese aus Form und Farbe

Wenn ihr euch aber dem Giovanni Acuto von Paolo Uccello (1397 bis 1475) zuwendet (Abb. 67), werdet ihr bald bemerken, daß dieser Stil – abgesehen von einigen oberflächlichen Ähnlichkeiten – vielleicht größer, unbedingter, jedenfalls der Ausdrucksweise Andrea del Castagnos geradezu entgegengesetzt erscheint. Es gibt keine

Bewegung mehr, die sich dank der lebendigen funktionalen Linie vor unseren Augen abspielen könnte; vielmehr ist das Leben des Pferdes und das des Reiters in jenem kurzen Moment zwischen dem einen und dem anderen Schritt auf ewig angehalten worden. Weit davon entfernt, sich ungeduldig zu erheben, ruht der Pferdehuf unumstößlich fest auf dem Sockel, mit dem er nun vollkommen verwachsen ist – man hört noch das Echo der Lufterschütterung in dem darunterliegenden Hohlraum. Die gesamte Form von Pferd und Mensch wird mit einer klaren, scharf geschliffenen Klinge aus Licht herausgeschält, die sie wie Alabaster schneidet. Das Pferd wölbt seinen langgestreckten Körper zu kreisrunden Bögen, es wendet den Kopf nicht, sondern senkt ihn, bleibt damit der Ebene verhaftet, schafft eine gleichmäßige und einzige Bildfläche; Acuto sitzt unbeweglich im Sattel, sein Mäntelchen flattert nicht umher, sondern fällt glatt und vom Licht sauber ausgefeilt herab, um desto besser die unbewegliche Form des Körpers zu stützen.

Im Werk Andrea del Castagnos wird das Leben in seiner vorübergehenden Bewegung zum Ausdruck gebracht; bei Paolo Uccello gewinnt man den Eindruck einer verfestigten, unpersönlichen architektonischen Form. Es ist die perspektivische Form. Doch auf welchem Wege ist der Künstler zu ihr gelangt?

Erinnert euch zunächst an die *Ideen* und wendet euch daraufhin der Schlacht von Sant'Egidio zu (Abb. 68)[12], in der sich der Künstler selbst am deutlichsten ausdrückt. Welch einen phantastischen Eindruck muß dieses Bild in eurer visuellen Vorstellungswelt hinterlassen, sobald ihr euch in seine Betrachtung vertieft habt, zumal wenn ihr gerade erst damit begonnen habt, Kunstwerke eingehender zu betrachten. Der Raum, das merkt ihr sofort, wird mit um so größerer Sicherheit erobert, je mehr man die Anstrengung noch erkennen kann. Ihr seht freilich, daß sich der Raum noch nicht durch Helldunkeleffekte zur Geltung bringt, sondern allein durch die auf dem Boden liegenden, zersplitterten Lanzen, die zum zentral gelegten Fluchtpunkt der Perspektive zusammenlaufen, oder auch durch jene menschlichen Wesen oben auf den blaßgrünen Wiesenhängen, die sich unversehens in Ameisen verwandelt haben. Doch wie wird die Körperlichkeit der Einzelformen im Detail zum Ausdruck gebracht? Ganz gewiß nicht mit Hilfe des Chiaroscuro, das praktisch gar nicht existiert, sondern mit Hilfe subtiler Flächen, welche den Körperkonturen die unpersönliche Klarheit von Geraden oder außergewöhnlich weiten Kurvenlinien geben; und diese überzeugen uns wie von selbst, daß sie monumentale Formen umschließen. Seht euch einige Details etwas genauer an: beispielsweise die wie ausgestopft wirkenden Pferde, die zu alabasterfarbenen Flächen zersplittern. Bei dem Schimmel auf der linken Seite kann man deutlich sehen, daß die Hinterbeine und Hufe wie kubische

12. Das Schlachtenbild, auf das sich Longhi bezieht, gelangte im Jahre 1857 aus der Sammlung Lombardi Baldi, wo es als Schlacht von Sant'Egidio verzeichnet war, in die Londoner National Gallery; das Bild war demnach irrtümlich als Darstellung der Schlacht zwischen Carlo Malatesta und Braccio da Montone und somit als eines jener Schlachtenbilder der Casa Bartolini angesehen worden, die von Vasari erwähnt werden. In Wirklichkeit handelt es sich jedoch um eines der drei Bilder, welche die Schlacht von San Romano darstellen und in dem Inventar von Lorenzo il Magnifico aus dem Jahre 1492 aufgelistet sind (die beiden anderen befinden sich in den Uffizien und im Louvre).

Formen von je einer beleuchteten und einer schattigen kleinen Fläche zerschnitten werden.

Ihr werdet mich vielleicht fragen, worauf diese Bemühungen eigentlich abzielen, die Form in ein quasi geometrisches Schema einzuschließen. In Wirklichkeit habe ich diese Frage bereits beantwortet, als ich davon sprach, welch tiefe und lyrische Empfindungen aus einem gleichmäßigen Formgebilde hervorgehen – wenn man nämlich die ganze Welt so betrachtet, daß sie sich auf einen architektonischen Imperativ reduziert. Und ich füge noch hinzu: in einzelnen Fällen manifestiert sich darin auch die Tendenz zu einer Art Besitzergreifung, zur stilistischen Vereinheitlichung gegenüber der elementaren Vielfalt der sichtbaren Welt, wie sie durch die einfache Linie – gleichviel ob floral oder funktional – niemals möglich wäre.

Und in der Tat: wenn ihr einmal aufrichtig euren Geschmack hinterfragt, werdet ihr nicht leugnen können, daß euch diese Schlacht von Sant'Egidio Eindrücke vermittelt, die über die Form hinausgehen und sich der Farbe – und zwar einer großartigen Farbe – verdanken. Es handelt sich hier um die vollständige Skala der wunderbaren gotischen (und byzantinischen) Tinten, die aber nicht mehr – wie etwa bei Simone Martini – zu feinen linearen Rinnsalen aufgeteilt und verdünnt werden, sondern die jetzt – ihr habt es vor Augen! – innerhalb der klaren perspektivischen Konturen als plattierte Farbzonen und -streifen sich miteinander verbinden und ausbreiten. Und ihr wißt nun auch, daß die perspekti-

68 Paolo Uccello,
Die Schlacht von San Romano,
London, National Gallery

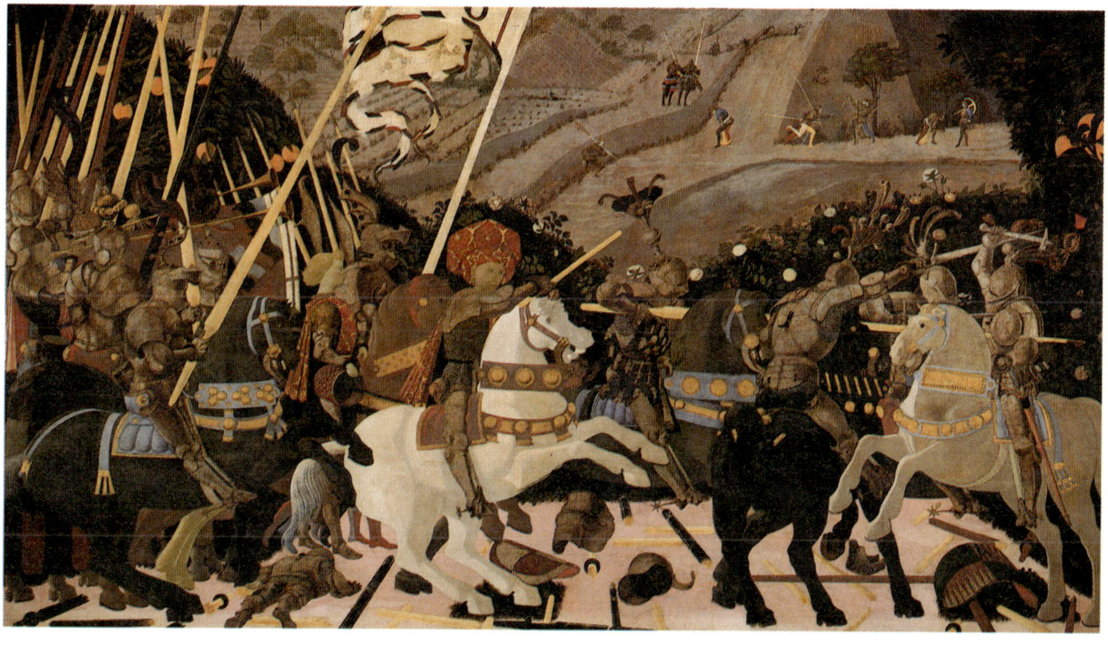

vische Kontur keine Linie mehr ist, sondern die äußerste Grenze eines sich drehenden Körpers auf einer regelmäßigen Oberfläche darstellt. Aus diesem Grund vermittelt uns die Schlacht von Sant'Egidio zum ersten Mal in der italienischen Kunst die Freude einer mit byzantinischen Farben gewirkten Tapisserie, ohne jedoch unseren Genuß durch die Unzulänglichkeit der Formen zu beeinträchtigen. Erfreut euch also, wenn ihr jetzt dazu in der Lage seid, an dieser wundervollen Synthese.

Genießt diese im tiefen Kristall des perspektivischen Raums eingebundene Form: diese abgebrochenen und für immer ausgesetzten Gesten, diese Welt, die von einem Moment zum anderen von dem Zauber der Perspektive gebannt worden und erstarrt ist. Und wenn ihr schließlich davon überzeugt seid, daß die farbliche Komposition eines Bildes unabhängig von der objektiven Wiedergabe realer Farben existieren kann, werdet ihr, wie ich hoffe, auch diese phantastische Morgendämmerung der venezianischen Malerei bewundern, wo sich vor dem Gestänge abgeflachter Lanzen – wie Kanäle aus flüssigem Gold, aus geschmolzenem rotem Wachs –, vor dieser dichten, mit dekorativen Medaillen aus Goldorangen besetzten Hecke größere, weitläufige Farbzonen ausbreiten: Pferde aus durchscheinendem Alabaster, Pferde, die so grün wie die Wiesen im Hintergrund oder so blau wie der Himmel über dem Horizont sind und denen sich ihre magisch blauen Geschirre eingeprägt haben, aus denen euch goldene Beschläge und Perlmutt entgegenblinken. Und vergeßt vor allem nicht – ich bestehe darauf! – jenes wundervolle Pferd aus Schwefel. Einfachere und noch klarere Beispiele für die perspektivische Stilrichtung bieten die Szenen auf der Predella, wo Paolo Uccello die Geschichte der gestohlenen Hostie erzählt: wie sie von dem Juden entweiht, wie nach der Entdeckung des Verbrechens die Hostie in einer Prozession zurückgetragen und erneut geweiht wird und wie schließlich Engel den zum Tode verurteilten Juden mit hitzigem

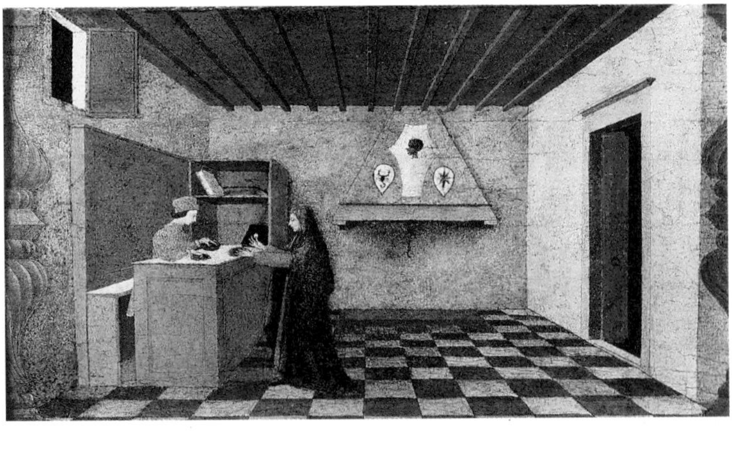

69 Paolo Uccello, *Hostienpredella*, linke Szene, Urbino, Palazzo Ducale

Eifer der Fürsorge der Teufel anempfehlen.[13] (Ich erzähle euch hier deshalb zum ersten und einzigen Mal etwas über den Bildgegenstand, um verständlich zu machen, daß schon in der Wahl dieses Sujets eine Erinnerung an die Zeit der Gotik zum Ausdruck kommt, die einen episodischen Charakter bevorzugt hat, um – nicht zuletzt auch religiöse Themen – erzählen zu können). Was aber die Kunst betrifft, so seht selbst: die Art und Qualität der von den Bodenfliesen und Deckenbalken zugeschnittenen Innenräume mit ihrer schematischen Perspektive (Abb. 69) oder auch der Landschaften, die zum letzten Mal von einem gotischen Mond beschienen werden und damit die schematischen Konturen der Stoffe und Gewänder in ihrer wiedererwachten mittelalterlichen Prachtentfaltung hervortreten lassen. Allerdings müßt ihr dabei berücksichtigen, daß hier nicht die Größe monumentaler Formen gefragt ist, die Paolo Uccello in der Schlacht von Sant'Egidio (Abb. 68) anstrebt.

Auf diese Weise also hat Paolo Uccello bei seinen leidenschaftlichen Versuchen – wenn auch mit einer gewissen Naivität – der vollkommenen Synthese von Form und Farbe den Boden bereitet und damit dem einzigen Stil, bei dem wir in einem Atemzug alle möglichen sichtbaren Erscheinungen in ihrer künstlerischen Gestaltung genießen; insofern versteht ihr auch, daß der zuvor erwähnte Andrea del Castagno, als er in dem Abendmahl von Sant'Apollonia (Abb. 65) die Decke und Wände geometrisch aufteilte und sie mit großen Marmorverblendungen ausstattete, ebenfalls perspektivische Ziele verfolgte. Bedauerlicherweise hatte er nicht den Mut, die Anforderungen an Raum und Räumlichkeit auch auf die menschliche Form anzuwenden, denn offensichtlich leben und bewegen sich in diesem perspektivischen Raum Individuen, die mittels der funktionalen Linie zum Ausdruck gebracht werden.

Ein weiterer Künstler, der als Zeitgenosse und seines künstlerischen Anspruchs wegen neben Paolo Uccello und Andrea del Castagno gestellt werden muß, ist Domenico Veneziano (1400-1461).

Domenico Veneziano

Auf dem Altarbild der Uffizien (Abb. 70) könnt ihr verfolgen, wie sich die vollkommen oberflächliche gotische Dreiteilung des Triptychons auf dem Wege der Perspektive in eine Dreiteilung des Raums, mithin in Raumtiefe, verwandelt hat. Und dennoch bewirken die klare, helle Farbigkeit (nämlich der Verzicht auf Helldunkeleffekte) und die einfache perspektivische Abmessung, daß die entferntesten, sorgfältig mit zarten und transparenten Farben überzogenen Teile des Bildes als Farbe mit den vordersten Partien korrespondieren. Wenn ihr nun nach der Architektur die Figuren anschaut, bemerkt ihr auf den ersten Blick, daß auch Domenico

13. Anm. d. Übers.: Offensichtlich ein Mißverständnis: In dem letzten Bild des Zyklus, auf das Longhi hier anspielt, wird nicht der Jude den Teufeln überantwortet; dargestellt ist der aufgebahrte Leichnam jener Frau, die dem Juden die Hostie verkauft hatte und deren reuige Seele durch Fürsprache der Engel vor dem Zugriff der Hölle geschützt wird.

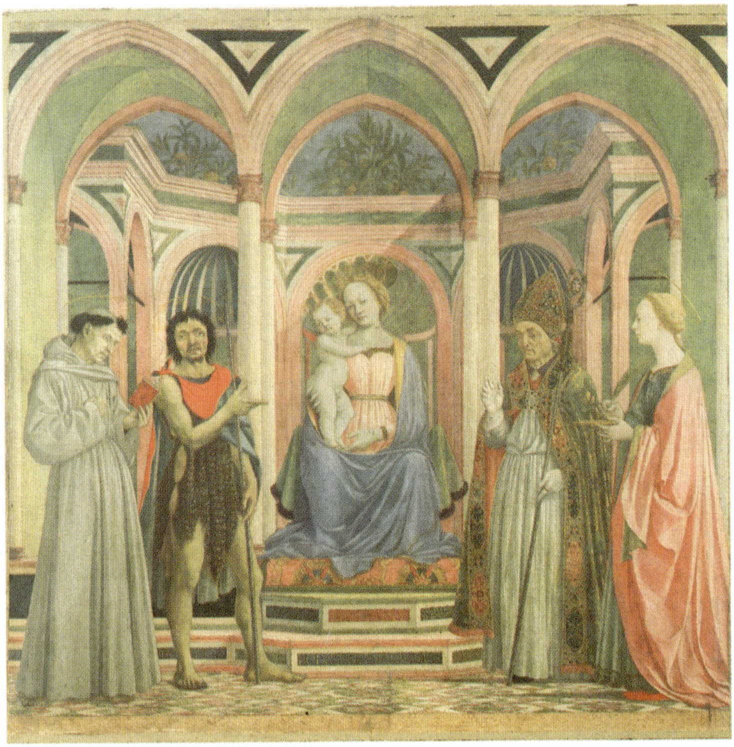

70 Domenico Veneziano, *Sacra Conversazione* (Mittelteil des Altars von Santa Lucia dei Magnoli), Florenz, Uffizien

Veneziano – ebenso wie Andrea del Castagno – der Mut zu monumentaler Gestaltung fehlte, und zwar auch deshalb, weil seine Neigung zu einer durchdringenden Psychologie jener verfeinerten, blutleeren, durchweg spirituellen Figuren sich gar nicht anders hätte realisieren können, als dies tatsächlich in seinen Bildern geschieht, nämlich mit Hilfe der Linie, die bei ihm zwischen der floralen und der funktionalen Linie verläuft, sich dabei jedoch häufiger der letzteren nähert, ohne allerdings die gewaltsamen Krümmungen und Drehungen Andrea del Castagnos zu übernehmen (was euch verdeutlichen sollte, daß ein und derselbe Stil in tausend Schattierungen auftreten kann, dies sogar das eine oder andere Mal bei derselben Künstlerpersönlichkeit).

In dem Martyrium der heiligen Lucia in Berlin (Abb. 71) ist die perspektivische Gestaltung naiver und genügt ihm offenbar dennoch, um die Heilige und ihren Scharfrichter – der genauso sanft und freundlich ist wie sie selbst – wie ein Schmuckstück in das gezuckerte Rosa des Mäuerchens einzufassen, welches seinerseits das Grün der Zypressen mit seinen Festons schmückt.

Denkt auch an das Portrait eines jungen Mädchens in Berlin[14], wo eine durch unmerkliche Abstufungen gewonnene Modellierung des Gesichts dem tiefblauen Himmel helle, ausgebleichte Fleischtöne aufprägt, während die Umrißlinie – so fein sie auch

14. Anm. d. Übers.: Gemeint ist das heute allgemein Antonio del Pollaiolo zugeschriebene Profilbildnis einer jungen Frau in der Berliner Gemäldegalerie.

gezeichnet ist – dennoch alles Leben, alle Energie, zu der jene zarte Erscheinung des Mädchens fähig ist, aus ihrem Inneren abzieht.

Wenn ich bei unserem Überblick über das Trecento zunächst von Giotto und dann von Simone Martini und nun in der Diskussion des frühen Quattrocento von Masaccio, von Andrea del Castagno und Paolo Uccello gesprochen habe, so ist dies keinesfalls als eine Verbeugung gegenüber dem gemeinhin üblichen Standpunkt sogenannter Historiker zu verstehen, die sich von den äußerlichen, zeitgleichen oder aufeinanderfolgenden Daten der Chronologie kommandieren lassen, um ihre Notariatshandbücher zusammenzustückeln. Vielmehr habe ich euch die Anfänge der unterschiedlichsten Stile gleichzeitig vor Augen führen wollen, da ein unmittelbarer Vergleich ein tieferes Verständnis ermöglicht.

Doch damit ist jetzt die Epoche der großen Initiatoren abgeschlossen; und da nunmehr die überragenden alten Meister der Welt der Malerei ihre großen Werke hinterlassen haben, aus denen sich dann auf den unterschiedlichsten Wegen auch die moderne Kunst herleitet, (denn ich kann euch versichern, daß – um ein ungefähres Datum zu nennen – nach 1420 keine künstlerische Idee mehr aus dem Nichts erfunden wurde), glaube ich also, eine andere und – wie ich meine – eine klarere und somit dem besseren Verständnis dienende Einteilung vornehmen zu müssen. Ich werde im weiteren Verlauf – und zwar so kurz und bündig, wie es aus mehreren Gründen unvermeidlich ist – separat die Entwick-

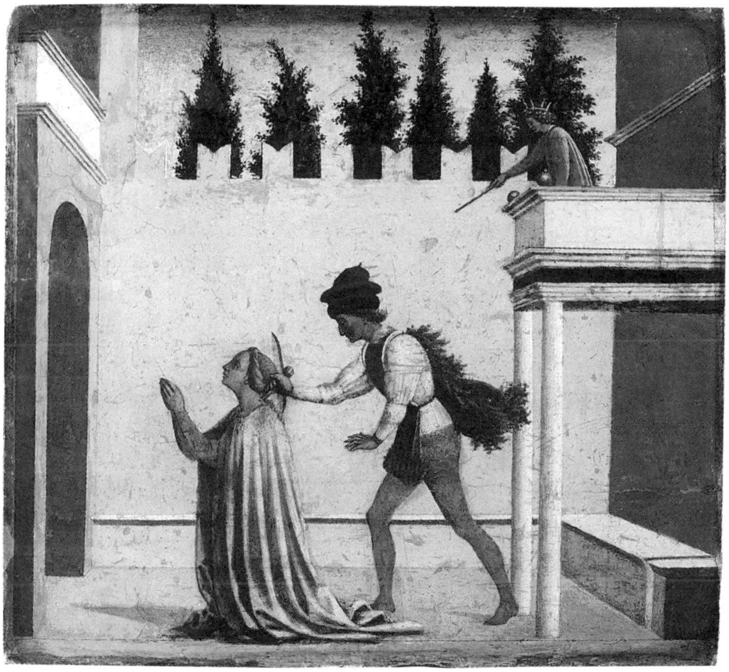

71 Domenico Veneziano, *Das Martyrium der heiligen Lucia,* Berlin, Staatliche Museen Preußischer Kulturbesitz, Gemäldegalerie

lung zunächst der *plastischen* Richtung, danach die der *funktionalen* Linie bis zu ihrer teilweisen Verschmelzung in der florentinischen Kunst des 16. Jahrhunderts, insbesondere bei Leonardo und Michelangelo, verfolgen und schließlich die Geschichte der *synthetischen Perspektive* ansprechen, die in ihrer venezianischen Umformung zweifellos eine weitaus fruchtbarere Vitalität als die beiden früheren Tendenzen entfaltet und noch die jüngste große Blüte moderner Kunst in der französischen Malerei zwischen 1860 und 1900 vorbereiten sollte.

Doch wie alles im Leben ist die Geschichte eben keine in sich geschlossene, alles verschmelzende organische Entwicklung; man sollte daher besser nicht versuchen, sie darauf zu reduzieren, sofern man nicht Gefahr laufen will, die Historie in ein willkürliches und mit Vorurteilen behaftetes Konstrukt zu verwandeln. Bevor ich euch die Entwicklung der plastischen Richtung erkläre, möchte ich – damit nicht Künstler von allzu großem Verdienst hier wortlos übergangen werden – darauf hinweisen, daß nach den Schöpfungen des frühen Quattrocento in Florenz oder sogar fast gleichzeitig weitere florentinische Künstler auftreten, die unsicher zwischen den verschiedenen Tendenzen schwanken, aber aufgrund ihres unbefangenen Eifers und ihrer Leidenschaft zu wertvoll erscheinen, um in Vergessenheit zu geraten. Darum nun einige Worte über

Unentschlossene Künstler der ersten Hälfte des 15. Jahrhunderts in Florenz: Fra Angelico, Francesco Pesellino, Filippo Lippi

Auch Fra Angelico gehört zu diesen verzagten Malern, die sich nicht dazu durchringen können, Partei zu ergreifen. Er versteht sich – ihr seht es – auf alles gleichermaßen: Er liebt die lebhaften und zarten gotischen Farben viel zu sehr, um auf sie verzichten zu können, und macht bisweilen wundervollen Gebrauch davon; auf der anderen Seite schätzt Angelico die Schönheit der Schnörkel, Locken, Röllchen – eben jene florale Wellenlinie, welche die leichten Gewänder der Sienesen kennzeichnet – und bedient sich ihrer, wenn auch nur in geringem Maße, immer wieder. Doch ebensosehr gefällt ihm das Wunder des Chiaroscuro: mitanzusehen, wie ein kleines Türmchen mit etwas schwarzer Farbe am Rand daraufhin rund erscheint – wie könnte man sich einem solchen Effekt entziehen? Und so will er auch diesem neuen Geheimnis ein wenig auf die Spur kommen. Und dann erst die Perspektive: mit den Augen zu verfolgen, wie ein Haus mit Hilfe zweier Linien, die sich berühren wollen, immer kleiner wird, so groß es vorher auch gewesen sein mag! Welch ein Vergnügen, gerade nur soviel davon aufzugreifen, daß es ausreicht, innerhalb eines solchen Bildraumes ein anmutiges Märchen zu erzählen! Genau so begreift

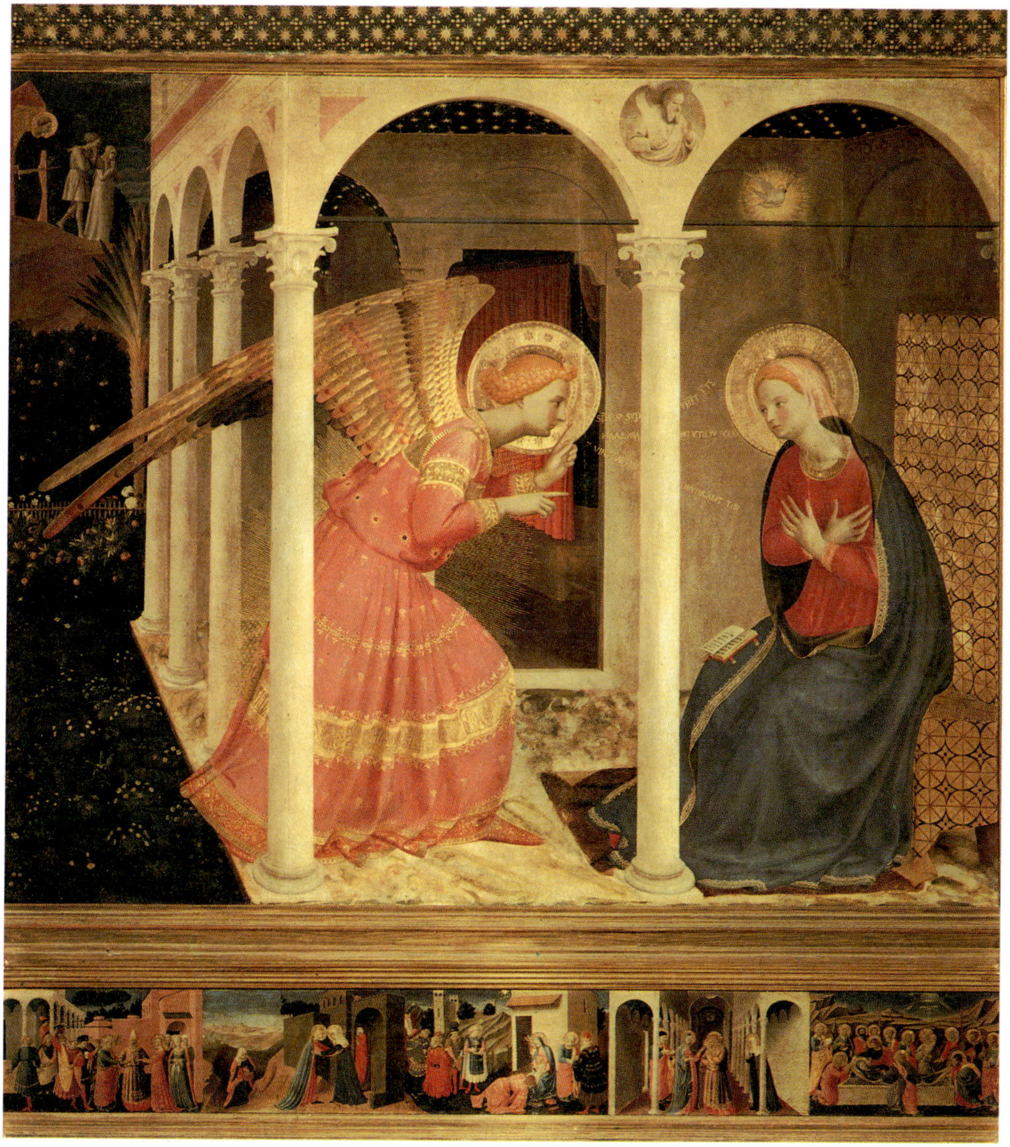

72 Fra Angelico, *Verkündigung*, Cortona, Museo Diocesano

Fra Angelico die großen künstlerischen Bestrebungen seiner Zeit. Und wir lieben den großen Stil allzusehr, um seine Werke neben jene Meisterwerke zu stellen, die aus einem Guß gefertigt sind und deren Wert in der Einzigartigkeit ihrer Darstellung besteht; wir sind aber auch kindlich genug, um immer dann zu Angelico flüchten zu wollen, wenn uns das Leben ermüdet, uns die große Kunst mit ihrer gebieterischen Absolutheit erdrückt und wir ebendieses Bedürfnis nach Leben und einer reizvollen Märchenerzählung verspüren, mit ein wenig Kunst geschmückt, mit irgendwelchen schönen Farben und irgendeiner hübschen, aber sicheren Form.

Gleich einige Beispiele. Beginnen wir mit der Verkündigung in Cortona (Abb. 72): eine floral geschwungene Linie an den Flügeln des Engels, ein rosa entflammtes Gesicht, ein Körper, der uns durch das – an den Hüften betonte – Herabfallen der Tunika den Eindruck einer gewissen Festigkeit und Schwere zu vermitteln sucht, ein kleiner Arkadengang aus Zuckerguß mit seiner reizvoll übertriebenen Perspektive, schließlich die gotische Nacht im Märchenland, wo Adam und Eva mit dem Engel die Vertreibung aus dem Paradies spielen.

Die beiden Marienkrönungen hingegen zeigen einen geradezu infantilen Widerspruch zwischen der anspruchsvollen perspektivischen Festlichkeit der Komposition – der Thron, die Stufen, Fußboden – und den köstlichen kleinen Personen, die eifrig darum bemüht sind, sich ebenfalls ordentlich in der Reihe aufzustellen und ihre Gesten und Bewegungen im Moment anzuhalten. Wenn ihr euch mit Piero della Francesca beschäftigt, werdet ihr bemerken, daß die Rückenfigur der Heiligen am unteren Bildrand eigentlich von ihm stammen könnte, wäre sie hier nicht gleichsam auf ein familiäres Maß reduziert.

In dem Martyrium der Heiligen Kosmas und Damian (Abb. 73) zeigt sich Masaccios Sinn für Plastizität, wie ihn ein Kind auffassen würde: Au ja, – mit Fingern Täler und Berge aus brauner Hefe kneten, ein Salzschlößchen darauf setzen, ohne Straßen, die hinaufführen, und daneben eigenhändig Zypressen in die Erde pflanzen! Und alles in allem ist es ja auch eine ganz niedliche Enthauptung!

In den Fresken der Cappella Niccolina im Vatikan (1450–1455) – Angelicos letztem Werk – faßt er all seine künstlerischen Kräfte

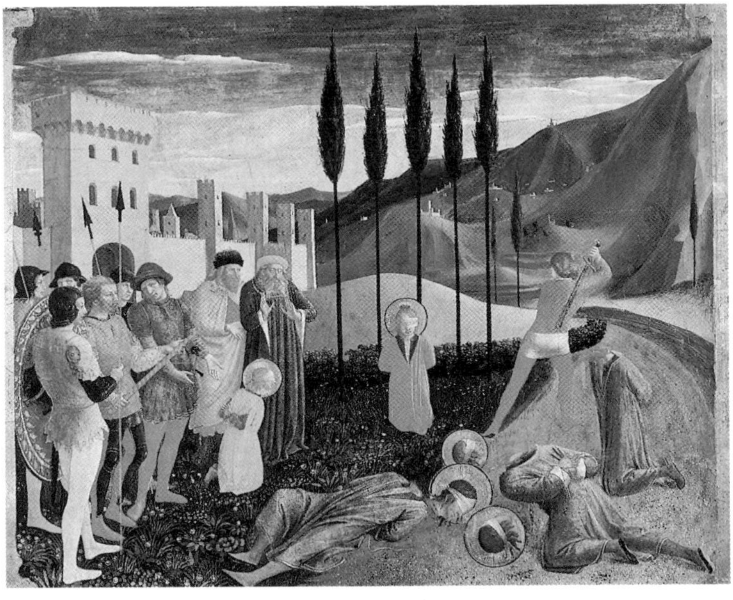

73 Fra Angelico, *Enthauptung der heiligen Cosmas und Damian*, Paris, Louvre

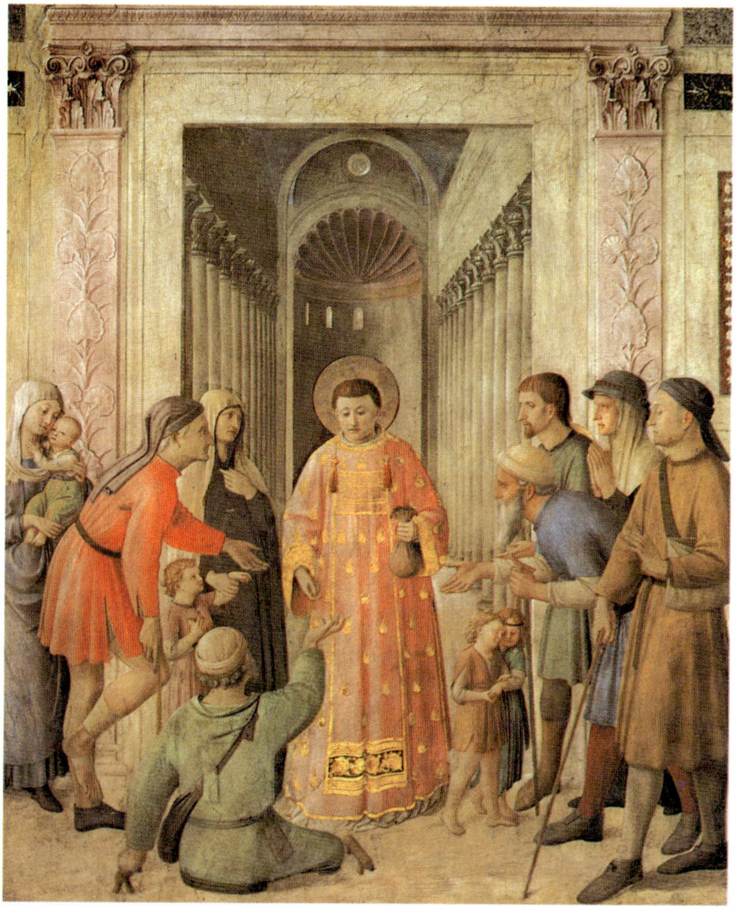

74 Fra Angelico,
Der heilige Laurentius verteilt Almosen,
Vatikanische Museen,
Kapelle Nikolaus' V.

zusammen. Er demonstriert uns mit aller Deutlichkeit, daß sein Hintergrund vor allem farblicher Hintergrund ist, reihum werden die einzelnen Felder in Blau, Rot, Violett eingefärbt. Darüber hinaus tendiert auch die Kontur der menschlichen Formen zur Synthese, um auf diese Weise der Farbe einen größeren Spielraum und somit auch größere Entfaltungsmöglichkeiten zu geben. Statt aber wirklich synthetisch zu werden, gewinnt seine Umrißlinie allenfalls summarischen Charakter. Ihr müßt nur einmal jenen Waffenknecht genauer anschauen, der an die vermauerte Tür schlägt: köstlich ist zweifelsohne die Farbe der roten Strümpfe und der ebenfalls roten, blank polierten Kappe auf seinem Kopf oder seiner kurzen grünen Tunika, doch als Körper hat die Gestalt keine wirklich überzeugende Existenz.

Die Szene mit dem heiligen Laurentius, der Almosen an die Armen verteilt (Abb. 74), beweist einmal mehr, daß Angelico seine Liebe zur Anekdote, zur realistischen Weitschweifigkeit, wie er sie von den späten Floralisten gelernt hat, niemals aufgegeben hat.

Schließlich berücksichtigt noch die beiden kindlichen Meisterwerke der Pinacoteca Vaticana mit den Geschichten des Heiligen Nikolaus von Bari: alle künstlerischen Tendenzen werden hier einen Augenblick lang im Gleichgewicht gehalten, verdichten sich zu dem vergoldeten Traum eines kindlichen Malers. Aber wir haben darüber schon mündlich gesprochen, und ich will mich hier nicht unnötig wiederholen.

Dieselbe oberflächliche Auffassung der plastischen Richtung führt Francesco Pesellino zu einer romantischen Expressivität, die kaum weniger reizvoll als diejenige Fra Angelicos ist. Es sind sanfte oder auch sanft dargestellte Begebenheiten, die sich in den ebenso zauberhaften wie unbedeutenden imaginären Winterlandschaften mit ihren verlassenen Höhlungen ereignen.

Einen zweifelsohne sehr viel robusteren Maler als die beiden vorangegangenen habe ich mir bis zum Schluß aufgespart, um euch besser auf den Übergang sowohl zur Entwicklung der plastischen Richtung als auch der funktionalen Linie vorzubereiten: Filippo Lippi (1406–1469).

Im Grunde genommen hat seine scheinbare Ausdrucksstärke weniger künstlerischen als psychologischen Charakter und ist nichts anderes als ein Reflex seines realen Temperaments; von seiner groben, ungeschliffenen Persönlichkeit ist in vielen bekannten Anekdoten die Rede, die euch vielleicht deprimieren (oder womöglich erheitern) würden, die ich allerdings jetzt nicht erzählen werde, um euch mit derartigen biographischen Bagatellen nicht von der Betrachtung seiner Werke abzulenken, deren künstlerische Unentschiedenheit ihr an den folgenden Beispielen selbst feststellen werdet.

Die Gruppe der sechs Heiligen in der Londoner Lünette wird durch eine schwächliche Linie gotischer Machart harmonisiert, und ebenso gotisch ist die Farbe des Amarant und des Violett.

An der Madonna mit Kind zeigt sich eine nahezu organische Linie, die aber von der Plastizität eines allzu massiven Kinderkopfes abgelenkt wird.

An dem Engel, welcher der Jungfrau ihren baldigen Tod verkündet, ist der Lichteinfall Masaccios deutlich zu erkennen, der jedoch in einem Bild, das noch von den zarten Typisierungen und den episodischen Neigungen gotischer Herkunft geprägt ist, wenig am Platz erscheint.

In der Marienkrönung der Florentiner Accademia hingegen wird der Gesamteindruck einer – wie bei Masaccio – aus dem Chiaroscuro gewonnenen Plastizität durch die Dreiteilung des Rahmens verdorben, der – wie ihr unmittelbar erkennen könnt – in diesem Fall alles andere als organisch wirken muß.

Die Marienkrönung des Vatikans hat dieselbe oberflächliche gotische Dreiteilung; die in Chiaroscuro gestalteten Figuren werden durch die schlecht abgestimmten Farbtönungen, die hier und da im Übermaß aufgetragen sind, geradezu zerrissen: etwa das Blau, das der Figur Christi jegliche Plastizität entzieht.

Doch wollen wir noch auf seine besten Werke zu sprechen kommen. In der Madonna mit Kind und zwei Engeln aus den Uffizien (Abb. 75) gewinnt glücklicherweise ein Element die Oberhand: die funktionale Linie, die somit dem gesamten Werk einen einheitlichen Charakter zu geben vermag.

Bei dem Tanz der Salome (auf einem Fresko in Prato) (Abb. 76) seht ihr, wie die Linie in der Bewegung der Glieder und der durchsichtigen Gewänder so sehr akzentuiert und herausgearbeitet wird, daß sie vollkommen hinreichen würde, um diesem tanzenden Körper künstlerische Substanz zu geben; Filippo Lippi in seiner gewohnten geistigen Mittelmäßigkeit jedoch meint nun unbedingt noch Helldunkel hinzufügen zu müssen, was dazu führt, daß die Linie bekleckst und verschleiert erscheint. Wenn ihr euch aber vorstellt, daß sich dieser Rauch einmal verzieht, könnt ihr in der klaren Luft jene fliegenden Gewänder als Vorspiel zu den vibrierenden Schleiern Botticellis ausmachen, dessen Lehrmeister – und hier lohnt es sich wirklich, ausdrücklich darauf hinzuweisen – eben Filippo Lippi gewesen ist.

Laßt uns nun einige höchst berühmte Namen übergehen – beispielsweise Benozzo Gozzoli, einen überaus vulgären Nachfolger Fra Angelicos, der allein deswegen Berühmtheit erlangt hat, weil er in der Kapelle des Palazzo Medici-Riccardi in Florenz zahlreiche Personen aus dem Umkreis des Mediceer Hofs portraitiert, sie in den Zug der Heiligen Drei Könige eingepfercht und darüber hinaus im Camposanto von Pisa Fresken mit noch weitaus trivialeren Episoden hinterlassen hat. Ohne uns damit weiter aufzuhalten, wenden wir uns jetzt der Entwicklungsgeschichte der drei großen Stilrichtungen zu, die mit Masaccio, Andrea del Castagno und Paolo Uccello einsetzen. Reden wir zunächst von der

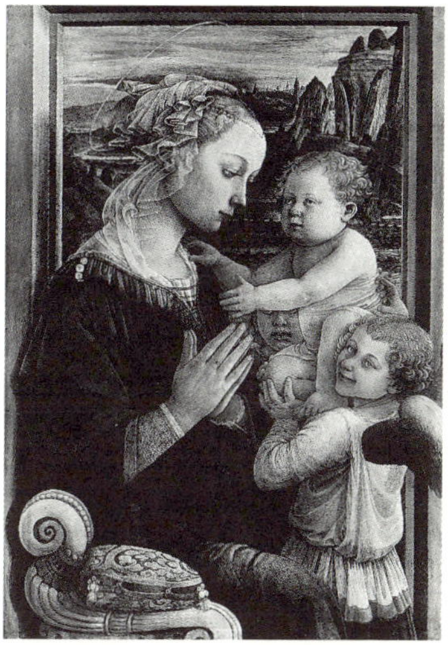

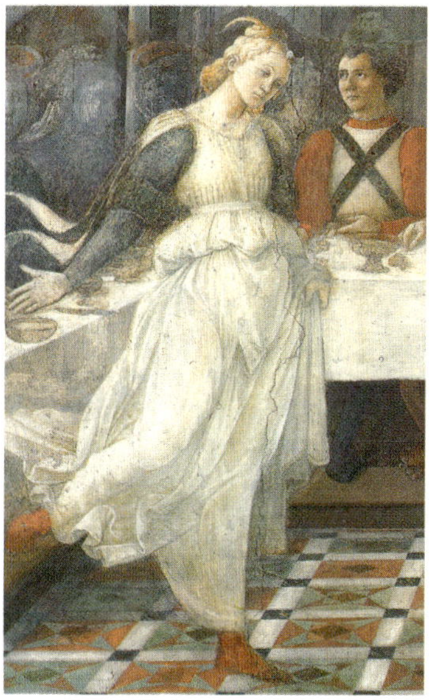

75 Filippo Lippi, *Madonna mit Kind,* Florenz, Uffizien

76 Filippo Lippi, *Tanz der Salome,* Detail, Prato, Dom, Hauptchorkapelle

Entwicklung des plastischen Stils

Vielleicht sollte man besser gleich sagen, daß die Tradition plastischer Utopie, wie sie zunächst von Giotto und ein Jahrhundert später von Masaccio ins Bild eingebracht worden war, über längere Zeit keinen bedeutenden Künstler verzeichnen konnte und erst wieder gegen Ende des Quattrocento von Michelangelo aufgegriffen wurde, der ihr kraft der Verbindung mit der funktionalen Linie neuen Ausdruck verlieh.

Wir haben bereits gesehen, wie Filippo Lippi die plastischen Ideen Masaccios nur zur Hälfte verstand und damit bloß die unvermeidliche Ordnung der dreigeteilten, von altertümlichen, gotischen Rahmen eingefaßten Kompositionen unversehens durcheinanderbrachte; der erwähnte Benozzo Gozzoli hingegen hat aus dem von Masaccio erdachten Kompositionsschema jener Massen, die beidseitig an den Rändern der Szenerie diese im Gleichgewicht halten, den schlechtesten Nutzen gezogen. Und schließlich tritt noch ein weiterer Künstler hinzu, der angeblich die Tradition Masaccios – wiewohl etwas verspätet – mit neuem Leben füllt, sie in Wirklichkeit aber auf grobschlächtigste Weise vulgarisiert. Ich erwähne ihn überhaupt nur deswegen, weil sein Name euch bekannt sein dürfte und ihr euch vielleicht ein wenig wundern könnt, daß ich nicht weiter auf ihn eingehe: Gemeint ist Domenico Ghirlandaio (1449–1494). Ich betone es noch einmal: Er vulgarisiert Masaccio, er macht dessen Kunst in der Tat vulgär. Ich erwarte übrigens nicht, daß ihr einem so definitiven Urteil zustimmen werdet; eine absolute Verdammung ist auch gar nicht beabsichtigt. Ich möchte euch nur warnen: vor seiner Leichtfertigkeit, vor seiner dreisten Schaffensfreude und vor seinem Realismus.

Was auch immer man Gutes in seinen Bildern finden wird – es stammt von Masaccio; alles übrige ist Ghirlandajos eigenes Werk. Und um dieses zu charakterisieren, genügt seine eigene Bemerkung: »Ich fühle mich imstande, innerhalb eines Monats sämtliche Mauern von Florenz mit Fresken zu versehen.« Wenn man ihn nur gelassen hätte, wäre ihm das auch gelungen. Statt dessen begnügte er sich damit, die Chorwände von Santa Maria Novella und zahlreiche andere in Florenz, darüber hinaus noch einen Teil der Sixtinischen Kapelle mit Farben zu bedecken. Sein Rezept ist folgendes: Man nehme ein leeres Rechteck und gebe zwei gebirgige Massen hinein, die rechts und links mit Chiaroscuro ihr Volumen bekommen. Auf dem Hintergrund verteile man alle übrigen Mas-

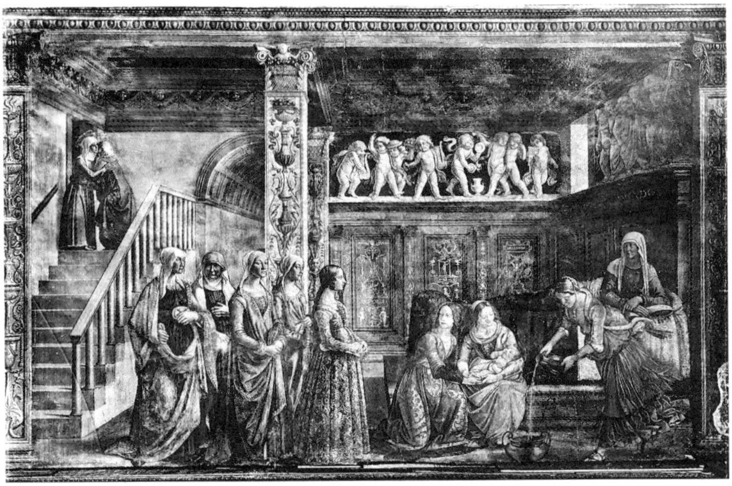

77 Domenico Ghirlandaio, *Geburt Mariae,* Florenz, Santa Maria Novella, Hauptchorkapelle

sen, verrühre die dicht zusammengedrängten Personen mit soviel Chiaroscuro, bis jede dieser Figuren einen flüchtigen Eindruck von plastischer Existenz vermittelt, und gebe nun acht, daß nicht durch zuviel Körperlichkeit die Wirkung der einzelnen Portraits beeinträchtigt werde. Und was besonders traurig ist: die unvermeidliche Brutalität der von Masaccio ausgewählten Menschentypen wird als Realismus mißverstanden, und das bedeutet hier: photographischer Realismus. Und somit werden nun Portraits eingefügt – im Interesse und zur großen Freude derer, die sich selbst und Hinz und Kunz darin wiederfinden. Und da es nun einmal Portraits sind – was sollen sie anderes machen, als aus dem Bild uns anzublicken, damit wir sie wiedererkennen und vielleicht auch um zu fragen, ob sie auf einen kurzen Spaziergang ins wirkliche Leben zurückkehren dürften, aus dem sie der Künstler gerissen hat, um sie gewaltsam in diesen Freskenkäfig zu stecken? So kommt es, daß die Bilder Ghirlandaios euch sichere und womöglich auch interessante Kenntnisse über Sitten und Gebräuche, über Kleidung und Bartmoden etc. der Florentiner während der zweiten Hälfte des 15. Jahrhunderts, jedoch kaum genuin bildliche Gefühle vermitteln können. Feine Herrschaften sind das! Man hat Lust, den Personen dieses Malers ins Gesicht zu sagen: Kümmert euch doch nicht um uns, kümmert euch, wenn ihr noch könnt, um euer Bildnis! In Wirklichkeit können sie uns allenfalls einige kuriose Anekdoten erzählen – von dem neugeborenen Mädchen, welches der Magd eine Fratze schneidet – oder uns die Lucrezia Tornabuoni und Giovanna degli Albizi präsentieren, die in ihrer Pose vor dem Apparat des Photographen beziehungsweise vor dem Pinsel Ghirlandaios erstarrt sind (Abb. 77).

Häufig kann man in den Produkten dieses Künstlers einen derart eindringlichen Realismus finden, daß man ihn zwangsläufig auf flämische Einflüsse zurückführen muß; das gilt für die beiden Portraits der Eheleute Spini oder jenes überaus banale Konterfei eines Alten, dessen Nase kaum von einer Gurke zu unterscheiden ist (Umschlagabbildung). Direkter nordischer Einfluß – der sich auch in der Anbetung der Hirten zeigt (Abb. 78), wo schließlich jeder Sinn für Komposition verschwunden ist – erfolgte durch das Werk van der Goes, der in Florenz das berühmte, heute in den Uffizien ausgestellte Portinari-Triptychon hinterlassen hat. Die Details, die ihr hier seht (Abb. 79), lassen sich mit denselben Kriterien beurteilen, unter denen wir vorhin einen Augenblick lang Jan und Hubert van Eyck betrachtet haben: Ihre Kunst ist realistischer als die Wirklichkeit.

Wenn wir davon Abstand nehmen wollen, uns näher mit Domenico Ghirlandaio zu befassen, so gewiß nicht – nicht einmal im Vorübergehen –, um uns statt dessen jenem Cosimo Rosselli zuzuwenden, dem mehrere Fresken der Sixtinischen Kapelle

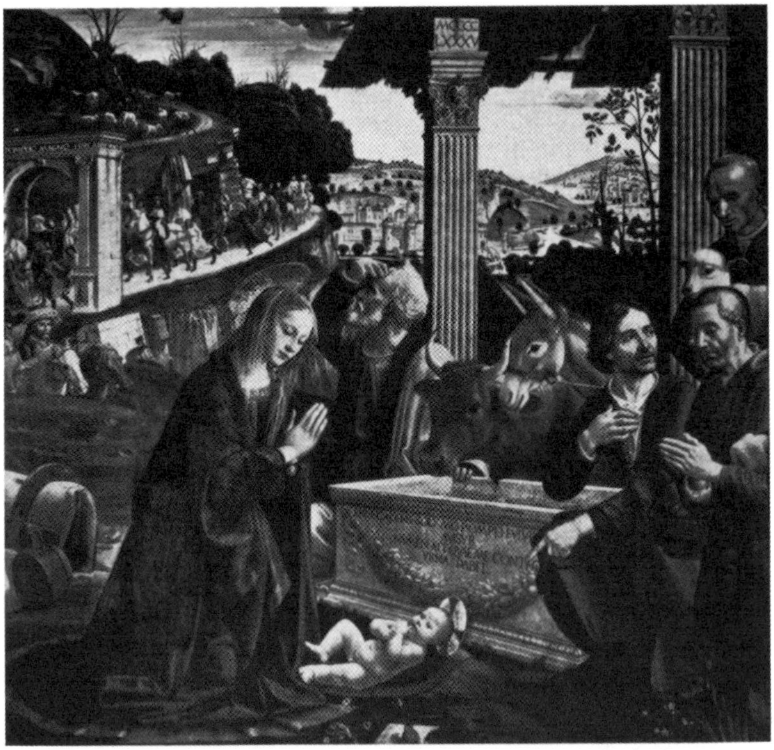

78 Domenico Ghirlandaio, *Anbetung der Hirten,* Florenz, Santa Trinità, Cappella Sassetti

79 Hugo van der Goes, *Portinari-Altar,* Mitteltafel, Florenz, Uffizien

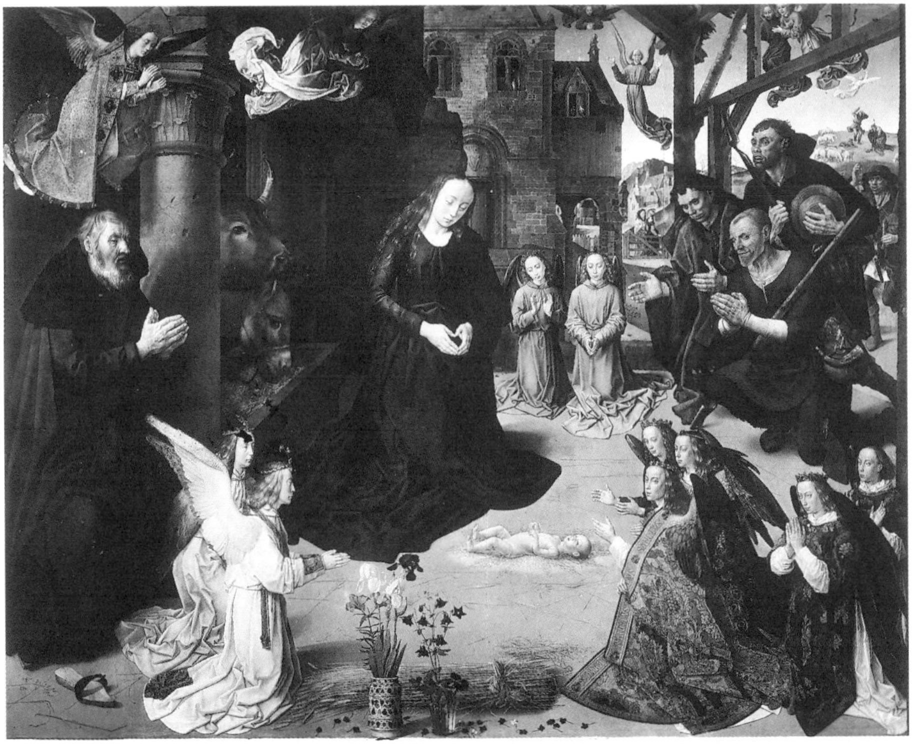

anvertraut wurden; wie er sie ausführte, möchte ich ganz eurem Urteil überlassen. Es sind drittklassige Vulgarisierungen der Kompositionen Masaccios sowie der Linien Pollaiolos, den ihr gleich genauer kennenlernen werdet, denn wir kommen nunmehr zu der

Entwicklung der funktionalen Linie: Baldovinetti, Pollaiolo, Mantegna, Tura, Crivelli und Botticelli

Alesso Baldovinetti[15] könnt ihr am besten durch eine Verkündigung in den Uffizien (Abb. 80) kennenlernen. Die großen Marmorplatten, vor denen die Figuren agieren, und der samtene Glanz ihrer Gewänder, den der Maler so überaus schätzt, lassen gar keinen Zweifel daran aufkommen, daß Baldovinetti keineswegs bereit war, gänzlich auf die letzten großen Freuden des florentinischen Kolorismus zu verzichten; doch ebenso deutlich manifestiert sich in diesem Bild die dominante Neigung zur funktionalen Linie.

15. Anm. d. Übers.: Lebensdaten circa 1425–1499.

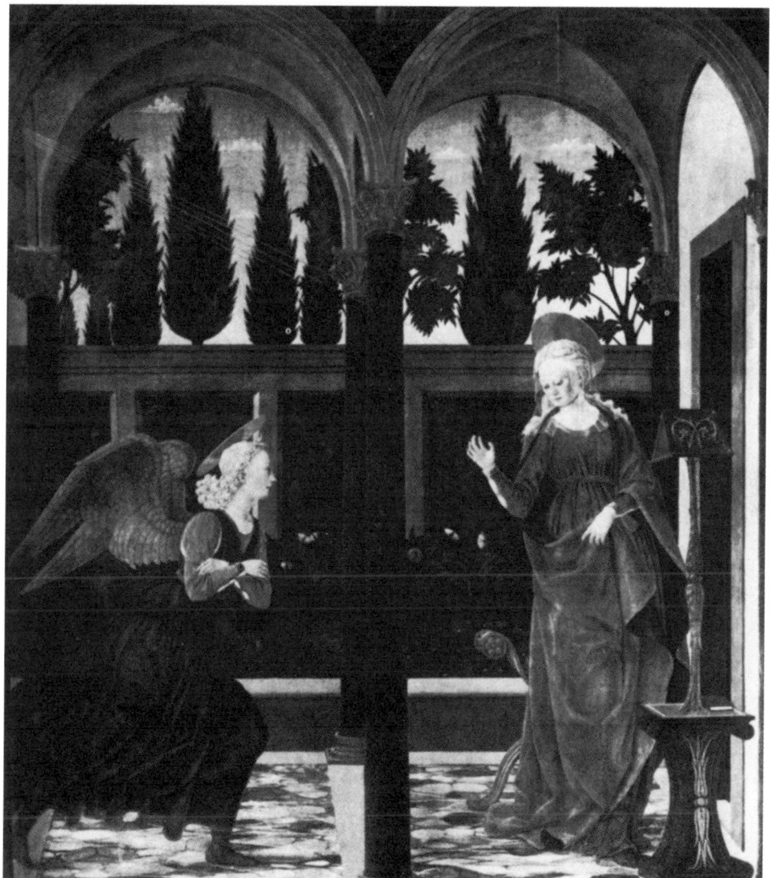

80 Alesso Baldovinetti, *Verkündigung*, Florenz, Uffizien

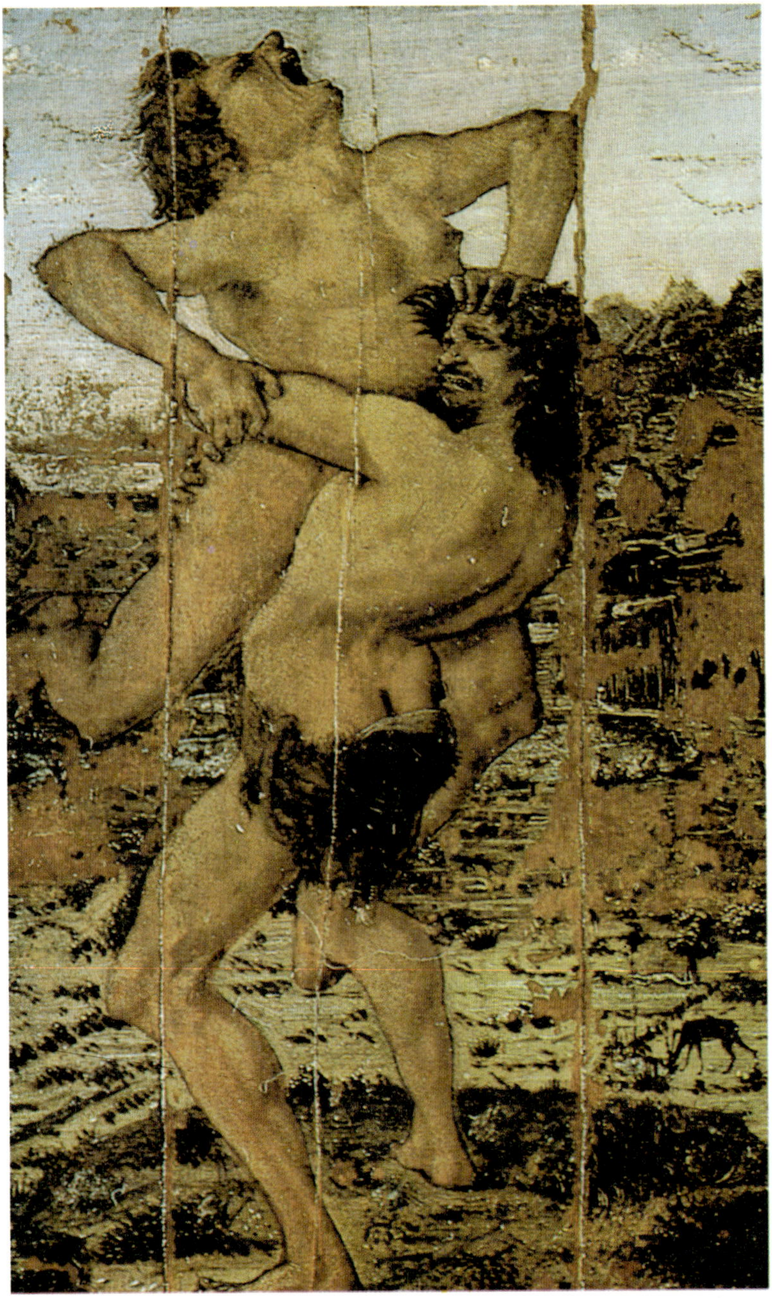

81 Antonio del Pollaiolo, *Herkules und Antaeus,* Florenz, Uffizien

Diese zeigt sich besonders ausgeprägt in der wunderbaren Gestalt der Jungfrau: Die Säume ihrer Gewänder bauschen sich geschmeidig auf und ergreifen bisweilen die Glieder dieses vollkommen schwingenden und leicht von unten nach oben geschraubten Körpers. Es ist die lineare Schärfe Andrea del Castagnos, jedoch raffinierter und ohne dessen unerbittliche Vulgarität.

Nun zu Antonio Pollaiolo (1420–1498)[16], dem mit seiner unglaublich effektvoll geschwungenen funktionalen Linie ein noch größeres Raffinement, wenngleich von expressivem und wenig körperlichem Charakter, gelingt.

Erinnert ihr euch an seinen David in Berlin? Zweifelsohne elegant und dennoch weit entfernt von jener unkörperlichen Eleganz der Gotik, statt dessen ein vibrierender Körper mit verborgenen Stahlgelenken. Wie er sich auf den Fußsohlen wiegt! Er steht still – doch wer fühlt nicht die als Möglichkeit angelegte katzenhafte Bewegung, die von den geblähten Nasenflügeln bis zu den Fersen seine Haltung bestimmt.

Überlegt einmal, welchen Bildgegenständen Pollaiolo sich vorzugsweise hätte widmen sollen: zweckmäßigen Sujets, die von sich aus mit Leben erfüllt sind, einzelnen oder in herkuleischem Ringen ineinander verschlungenen Figuren.

Als religiöses Thema entscheidet er sich für ein Martyrium des heiligen Sebastian (London) (Abb. 1), in dem er Bewegung – und nichts anderes als Bewegung – ausdrücken kann: oben der Heilige, der sich dreht und windet, wobei seine Kontur sich noch unter den Fesseln deutlich abzeichnet; darunter seine Peiniger, die zu physischer Gewaltanwendung bereit sind, die Pfeile in die Sehnen der Armbrüste einlegen, spannen, abschießen. Dann die Landschaft: eine leicht gewellte Ebene, die in der Ferne vom geschlängelten Verlauf eines Flusses mit dürren, farblosen Ufern durchzogen wird – mit einem Wort: alles dient hier demselben Zweck.

Seine großen Würfe sind aber wohl die einzelnen, isoliert – oder nahezu isoliert – stehenden Figuren. Der Ringkampf zwischen Herkules und Antaeus (Abb. 81)! Die Kontur wird so deutlich sichtbar, daß es nunmehr keiner weiteren Modellierung bedarf und das Anwachsen, das Anschwellen, das Erfassen, das Zurückweichen der körperlichen Materie allein durch ihre wundervollen Ein- und Ausbuchtungen – wie ein Mäander vor- und zurückspringend – zum Ausdruck gebracht wird. Das Motto lautet in diesem Fall: flectar, non frangar[17]. Tatsächlich werdet ihr nirgends eine Kante entdecken können, überall nur lebendige, griffige Rundungen.

Herkules und die Hydra. Dies ist ein noch großartigeres Werk, da es die Rhythmik innerhalb der rechteckigen Fläche insgesamt stärker betont und sich dabei noch weiter von jeder realistischen Tendenz entfernt. Und somit entsteht reine Bewegung. Jede dieser Schlangenlinien vibriert, überall lodert in dem unaufhörlichen Züngeln Energie: Seht die Krümmungen, Windungen, Drehungen, welch ein peitschender Dialog der Extremitäten, welch ein Prasseln in dem vom Wind aufgeblähten Segel des Löwenfells!

Um noch ein Beispiel anzuführen, das scheinbar weit mehr Ruhe, dabei jedoch potentiell dieselbe Energie ausstrahlt, möchte

16. Anm. d. Übers.: Antonio Pollaiolo wurde 1432 geboren.

17. Anm. d. Übers.: »biegen, nicht brechen«.

ich eure Aufmerksamkeit auf das Portrait einer Edeldame aus dem Museum Poldi Pezzoli in Mailand richten. Es ist auch nicht die geringste Spur eines Chiaroscuro vorhanden, und dennoch wirkt die Form so überzeugend wie in kaum einem anderen Werk. Wie ist das möglich? Doch ihr wißt es bereits und könnt nun selbst – indem ihr euch allerdings besser mit den Armen abstützt, um nicht das Gleichgewicht zu verlieren – jenen flimmernden, schwingenden Faden, der die Form einschließt und zugleich ausdrückt, mit den Augen verfolgen: wie er die schlichte Stirn glättet, die Oberlippe schmollend aufwirft und dadurch auf reizende Weise eine leichte Öffnung des Mundes bewirkt! Darüber hinaus könnt ihr euch noch an weiteren organischen Details erfreuen: die sich kräuselnden Haare, die mit sanfter Gewalt eines ums andere der Kopfhaut eingepflanzt und dann hastig zu einem Knoten zusammengebunden sind, der schon im Begriff ist, sich wieder aufzulösen; und schließlich das wohlgestaltete Ohr mit seinen Knorpeln, das von dem Haarnetz angedrückt wird.

Hingegen lohnt es nicht der Mühe, jene Werke näher zu betrachten, die Pollaiolo zusammen mit seinem Bruder Piero geschaffen hat; ihr könnt daran bestenfalls beobachten, daß schon eine Kleinigkeit ausreicht (wie es an der abstoßenden, überlangen *Tugend* oder auch dem Erzengel Raphael mit Tobias in Turin unmittelbar deutlich wird), damit aus den geschwungenen Umrissen voller Leben eine schlaffe, ausdruckslose Kontur wird. Ihr werdet Arbeiten wie der Marienkrönung von Piero Pollaiolo in San Gimignano nicht weiter nachtrauern müssen, wo das hinzugefügte, verschwommen-realistische Chiaroscuro die einzelnen Glieder auf ihre vulgäre Anatomie reduziert, zumal ihr derlei auch und mit weitaus größerer Finesse in dem einzigen Werk Andrea Verrocchios (1435–1488) – in der Taufe Christi (Abb. 82)[18] – findet und späterhin auf eine vornehmere und zugleich oberflächlichere Weise bei Leonardo da Vinci beobachten könnt – dieser war ein Schüler Verrocchios! Nachdem wir jene realistische Verarmung der funktionalen Linie durch ein minimales Helldunkel bei Pollaiolo bereits gestreift haben, könnten wir auch noch *en passant* einen im Stil Verrocchios, allerdings weichlicher und oberflächlicher als Verrocchio arbeitenden Maler – Lorenzo di Credi – erwähnen, um ihn sogleich wieder zu vergessen. Basta! – es reicht endgültig mit diesem bleichen, schlaffen, heruntergekommenen Pseudo-Kinder-Realismus, mit den dreifachen Doppelkinnen und dem überstehenden Handschuhleder, das Gelenk und Knöchel bedeckt!

Kehren wir lieber zurück zur wahren und bedeutenden Entwicklung der funktionalen Linie, die beinahe zur gleichen Zeit ihren Höhepunkt in dem Werk Sandro Botticellis (1444–1510) findet. Dieser hatte schon bei seinen ersten Arbeiten die Gefahr erkannt, mit der einfachen funktionalen Linie im realistischen

18. Anm. d. Übers.: Nach heutiger Auffassung gelten als urkundlich gesicherte Werke des Andrea Verrocchio neben der Taufe Christi noch die zu Longhis Zeit verunstaltete Madonna mit Heiligen in Pistoia sowie das Portrait der Lucrezia de' Donati, unter stilkritischen Gesichtspunkten der Tobias mit Engel in London sowie eine Madonna mit Kind in Berlin.

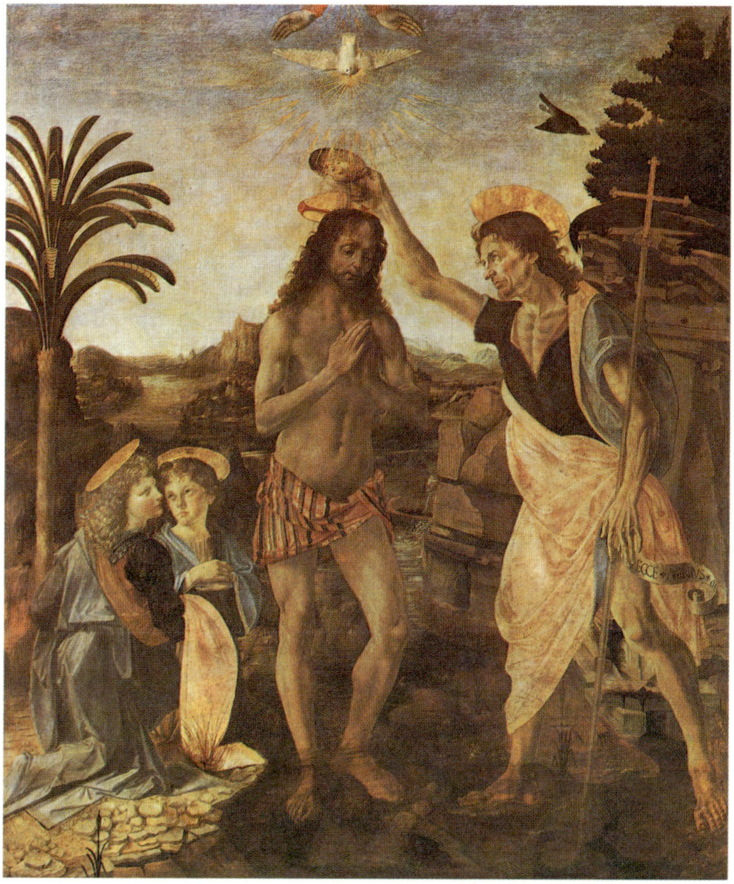

82 Andrea del Verrocchio, *Taufe Christi,* Florenz, Uffizien

Sumpf zu versinken, während Pollaiolo es zwar verstanden hatte, mit ihrer Hilfe einzelne Figuren zu gestalten, diese jedoch innerhalb einer rhythmisch bewegten Komposition nicht miteinander zu verbinden wußte. Die heilige Klara von Simone Martini (Abb. 40) ist eine Einzelfigur, die mit dem Mittel der floralen Linie gestaltet ist; Martinis Triptychon mit der Verkündigung (Abb. 2, 39) verbindet unterschiedliche Formen zu einem einheitlichen floralen Rhythmus – nun gut, denkt sich Botticelli, das gleiche Resultat dürfte man auch mit der funktionalen Linie erzielen. Denn von dem Berliner David, von Herakles und Hydra ausgehend, müßte man doch in der Tat zu einer weitläufigeren Komposition gelangen können, in der die Personen ihren organischen Charakter bewahren würden, auch wenn sie sich einem umfassenden Bewegungsrhythmus unterwerfen sollten: einer rhythmisch funktionalen, dekorativen Linie.

Dieser äußerst hohe Anspruch manifestiert sich in seinem Werk auf unterschiedlichste Weise. Die Linie wird zusehends von jeder, wenn auch noch so oberflächlichen Eintrübung durch Chiaroscuro gereinigt und entwickelt sich in reiner, klarer Luft. Die gleichmäßig rechtwinkligen Flächen – Quadrat oder Rechteck – werden häufig zugunsten von Tondo- und Ovalformen oder auch gewölbten Tafelbildern (die oben mit einem Bogen abschließen) aufgegeben; sofern ihm die schematische Rechteckform, die der plastischen Kompositionsweise Masaccios entspricht, zwingend vorgegeben ist, versucht er nach Möglichkeit ihrer Schematik zu entgehen, indem er mit Bäumen eine für ihn zweckmäßige Dreiteilung in der Art eines Triptychons konstruiert. Wenn ihm aber nicht einmal diese Umgestaltung der Fläche gestattet ist, gelingen ihm lediglich minderwertige Arbeiten.

Nun aber einige Beispiele. Was haltet ihr von seinen Fresken in der Sixtinischen Kapelle? Sie gehören zweifelsohne zu Botticellis unbedeutendsten Schöpfungen, eben weil der ihm zugewiesene Raum aus einer Reihe leerer Rechtecke bestand, die vielleicht Ghirlandaios Imitationen des Stils Masaccios zum Vorteil gereichen konnten, aber gewiß nicht Botticelli zusagten. Das erklärt, warum in diesen Fresken allenfalls einige bezaubernde Details Wert haben und eine genauere Betrachtung lohnen: beispielsweise in dem Bild, das die Geschichte Moses' erzählt, nur die beiden kleinen Schäferinnen mit ihrem wundervoll geschwungenen, in der Bewegung aussetzenden Gestus; aber darüber hinaus fast gar nichts

83 Sandro Botticelli, *Anbetung der Heiligen Drei Könige*, Florenz, Uffizien

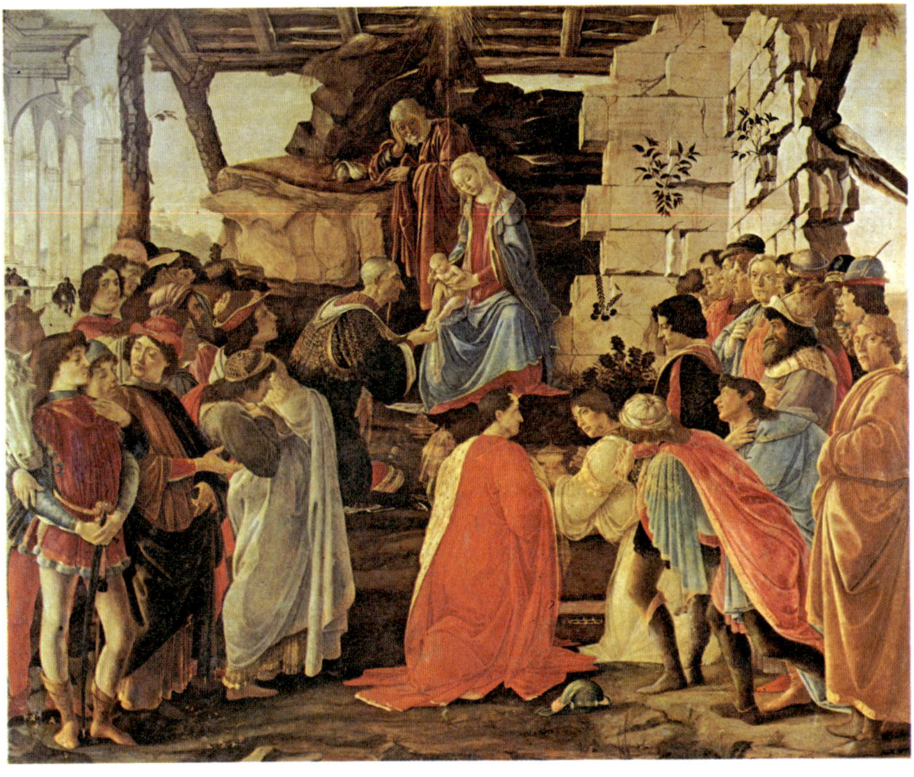

mehr, da in diesem statischen Bildumfeld der Rhythmus der Figuren von den Bäumen mit ihren gerade aufragenden Stämmen – warum denn nicht wenigstens wilde Olivenbäume? –, von den gravitätischen Bergen und den überflüssigen Triumphbögen überall unterbrochen wird.

Seht im Vergleich dazu die Judith: wie die beiden Figuren in leichten Sprüngen vorübereilen, wie die helle, flimmernde Luft von der aufkommenden Brise bewegt wird, wie der Wind die Gewänder rauschen läßt und sie in frei improvisierte, aber rhythmisch korrespondierende Teile zerlegt.

Gewiß lassen sich auch in Botticellis Anbetung der Heiligen Drei Könige (Abb. 83), die sich wie die Judith in den Uffizien befindet, eine ganze Reihe florentinischer Portraits nachweisen. Doch seht zunächst, wie sich diese in zwei Gruppen aufteilen, die sich nach hinten verkürzen, auf das Zentrum zulaufen, um dann jene Rhythmen wiederaufzunehmen, die von der emporgekletterten heiligen Familie nach unten herabströmen! Und schließlich: glaubt ihr wirklich, daß alle diese Profile Portraits sind, da doch alle in eine andere Richtung, aber alle *gleichermaßen* nervös, ironisch, hochmütig und sensibel blicken? Beweist denn die Ähnlichkeit dieser Figuren nicht gerade das Gegenteil: daß es dem Maler nur darum zu tun war, den eigenen Gesetzen der nervösen Linienführung entsprechend jede einzelne Person umzugestalten? Ist es überhaupt möglich, daß sich unter diesen Individuen beispielsweise nicht ein einziger dicker oder nachlässig gekleideter Mensch befunden haben soll? Betrachtet hingegen Ghirlandaios Portrait-Sammlungen: Jede einzelne Person würden wir auf der Straße wiedererkennen, wenn wir uns die Mühe machen wollten, uns diese zumeist nichtssagenden Physiognomien einzuprägen, die sich nur darin ähneln, daß in allen diesen Gesichtern dieselbe banale Bürgerlichkeit zum Ausdruck kommt.

Auch in der Madonna mit dem Täufer Johannes und dem heiligen Antonius (Berlin)[19] umgeht Botticelli die Rechteckform des Rahmens, indem er hinter seinen mageren und knochigen Figuren, deren Gelenke zu knacken scheinen, ein Triptychon aus Laubwerk bildet.

In der Marienkrönung (Florenz) sind ihm jene Figuren, die sich in der oberen Bildhälfte dem Verlauf der Lünette entsprechend neigen, vorzüglich – und natürlich – gelungen, während die Heiligen auf der Erde nur von mittelmäßiger Qualität sind; er hätte die Leinwand unterhalb dieses wundervollen Engelskarussells abschneiden sollen. Die Engelchen schweben mühelos im Kreis, da ein unaufhörliches Zittern der Linie diese rotierende Bewegung aufrechterhält.

Sollte es nötig sein, auch auf das Magnifikat (Abb. 84) und jenes andere Tondo im Museum Poldi Pezzoli in Mailand[20] genauer ein-

19. Anm. d. Übers.: Die Madonna des Berliner Bildes wird von Johannes dem Evangelisten und Johannes dem Täufer flankiert.

20. Anm. d. Übers.: Die Madonna del Padiglione befindet sich heute in der Pinacoteca Ambrosiana, Mailand.

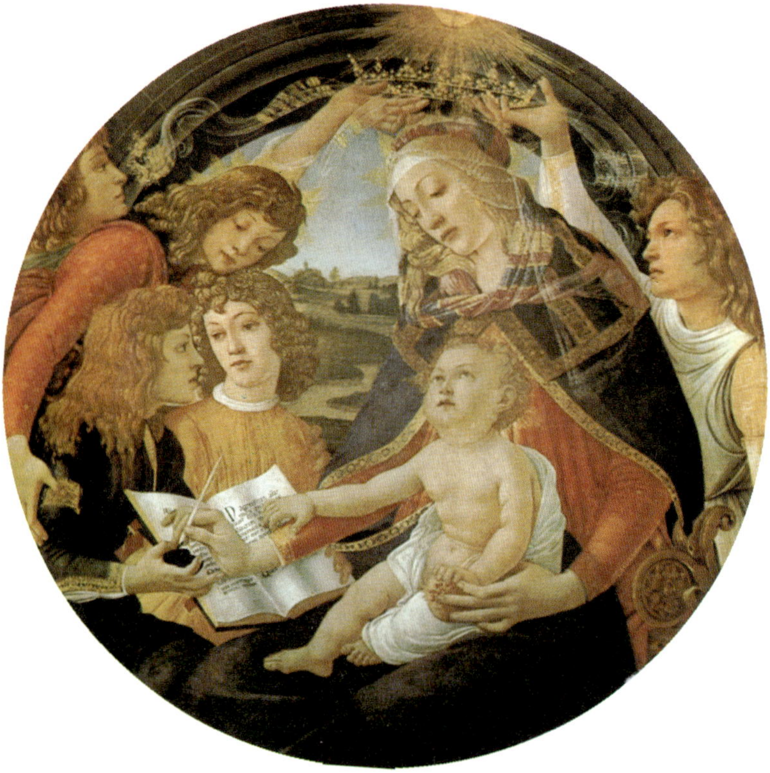

84 Sandro Botticelli, *Magnifikat,* Florenz, Uffizien

zugehen – wo beide Kompositionen mit solcher Sicherheit die sanft geschwungenen, in sich versunkenen Gesten erfassen, die sich vollkommen einem kreisenden Rhythmus unterordnen? Achtet im zweiten Bild darauf, wie zart das Motiv des leichten Windhauchs angedeutet wird, dessen Funktion darin besteht, die beiden Engelsgestalten – die sonst womöglich aus dem Bildrand hinauslaufen würden – durch leichtes Aufblähen ihrer Gewänder zurückzuhalten!

85 Sandro Botticelli, *Verleumdung des Apelles,* Detail, Florenz, Uffizien

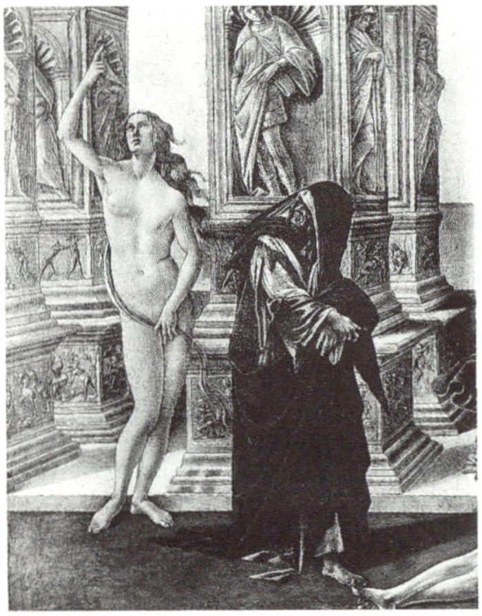

Was die Komposition von Venus und Mars in London anbetrifft, so muß sie nach Gesichtspunkten beurteilt werden, unter denen man ein japanisches Surimono betrachten und genießen kann (entsprechend der horizontalen Anlage der Komposition wie bei dem Hinterhalt von Keion). Die Figuren erscheinen zusammengepreßt, niedergedrückt vom schmalen Querformat des Bildes; der vergängliche, vorläufige Charakter der Form wird auf grandiose Weise durch die schweigsame Prozession der gebückten Putti zum Ausdruck gebracht, welche die Lanze des Kriegsgottes – der Länge nach – durch das Bild transportieren.

Ein rhythmischer Verlauf, der sich mit Worten kaum beschreiben läßt, bestimmt die berühmte Darstellung der Verleumdung des Apelles: und zwar von rechts nach links, von dem vibrierenden Stocken jener überaus energischen Körperbewegung bis zu ihrer

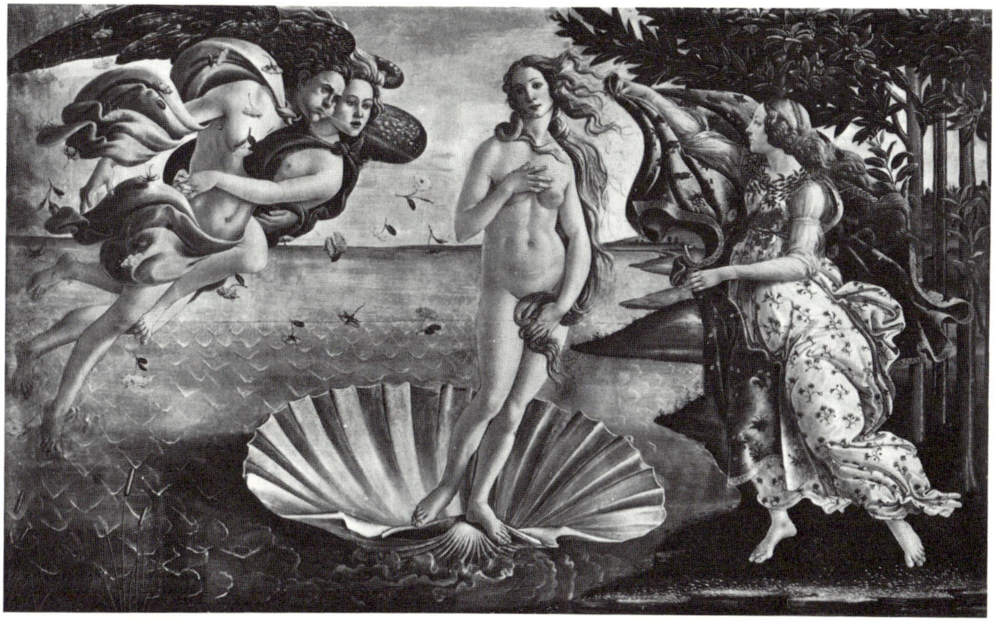

heftigen Entladung in Handlung; und von der – wie bei einem Bambusgewächs – durch kleine Knoten abgesetzten Stele der einsamen und nackten Wahrheit (Abb. 85) bis in den offenen Torbogen hinein (achtet auf die lang herabfallende Haarpracht, deren Strähnen sich wie ein Gürtel um ihren Leib schlingen!). Und dann noch die aufrechte, bissige *Invidia,* die aussieht wie blättriges Gestein: ein mitreißender Rhythmus von immer heftiger auflodernden Flammen durchströmt die Körper und erfaßt schließlich auch jene beiden weiblichen Vampire rechts, die, sich drehend und windend, wieder lebendig werden, um die gespitzten Ohren des Tyrannen zu umgarnen.

86 Sandro Botticelli, *Geburt der Venus,* Florenz, Uffizien

Wir brauchen uns hier nicht weiter mit Pallas Athene und der Zähmung des Zentauren zu beschäftigen; ihr seht, wie der Künstler vorübergehend psychologische Untersuchungen bemüht, um die höhere Ruhe und Gelassenheit der Göttin auszudrücken, auf diesem Wege jedoch zu nichts anderem als einer peinlichen Erschlaffung der Konturen gelangt, deren geradezu vulgäre Süßlichkeit mit der faltigen und krausköpfigen Nervosität des Zentauren kontrastieren soll. Statt dessen möchte ich noch einige Worte über die beiden berühmtesten Werke Botticellis verlieren: die Geburt der Venus (Abb. 86, 87) und die Allegorie des Frühlings (La Primavera) (Abb. 88). In beiden Bildern könnt ihr erkennen, wie der Maler zwischen der erregten Schwingung der einzelnen Körper und dem Zusammenspiel aller Linien ein rhythmisches Gleichgewicht herzustellen vermag. Wenn ihr euch die Venus tatsächlich einmal genauer anschaut, achtet darauf, wie klar und

87 Sandro Botticelli, *Geburt der Venus,* Detail, Florenz, Uffizien

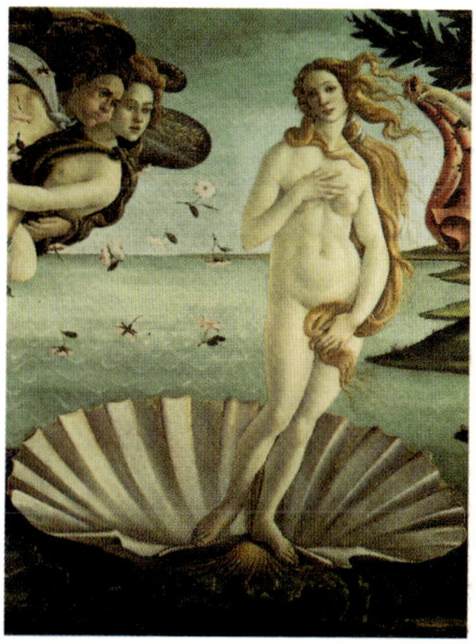

deutlich der knirschende Widerspruch der seitlich angeordneten Nebenfiguren gegenüber der zentralen Erscheinung der Göttin ausfällt. Natürlich wäre es unsinnig, diese Linie unter Wasser treibender Algengewächse mit der Linie Simone Martinis zu vergleichen. Aber ihr könnt gar nicht umhin, den Schöpfungsaugenblick dieses erhabenen Körpers in der salzigen, grünlichen Luft zu bewundern, der ohne Helldunkeleffekte und nur durch eine einheitliche, in sich geschlossene Umrißlinie – wie der scharf angeschlagene Triller einer Violine – und mit dem schmelzenden Timbre eines Sopransolos zum Ausdruck gebracht wird. Ein Solo der funktionalen Linie, möchte ich gleich hinzufügen. Vielleicht hört ihr bereits das immer wieder einsetzende leise Pizzocato ihrer Kontur, wenn sie die Knöchel und noch unentwickelten Gelenke streift, die sich kaum unter der klaren, reinen Hautoberfläche abzeichnen; oder spürt das Gewicht dieser herabwallenden, noch feuchten Haarsträhnen, die der pfeifende Wind bereits mit sichtbarem Eifer aufzulösen und zu kämmen sucht.

Unendlich schade, daß Botticelli nicht in der Lage war, dem Gesamtrhythmus noch eine entsprechende Stilisierung des Meerwassers zu hinterlegen, wie es auf so wunderbare Weise den großen Künstlern des Fernen Ostens gelungen ist; diese hätten zweifellos die Gestalt der Venus aus einer improvisierten flüssigen Muschel über einem zu beiden Seiten fortlaufenden Stickwerk aus Wellenkämmen hervorgehen lassen. Botticellis Muschel hingegen bietet dafür nur einen schwachen Ersatz, zumal ihm dann nichts besseres einfällt, als die amorphe Masse des Meeres oberflächlich einzukerben.

Von ähnlicher Art ist der Kunstgenuß, der sich angesichts der Allegorie des Frühlings (Abb. 88) einstellt. Ihr werdet sogleich bemerkt haben, daß die Szenerie durch die geschickte Dreiteilung des Waldes im Hintergrund einmal mehr zu einem Triptychon umgestaltet ist. Von dem Busch mit seinem strahlenförmig sich verzweigenden Laubwerk im Zentrum löst sich in verhalten geschmeidiger Pose die Primavera, die hier – ihr versteht, was ich meine – genau dieselbe Bedeutung hat wie die zentral postierte Lilienvase in Simone Martinis Verkündigung. Seitwärts erheben die drei Grazien Arme und Hände zu einem idealen Dreiecksgiebel, dessen Spitze indessen verschwunden ist, während Flora ekstatisch, schlafwandlerisch vom Wind an ihrem unsichtbaren Platz im Bild zurückgehalten wird. Doch betrachtet nun auch die Gruppen und Einzelfiguren in ihren Details. Die streifige, wie von Blattrippen durchzogene Tonalität, die sich in der Gruppe der drei Grazien entfaltet, wird allenthalben von den hell aufleuchtenden Flammen an den Faltenwürfen ihrer Gewandschleier begleitet und schließlich in jener einzigartigen Pose der erhobenen, ineinander verflochtenen Hände wiederaufgenommen. Und dann die Flora! Ihr hüpfender, federnder, von langen rhythmischen Intervallen unterbrochener Schritt läßt an den geschwungenen Säumen ihres Nachtgewandes zahllose, sich unvermittelt öffnende Fächerformen entstehen. Aber das Gesicht! Denkt im Vergleich dazu an das Gesicht der heiligen Klara von Simone Martini (Abb. 40), und ihr werdet sofort den Unterschied zwischen reiner Floralität und funktionaler Linie begreifen, die in diesem Fall noch stärker rhythmisch geprägt ist, aber dennoch ihren funktionalen Charakter nicht aufgegeben hat. Auch hier ist die Wertigkeit der Linie alles, doch wirkt sie nun als Synthese mit verborgener, unausgesprochener Plastizität. Es scheint, als habe sich diese straffe, klangvolle, zugleich knochige formale Auffassung in den Drehungen und Windungen der wenigen, zart angedeuteten Gesichtsfalten, der beiden bebenden Nasenflügel, des ausgetrockneten, vorgewölbten und geweiteten Mundes sowie der hellen Augenhöhlen unter den beiden wimpernlosen Augenlidern und den hochgelegenen Augenbrauen, vor allem aber in der trockenen, angespannten, wie ein dünner, glühendheißer Metallfaden vibrierenden Umrißlinie niedergeschlagen. Allenthalben ein Tosen und Schäumen, Fluten von unsichtbarem heißem Dampf, der gegen das klare, helle Licht aufsteigt. Allein aus diesem Grund richten sich die Strähnen des bleichen, dürstenden Haares auf und sind bereit, sich in Dunst aufzulösen.

Ist es notwendig, daß ich noch einige Worte über die Psychologie Botticellis hinzufüge? Denn diese hat sich euch bereits von vornherein durch das stilistische Verständnis erschlossen. Man hat von einer krankhaften Feinfühligkeit Botticellis und noch von vielem anderen gesprochen – und doch ist diese nichts anderes als das unvermeidliche Ergebnis der rhythmischen funktionalen Linie, wahrscheinlich sogar ein unbeabsichtigtes Ergebnis, wie es stets die reinen Künstler auszeichnet. Die rhythmische Annäherung an die unbezwingbare Vitalität einer körperlichen Erscheinung kann nur zu diesem ganz und gar außergewöhnlichen Resultat führen, das infolgedessen auch seinem spezifischen Charakter nach als rein bildlicher, figurativer Ausdruck wahrgenommen und genossen werden sollte. Körperliche Materie, die sich in einer Umrißlinie verzehrt, wie ein Lebenselixier, das sich unaufhaltsam über den Rand einer magischen Phiole ergießt: das ist Botticelli – und nun genug von Botticelli. Auch über seinen Schüler Filippino Lippi (den Sohn des Filippo)[21] haben wir damit schon alles gesagt, noch bevor wir eigentlich auf ihn zu sprechen kommen; denn ihr seht sofort, daß Filippino zu nichts anderem fähig ist, als den reinen Stil des Meisters auf sentimentale Art und Weise zu vergröbern. Die lineare Annäherung wird bei ihm zu einer körperlichen Auszehrung – und diese Krankheit sollte mit entsprechenden Heilmitteln behandelt werden: Ihr könnt es besonders gut an jenem wächser-

21. Anm. d. Übers.: Lebensdaten 1457–1504.

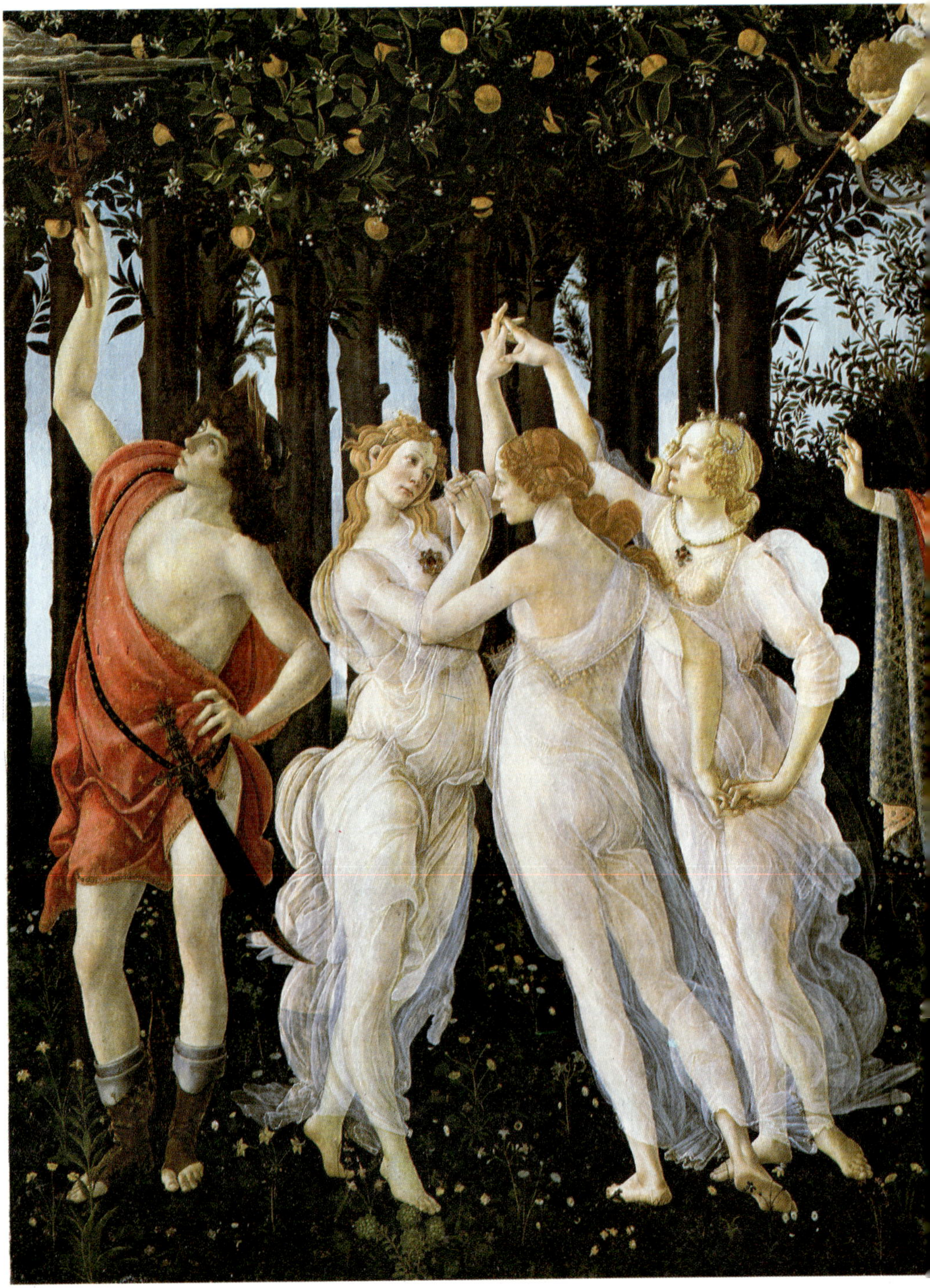

88 Sandro Botticelli,
Der Frühling,
Florenz, Uffizien

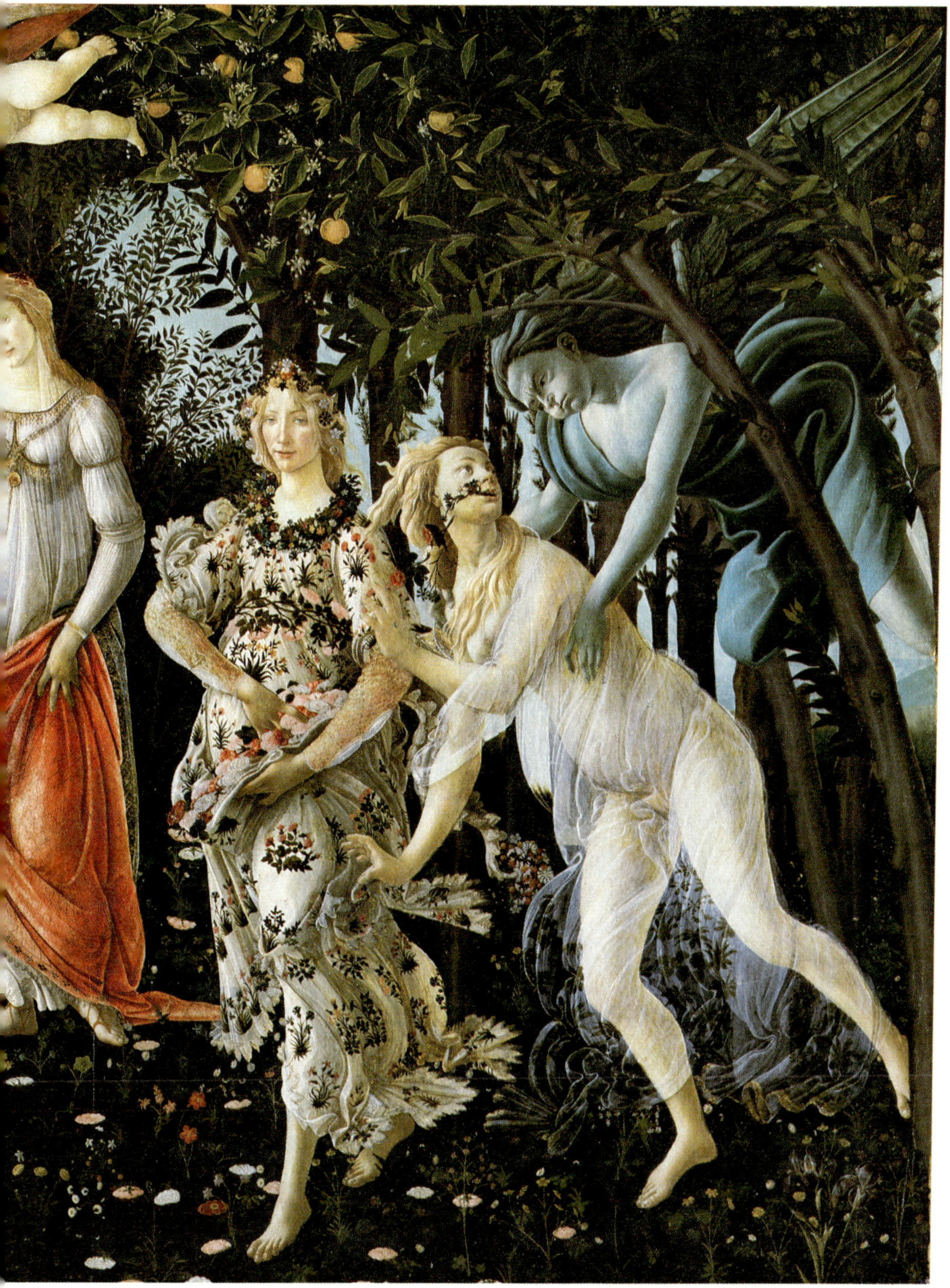

nen Gespenst erkennen, als das die Jungfrau dem heiligen Bernhard erscheint (Abb. 89); übrigens ein in seinen Reminiszenzen an den Lehrer zu delikates Werk, als daß es hier gänzlich übergangen werden könnte. Schemata von bewegten Gewändern, Schemata von wirren, unzusammenhängenden Handlungen, Übernahmen vom Meister Botticelli, die Lippi in barocken Schwulst übertragen hat, wobei er sie noch mit einem völlig überflüssigen und überanstrengten bleiernen Chiaroscuro belastet – all das sind weitere charakteristische Mängel, die ihr in jedem beliebigen Werk Filippinos wiederfinden werdet.

Wenden wir unsere Aufmerksamkeit nun in eine andere Richtung, und zwar nach Norditalien, wo die funktionale Linie – übrigens begünstigt durch die Arbeit des Bildhauers Donatello am übe-

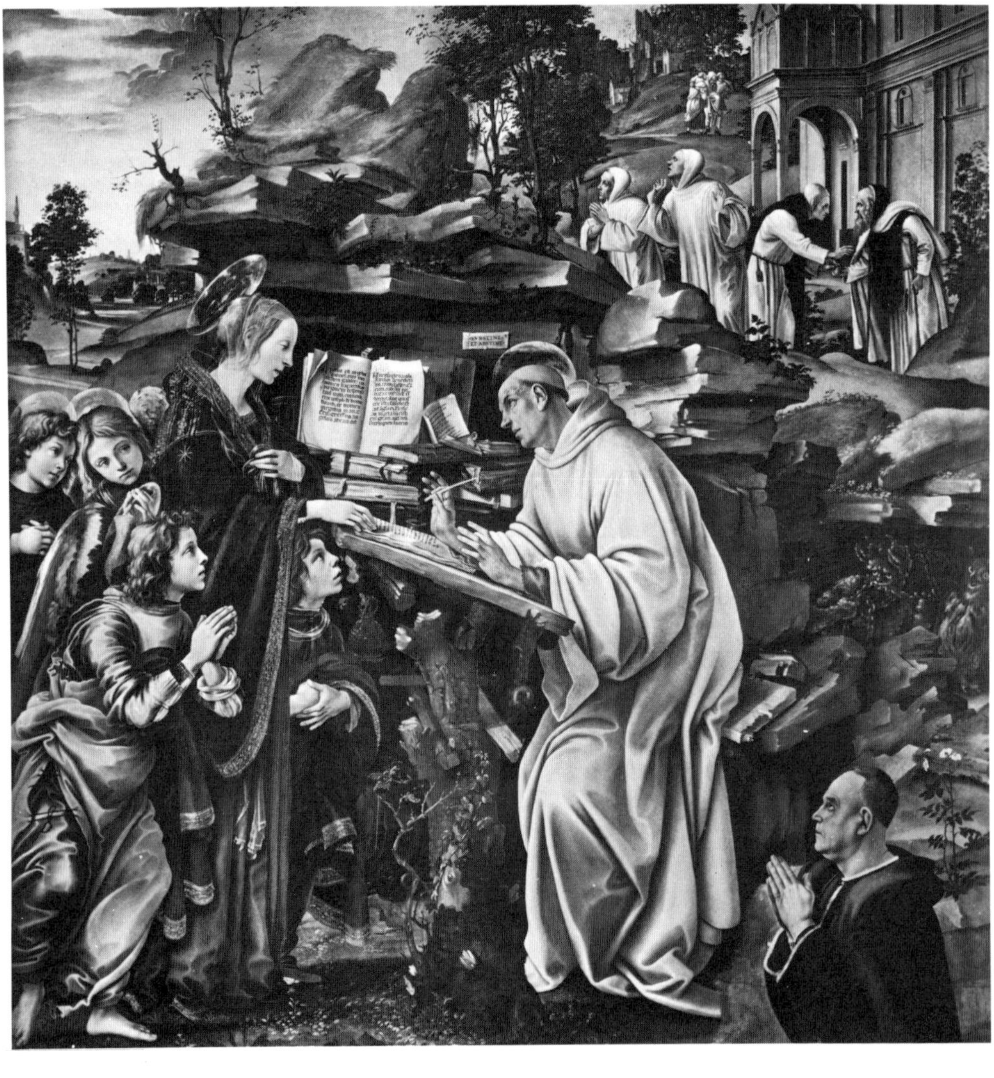

89 Filippino Lippi, *Vision des heiligen Bernhard*, Florenz, Badia

raus berühmten Hochaltar von Sant'Antonio in Padua – um die Mitte des Quattrocento fruchtbaren Boden fand, um sich, wenn auch bisweilen etwas naiv, so doch immer auf eine respektable und fast immer auch auf sympathische Weise zu entwickeln. Die Rede ist von Andrea Mantegna und seinen Schülern.

Andrea Mantegna (1431–1506). Mantegna wäre ein ebenso großer Linearist wie Pollaiolo und vielleicht sogar wie Botticelli geworden; wegen seiner Vorliebe für antike Statuen und weil er aus ebendiesem Grund seine Zeichnung an den Bronzen Donatellos (Abb. 10) geschult hatte, entwickelte er ganz für sich und in aller Stille eine eigentümliche Vorstellung, die ihn dazu verführte, sich weniger in der funktionalen Linie auszudrücken, als vielmehr Bronze- oder Marmorstatuen zeichnerisch zu umreißen. Hat man einmal diese Naivität gesehen, wird man die bezaubernde, phantastische Welt Mantegnas vollständig begreifen und somit auch zum Verständnis einiger anderer Künstler gelangen, die ebenfalls – wenngleich mit jeweils persönlichen Varianten und Eigenarten – diese Auffassung in ihren Werken zum Ausdruck brachten. Davon aber später mehr. Werfen wir zunächst einen Blick auf diese Stein- und Marmorwelt Mantegnas.

Die Kreuzigung im Louvre. Eine Landschaft aus imaginären geologischen Formationen: die zentrifugale Krümmung der ganzen Erde manifestiert sich in dem gekrümmten, nur wenige Spannen umfassenden Plateau, in der leicht ansteigenden Schichtung des fernen Gebirges, in den überraschenden, das gesamte Erdreich zerklüftenden Spalten und Rissen, aus denen vereinzelt einige unverwüstliche, ihrer lebensfeindlichen Umgebung trotzende Pflanzenstengel geradezu aufreizend hervortreten. Auf versteinerter Erde versteinerte Menschen: von der Skulpturengruppe der drei Marien bis zu dem dürren, ausgetrockneten Longinus, der an den Pippo Spano von Andrea del Castagno (Abb. 64) erinnert, welcher nunmehr zu Eis oder Granit erstarrt ist. Die entsprechenden Farben könnt ihr euch vorstellen: ätzende, kalte, schrille Farben wie Flecken oder Äderungen auf Steinen und Gemmen.

Christus im Garten Gethsemane (Abb. 90). Wiederum Phantasien einer von Überschwemmungen ausgezehrten, durch abgesunkene Gesteinsmassen tief zerklüfteten, zu einer phantastischen Winterlandschaft gefrorenen Erde, deren strenge Kälte sogar die Straßenbiegungen erstarren und an den knotigen Bäumen Frostbeulen entstehen läßt und zu deren Schmuck sich auf dem öden Berghang ein himmlisches Jerusalem aus pentelischem Marmor erhebt, erdacht und gestaltet aus der Phantasie eines romantischen Antiquars – eben Mantegnas. Einem Christus aus Quarz erscheint schließlich eine Engelschar, die man gerade zuvor von einem antiken Sarkophag abgenommen hat.

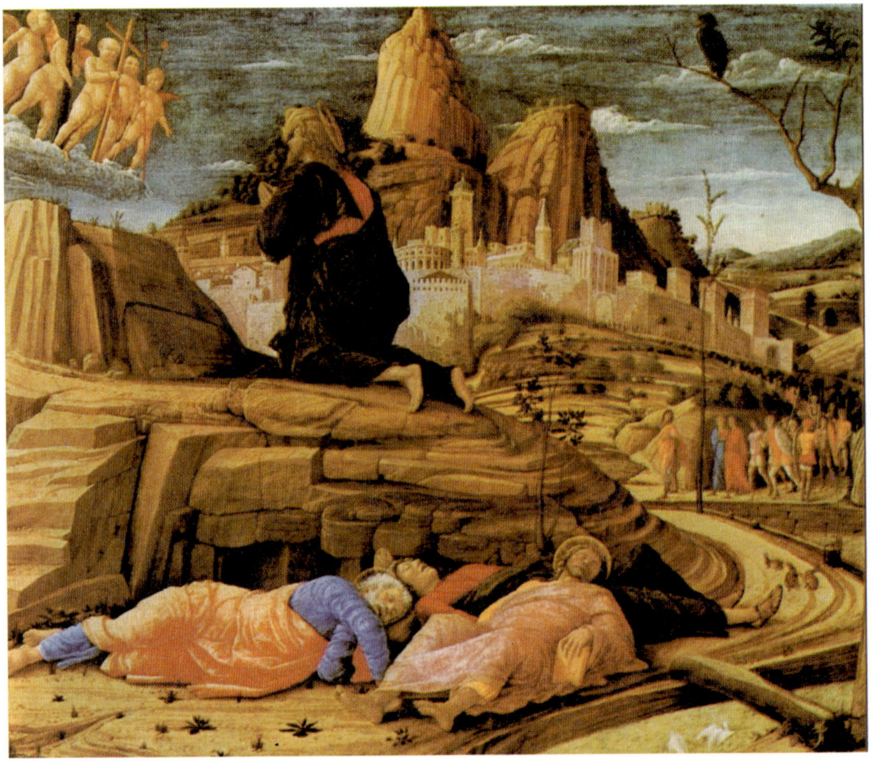

90 Andrea Mantegna, *Christus im Garten Gethsemane,* London, National Gallery

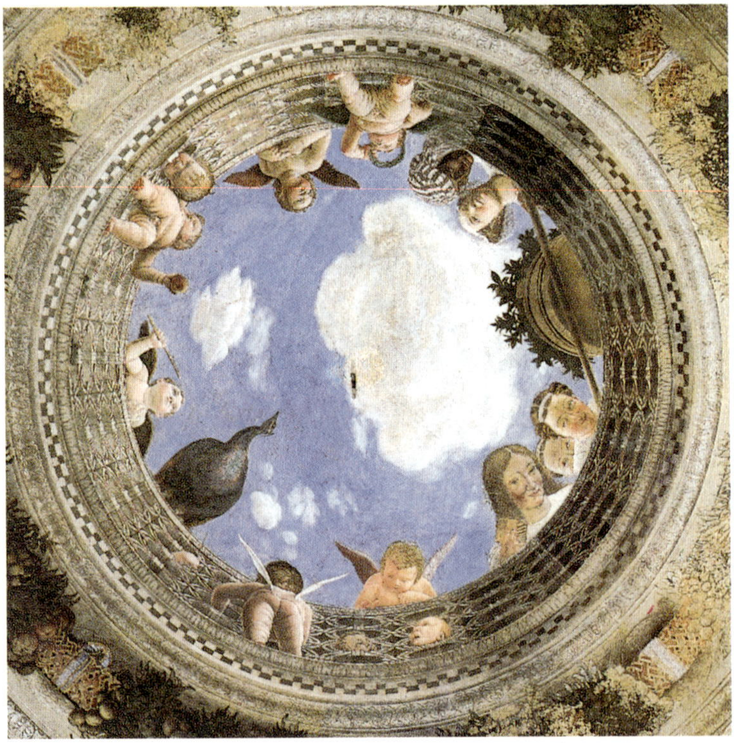

91 Andrea Mantegna, Detail des Gewölbefreskos der Camera degli Sposi, Mantua, Palazzo Ducale

Die Anbetung der Heiligen Drei Könige in den Uffizien zeigt dieselbe gestochene Linienführung, erfunden, die Gewänder und Personen aus Achat oder aus Onyx zu konturieren: und wiederum die Märchenwelt aus Marmor.

Der Heilige Georg in Venedig ist von etwas sanfterem Charakter; der Berg jedoch, der durch die organische, aber bereits fossile Schlangenlinie der gewunden ansteigenden Straße geformt wird, stammt offensichtlich aus einem fernen Erdzeitalter.

Auch als er später in der Camera degli Sposi des Mantuaner Palasts die Familie Gonzaga in Fresko portraitiert, gelingt es Mantegna nicht, sich von dieser quasi angeborenen Neigung freizumachen, alle Dinge wie marmorn darzustellen, obwohl er ein sehr viel breiteres malerisches Spektrum gewonnen hat, seitdem er sich von der perspektivischen Strömung inspirieren läßt (wir werden im weiteren Verlauf noch genauer auf diese Richtung eingehen). Besonders deutlich wird dies an einem Detail des Gewölbefreskos in demselben Raum, wo unter dem fingierten offenen Himmel die verkürzten Putten auf dem Gesims eher gemeißelt als gemalt erscheinen (Abb. 91).

Auch nachdem er in Rom mit der Perspektive Melozzos in Berührung gekommen ist, erreicht er bei seinem berühmten toten Christus in der Brera (Abb. 92) eine Verkürzung, die – im Vergleich zu dem toten Ritter in Paolo Uccellos Schlacht von Sant' Egidio (Abb. 68) – zwar ein Meisterwerk der Zeichnung, nicht aber des gestalteten Volumens ist, da seine Entfaltung vom Kopf bis zu den Fußsohlen von den schwingenden Vibrationen der linearen Kontur bewirkt wird. Souveräne zeichnerische Meisterwerke – wenngleich aus noch spröderem Marmor oder Alabaster – sind die Madonna della Vittoria (Louvre), die an den Sieg von Fornovo erinnern soll, sowie die Madonna Trivulzio[22], wo die Engel allerdings bemüht sind, ihren berühmten, von Melozzo geschaffenen Vorbildern in Sankt Peter nachzueifern.

Mantegna selbst scheint sich davon überzeugen zu wollen, daß die Substanz seiner Körper lebendiger, malerischer geworden ist, nachdem er einmal die Wangen des Jesuskindes unter den Händen der Jungfrau (Mailand)[23] ein wenig eingedrückt hat; wenn er aber – ermutigt durch diese Erfahrungen – Bewegung darzustellen versucht, wenn er die Zügel etwas lockern und beispielsweise die von Minerva verfolgten Laster in einen Laufrhythmus, oder die Musen, die feierlich am Liebesfest von Venus und Mars teilnehmen, zu einem Tanzrhythmus verführen will – dann sträubt sich der antike Marmor, die Glieder gehorchen nicht mehr, Arme und Beine verharren mitten in der Luft, die Gewänder fallen ab wie Schuppen, nichts fügt sich mehr zusammen, nirgends entsteht ein einheitlicher Rhythmus wie bei Botticelli, dem Mantegna hier tatsächlich nachstrebte[24]. Dies ist das Schicksal seiner naiven Marmorverehrung.

22. Anm. d. Übers.: befindet sich heute im Castello Sforzesco, Mailand.

23. Anm. d. Übers.: befindet sich heute im Museum Poldi Pezzoli.

24. Anm. d. Übers.: Beide Bilder, auf die Longhi hier anspielt, befinden sich im Louvre, Paris.

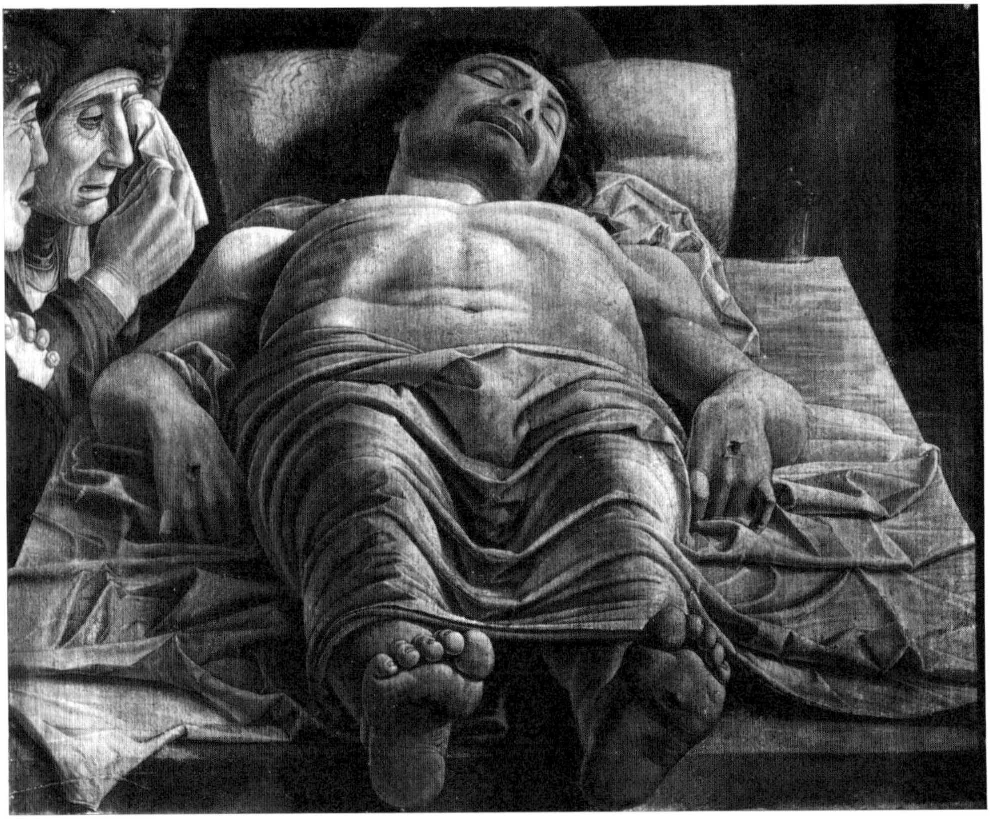

92 Andrea Mantegna, *Toter Christus,* Mailand, Brera

Cosmè Tura (1430–1496). Dies ist auch das Los anderer Maler, die aus der Paduaner Schule hervorgegangen sind und sich allesamt darauf versteift haben, den Gegenständen, die sie malen, den Anschein eines besonderen Materials zu geben: So arbeitete Tura in Eisen und Diamant, Cossa und Vivarini in Florentiner Steinmosaik (Pietra dura), Crivelli bediente sich einer vornehmen, leichten und preziösen Legierung, und sogar die kleineren Meister spezialisierten sich – wie Schiavone oder Parenzano – auf Zinn oder Glas.

Cosmè Tura also, das Haupt der Schule von Ferrara, nimmt Eisen und Diamant! Seht, was seine eigentümliche Größe ausmacht: nämlich die eigene Welt mit solcher Leidenschaft abzubilden und dennoch das Groteske, das notwendig daraus hervorgehen muß, nicht zu fürchten. Ich habe bereits gesagt, was das Groteske ist und wodurch es entsteht: aus der Angst des ewigen Philisters, der Kunst auf der Straße zu begegnen.

Ihr aber habt keine Angst, den Individuen von Cosmè zu begegnen und werdet deshalb auch in der Lage sein, jene aus Eisen getriebenen, durch diamantene Gelenke verbundenen Körper zu bewundern, zumal der Künstler sogar die Handlungen dieser seiner Kinder zu gestalten vermag, indem er ihre Bewegungen genau an dem Punkt erfaßt, da sie notwendigerweise innehalten.

So beispielsweise in der Verkündigung, wo die Jungfrau vergeblich versuchen würde, die Hände zu falten, oder bei dem heiligen Georg, dessen Pose sich in seinen Gewändern aus getriebenem Eisen verhakt; oder auch der heilige Maurelius (Abb. 93), dem es auf dem Weg zu seinem Martyrium kaum gelingen will, auch nur die Spitzen seiner zu Eisen gehärteten Finger zu bewegen, während die Kniescheiben der Henkersknechte gefährlich knirschen. Der Mann (es handelt sich um ein Portrait! Aber was ist schon ein Portrait für einen Künstler!), der seine Viola zu stimmen versucht, wird gewiß niemals darauf spielen können; die Trauernden der Pietà auf einer Lünette im Louvre würden schon bei der kleinsten Bewegung in Stücke zerfallen, und ihr seht sofort, daß Johannes auf der rechten Seite in alle Ewigkeit weinen muß und es ihm niemals vergönnt sein wird, wenigstens die Wange auf seine Handfläche zu stützen.

Und dann der heilige Jakob della Marca[25], der lebt und vegetiert wie der Organismus eines uralten wildgewachsenen Olivenbaums. Zwei Gewandrippen wachsen wie Wurzeln aus dem Erdreich und pfropfen sich ihm für alle Zeiten an der Kniebeuge auf, weitere Äderungen durchziehen qualvoll den tausendjährigen Körper. Aus

25. Anm. d. Übers.: Das hier beschriebene Bild – heute in der Galleria Estense, Modena – zeigt den heiligen Antonius von Padua.

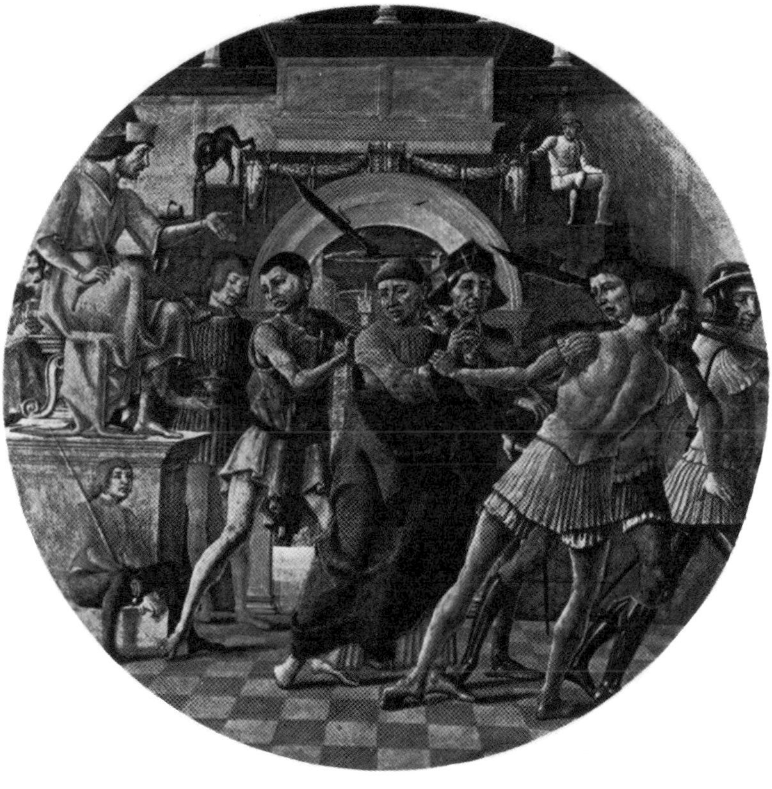

93 Cosmè Tura,
Verurteilung des heiligen Maurelius,
Ferrara, Pinacoteca Nazionale

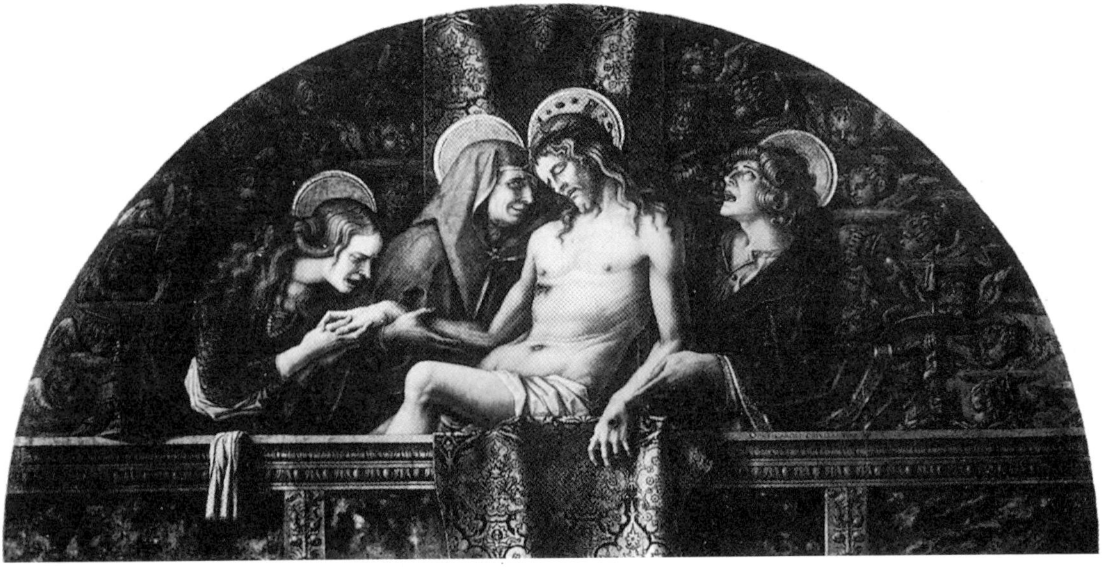

94 Carlo Crivelli, *Pietà,* Rom, Pinacoteca Vaticana

dem eisernen Gewand schieben sich knirschend zwei Hände, ebenfalls aus Eisen, das Gesicht ist für immer und ewig zu einer erhabenen Arabeske fossilen Lebens verzerrt – aber trotz allem ist es eine Arabeske des Lebens.

Carlo Crivelli (1450 bis circa 1490) ist noch phantastischer und realitätsferner als Cosmè. Mit den metallischen, aber leichter geschwungenen Windungen seiner Linie erscheint er wie ein auf Weißblech übertragener Botticelli und gelangt auf diese Weise zu einem neuen gotischen Stil. Tatsächlich bevorzugt er Polyptychen und verteilt diese nach eigenem Gutdünken überall in den Marken, die zu weit von den Kunstzentren und ihren Innovationen entfernt liegen, um darüber beleidigt zu sein.

Ich denke, daß es schon genügen wird, drei seiner Werke zu kennen, nämlich die Madonna mit Kind, die Madonna mit Heiligen und die Pietà (Abb. 94), die in der Pinacoteca Vaticana hängen und allesamt in Zink oder auch in Aluminium gearbeitet sind – insbesondere die Pietà mit ihrer in alle Ewigkeit geöffneten Seitenwunde Christi, mit dem in alle Ewigkeit zu einer schmerzlichen Grimasse verzogenen Gesicht des Johannes, mit den in alle Ewigkeit über dem Nacken verknoteten Haarsträhnen der Maria Magdalena! Und erinnert euch an die in das Bild eingefügten Dekorationen aus – echten! – Korallen und Messingplättchen.

Jedenfalls begreift ihr, daß diese Fixierung auf unterschiedlich phantasievolle Substanzen allenfalls eine übermäßig kindlich romantische Abweichung von der lebendigen funktionalen Linie florentinischer Provenienz bedeutete; sie hat keine beachtenswerte Nachfolge finden können, und über einen der besten Schüler Cosmès haben wir soeben gesprochen.

Francesco del Cossa (tätig zwischen 1460 und circa 1477)[26](Abb. 95) entgeht dieser Dekadenz, indem er seiner mineralischen Phantasiewelt einen konstruktiven, perspektivischen Sinn unterlegt und damit zu jenem entschiedenen, strahlenden, deliziös verschmelzenden Kolorismus zurückfindet, den ihr auf der berühmten Predella mit der Geschichte des heiligen Vinzenz Ferrer in der Pinacoteca Vaticana (Abb. 96) ausgiebig habt bewundern können[27]. Diese Bilder können bereits als Vorbereitung auf einen anderen Ferraresen, Ercole de Roberti, dienen, der sich vollkommen dem neuen Weg der perspektivischen Synthese verschreiben wird. Wir werden auf diese bedeutende malerische Strömung noch ausführlicher eingehen.

Nun aber sollten wir wieder nach Florenz zurückkehren, um hier die *extremen Ausdrucksweisen der funktionalen Linie und ihre partielle Verschmelzung mit dem plastischen Stil Masaccios* (in der gebotenen Kürze, da wir nur wenige Reproduktionen haben) zu untersuchen, und das heißt konkret: Leonardo und Michelangelo.

26. Anm. d. Übers.: Francesco del Cossa wurde 1436 geboren und starb 1478.

27. Zur vatikanischen Predella mit der Geschichte des heiligen Vinzenz Ferrer, die Longhi später nicht mehr Cossa, sondern Ercole de Roberti zuschreiben wird (Ercole de Roberti arbeitete zusammen mit Francesco Cossa an dem Polyptychon Griffoni und schuf die hier besprochene Predella), vgl. *Officina ferrarese (Opere complete V)*, passim.

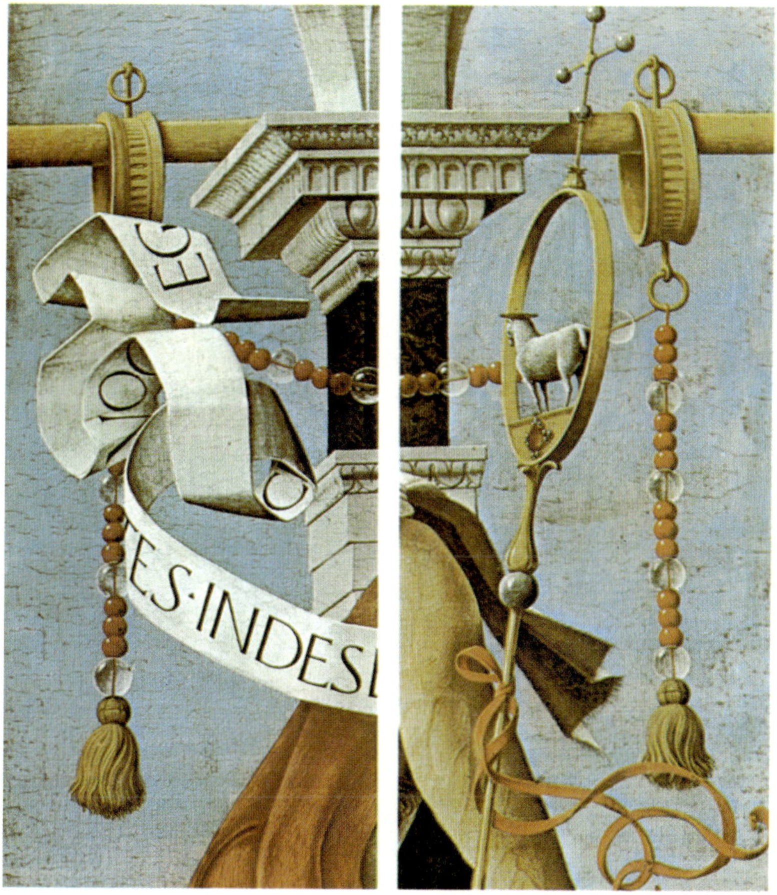

95 Francesco del Cossa, *Der heilige Johannes der Täufer* (Polyptychon Griffoni), Details, Mailand, Pinacoteca di Brera

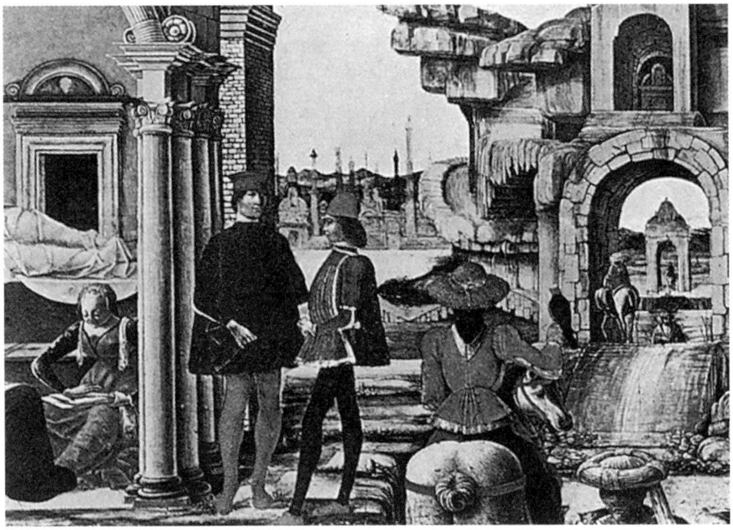

96 Ercole de Roberti (ehemals Francesco del Cossa zugeschrieben), *Geschichte des Heiligen Vincenz Ferrer,* Detail, Rom, Pinacoteca Vaticana (Predellenteil des Polyptychons Griffoni)

Wissenschaftliche Verarmung der funktionalen Linie und deren Verschmelzung mit einer Plastizität der Oberfläche: Leonardo da Vinci (1451–1519) und seine psychologischen und sentimentalen Vorstellungen

Ihr werdet euch wundern, daß ich mit solcher Gelassenheit und anscheinend ohne jede Ehrfurcht an einige jener Künstler herangehe, die möglicherweise in eurem Bewußtsein als ebenso heilige wie unbegreifliche Idole existieren. Ich hoffe zwar, daß dies nicht der Fall ist, und würde mir sogar wünschen, daß ihr erleichtert seid, wenn wir sie endlich einmal nur als Künstler betrachten, nicht mehr und nicht weniger; wenn ich euch also direkt zu den Kunstwerken hinführe, ohne zuvor den ganzen Hackbraten aus künstlerischem Umfeld, Goldenem Zeitalter und ähnlichen überflüssigen Zutaten vorzusetzen. Wir brauchen keinen Poliziano, um Botticelli zu verstehen, und ich weiß nicht, warum wir uns an Ariost wenden sollten, um Leonardo zu begreifen. Sobald wir ihre Umwelt einbeziehen, werden wir allenfalls den Grund ihrer Irrtümer, nicht aber ihrer Triumphe angeben können. Doch sehen wir erst einmal.

Betrachtet zunächst noch einmal die Taufe Christi von Andrea Verrocchio (Abb. 82). Wir haben bereits beobachtet, wie die funktionale Linie in diesem Bild immer akkurater, immer penibler und fast realistisch wird, wie sie sich im übrigen nicht darauf beschränkt, nur als Linie zu agieren, sondern sich mit Plastizität, nämlich mit Chiaroscuro, verbindet, das auf der Hautoberfläche das anatomische Gewebe des Körpers hervortreten läßt: also kein konstruktives Helldunkel, sondern eines, das allenthalben die unzähligen Vertiefungen des Körpers überzieht. Es ist jedoch unmöglich, daß etwas sich gänzlich verflüchtigt: Der linke Engel (Abb. 97) ist einer Welt entnommen, die nicht so vulgär und brutal erscheint wie die der übrigen heiligen Schauspieler; er entstammt offensichtlich einem *psychologisch* verfeinerten, gefühlvollen Geschlecht. Zudem bemüht er sich, diese seine Sentimentalität zu vermitteln, indem er den Kopf dreht und seine Augen auf uns richtet. Ebendiesen Engel hat Leonardo gemalt[28].

Wir können somit schon an dieser Stelle eine Beobachtung machen, die für Leonardos gesamte künstlerische Aktivität Gültigkeit besitzt. Er bedient sich desselben Stils – einer präzisen funktionalen Linie sowie eines oberflächlichen Chiaroscuro – wie sein Lehrer, nutzt ihn jedoch häufig für gefühlvolle Effekte. Die beinahe unmerklichen plastischen Feinheiten auf den Gesichtern, denen er mehr Sorgfalt als allen anderen Partien seiner Bilder angedeihen läßt, entsprechen – so sagt er – den Feinheiten psychischer Durchdringung, so daß er mit der Poesie in Konkurrenz treten könnte. Nun gut, ihr begreift natürlich, daß ein solcher Wettstreit gar nicht möglich ist: stumme seelische Bewegung, wie sie der Maler ausdrückt, kann nicht mit jener Psychologie konkurrieren, die der Dichter zu Handlung gestaltet und die nur vom Dichter in Kunst verwandelt werden kann; in der Malerei hingegen vermag sie nur unser Gefühl, nicht aber unserem Geschmack anzusprechen. Angesichts der Psychologie oder der Schönheit dieses Engels spielen nur unsere ganz persönlichen geschmacklichen Vorlieben eine Rolle, die mit wirklichem Geschmack nichts zu tun haben, sondern auf Affekten und Sympathien beruhen; der Engel mag uns zusagen oder nicht, je nachdem, ob er uns gefallen würde, wenn wir ihm im wirklichen Leben begegneten. Eine von Botticelli geschaffene Figur hingegen wird alle begeistern, die künstlerischen Geschmack entwickelt haben, da sie vom realen Leben unabhängig und somit frei von allem psychologischen Ballast ist. Ich hoffe, daß wir uns darüber verständigen können. In diesem Fall wird euch sogleich klarwerden, warum es hinsichtlich der Gioconda (Mona Lisa) – mit der wir uns noch beschäftigen werden – so viele unterschiedliche Meinungen gibt.

Leonardos Verdienst gegenüber dem weitaus gröberen und nur auf Wirkung bedachten Psychologen Raffael besteht darin, niemals eine Figur ohne plastische und lineare Werte darzustellen. Allerdings zeigen sich diese weniger klar und nicht mit solcher Absolutheit wie bei Pollaiolo und Botticelli, und zwar aufgrund eben seiner psychologischen und realistischen Neigungen.

Wie ihr bereits in der Verkündigung (Abb. 98) – einem frühen, unentwickelten Werk – sehen könnt, verliert sich der Maler bei aller Feinheit seiner Modellierung in rein nostalgische oder realistische Effekte, wie die hinter den Bäumen untergehende, dabei Gegenlicht verbreitende Sonne und sein peinlich genaues Studium

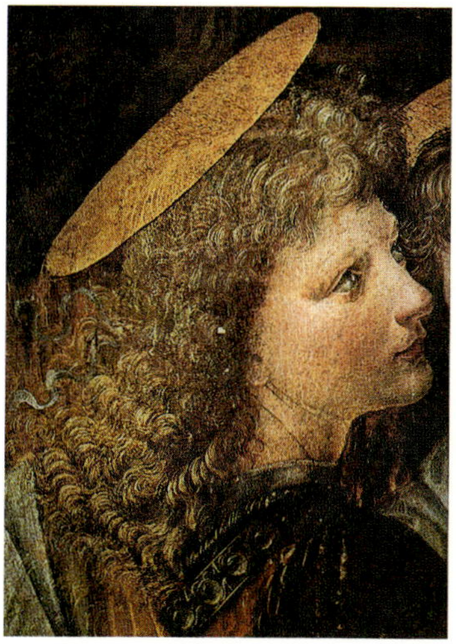

97 Leonardo da Vinci, *Kopf eines Engels,* Detail aus: Andrea del Verrocchio, *Taufe Christi,* Florenz, Uffizien

28. Anm. d. Übers.: Die Beschreibung stimmt nicht mit dem Bild überein. Zudem scheint Longhi die beiden Engel zu verwechseln.

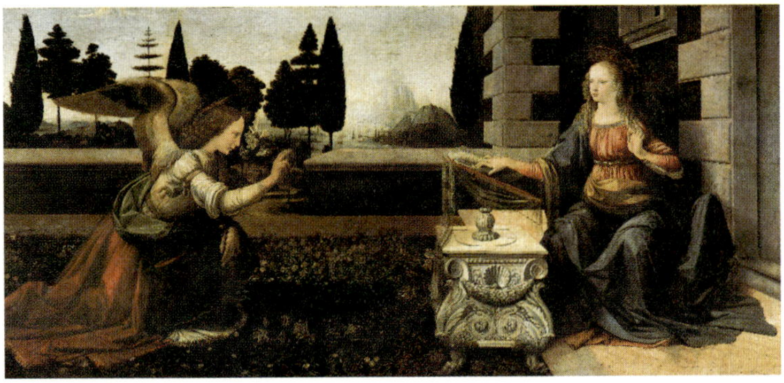

98 Leonardo da Vinci, *Verkündigung,* Florenz, Uffizien

des antiken Marmors oder auch die botanischen Untersuchungen auf der Wiese beweisen.

Noch besser könnt ihr in anderen Bildern den Wert seiner expressiven Bewegungslinie ermessen. Natürlich ist in dieser Hinsicht Botticelli sein Lehrer und Meister gewesen. Aber während Botticelli zu einem vollkommen dekorativen Rhythmus gelangt, versammelt Leonardo in seiner Entwurf gebliebenen Anbetung der Heiligen Drei Könige (Abb. 99) eine Unzahl vorzüglich beobachteter und durchweg gelungener Bewegungsmomente, ohne sie wie Botticelli zu ordnen und aufeinander abzustimmen. Was Leonardo schätzt, ist nicht die Bewegung selbst, sondern nur diese oder jene Bewegung im einzelnen.

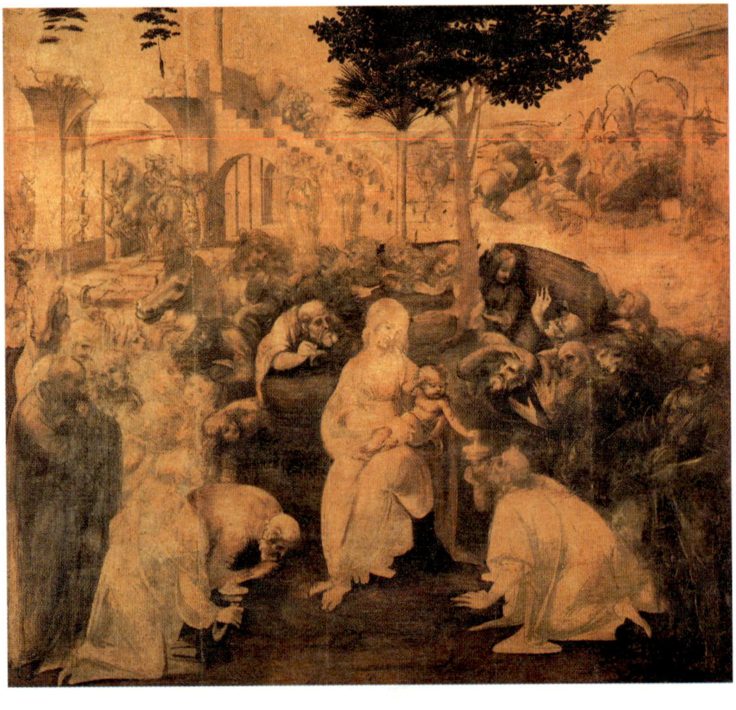

99 Leonardo da Vinci, *Anbetung der Heiligen Drei Könige,* Florenz, Uffizien

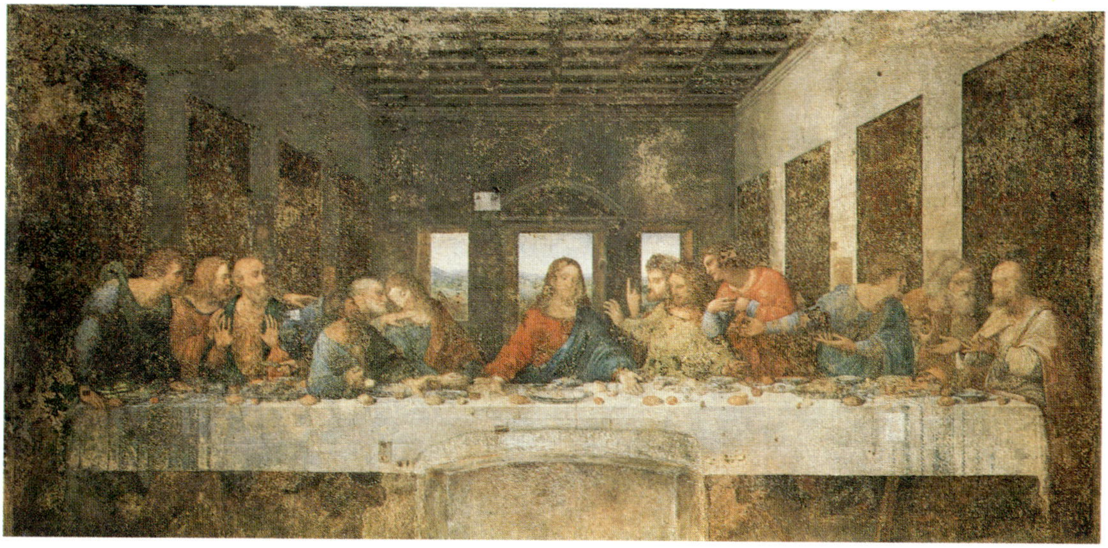

100 Leonardo da Vinci,
Das letzte Abendmahl,
Mailand, Santa Maria delle Grazie

Doch auch seine Art, Arbeiten halbfertig zu belassen, ist aufschlußreich: Sie zeigt einerseits einen sicherlich lobenswert hohen Anspruch an sich selbst, aber auch die Unfähigkeit, einen einfachen, synthetischen, sei es linearen, plastischen oder koloristischen Stil zu konzipieren. Ihr habt bereits eine andere unfertige Arbeit mit dem heiligen Hieronymus des Vatikan gesehen, und die wissenschaftliche Herangehensweise, die hier dominiert, wird euch kaum entgangen sein.

Tatsächlich ist Leonardo eher als Wissenschaftler anzusehen, da der Wissenschaftler in ihm den Künstler unterdrückt. Jener ist bereits damit zufrieden, Dinge und Tatsachen zu sammeln und zu klassifizieren; er denkt nicht daran, sie aufeinander abzustimmen und sie zu einem schöpferischen Werk zu verbinden. Und daher wird man bei allen Bildern Leonardos an seine berühmten wissenschaftlichen Notizbücher (Codice Atlantico etc.) erinnert. Seine künstleriche Unentschiedenheit könnt ihr bereits daraus ersehen, daß er von der Studie einer Hand unvermittelt zu der Skizze einer Reiterstatue, einer hydraulischen Maschine, einer Blume oder eines Faltenwurfs überzugehen vermag: was zweifellos eine bewundernswerte Vielfalt seiner geistigen Interessen, aber zugleich ein natürliches Widerstreben erkennen läßt, sich ausschließlich mit der Malerei als solcher zu beschäftigen.

Was wir an den bereits erwähnten Werken beobachtet haben, gilt ebenso für das Abendmahl in Santa Maria delle Grazie in Mailand (Abb. 100) wie für die Felsgrottenmadonna im Louvre: überaus subtile plastische Werke, erregte Nervosität der Linie, abgemessene Gruppierungen mit rhythmischer Tendenz, aber auch psychologische Abschweifungen und allzu sichtbare sentimentale

Schmeicheleien, zumal er sich damit an eine besondere, im höchsten Maße sensible Menschlichkeit wendet. Von der Gioconda habe ich bereits gesprochen.

Zusammenfassung: Ich kann euch wohl dazu ermuntern, euch für jene vornehme, auserlesene Humanität zu interessieren, für die sich der Maler entschieden hat, aber ich kann dieses Interesse nicht im Namen des künstlerischen Geschmacks abverlangen. Genuß werdet ihr an allem haben, was Leonardo durch Linie und Plastizität zu vermitteln vermag, wenn er sich nicht zu sehr von seinem *wissenschaftlichen Realismus* oder von einer rein *menschlichen Schönheit* ablenken läßt. Daß eben darin eine große Gefahr liegen kann, habt ihr schon angesichts der oberflächlichen Schöpfungen aller seiner Schüler gesehen, die ohne Ausnahme seine verfeinerte Schönheit in Gefälligkeit und seine erhabene Sensibilität in reine Sinnlichkeit verwandelt haben (wie in den Werken von Boltraffio, Giampietrino, Sodoma und Luini in der Galleria Borghese).

Sinnliche Versklavung der funktionalen Linie und des Helldunkels: Antonio Allegri, genannt Il Correggio (1490–1534)

Bevor wir zu Michelangelo kommen, möchte ich noch einige Worte über einen anderen, sehr berühmten Namen verlieren: Correggio. Ich füge ihn an dieser Stelle ein, da er, wenngleich emilianischer Herkunft, für die Kunst Florentiner ist und im übrigen seine spezifischen Eigenarten die eines übermäßig sinnlichen Leonardo sind. Ihr habt die Danae in der Galleria Borghese gesehen und werdet euch noch an das erinnern, was ich damals gesagt habe. Seine stilistischen Fähigkeiten sind ein weiches, säuselndes, alles überdeckendes Donner-und-Doria-Helldunkel mit einer bewundernswert gefügigen, weichen, geschwungenen Linie. Aber genau diese Adjektive, die ich nicht zufällig gewählt habe, enthüllen zugleich Correggios Schwächen. Er vermag wundervoll zu zeichnen, doch zeichnet er einzig und allein die Frau oder vielmehr die Weiblichkeit als Spiegelbild von Liebreiz und Unbeständigkeit; der Rest der Welt wird diesem Gesichtspunkt untergeordnet. In seinen Meisterwerken kommen zum ersten Mal Bild und Gegenstand zur Deckung, will besser sagen: die Bilder hängen von ihm ab, während doch im Gegensatz dazu – wie wir bereits gesehen haben – bedeutende Kunst sich stets als unabhängig vom dargestellten Sujet erweist. Wenn ihr die Danae, die Leda in Berlin (Abb. 101), den Ganymed (Abb. 102) und die Io in Wien sowie die Antiope im Louvre ihrer Sinnlichkeit entkleidet, würdet ihr dem Künstler jede Möglichkeit nehmen, seine geschwungenen Linien zu zeichnen oder sein weiches Helldunkel aufzutragen. Aus ebendiesem Grund – ich muß es noch einmal wiederholen – ist er

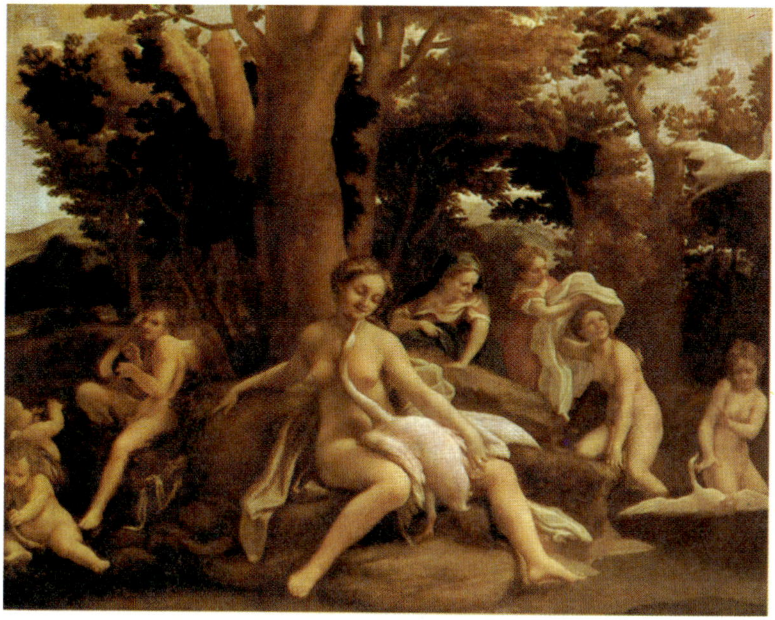

101 Correggio, *Leda,* Berlin, Staatliche Museen Preußischer Kulturbesitz, Gemäldegalerie

102 Correggio, *Die Entführung des Ganymed,* Wien, Kunsthistorisches Museum

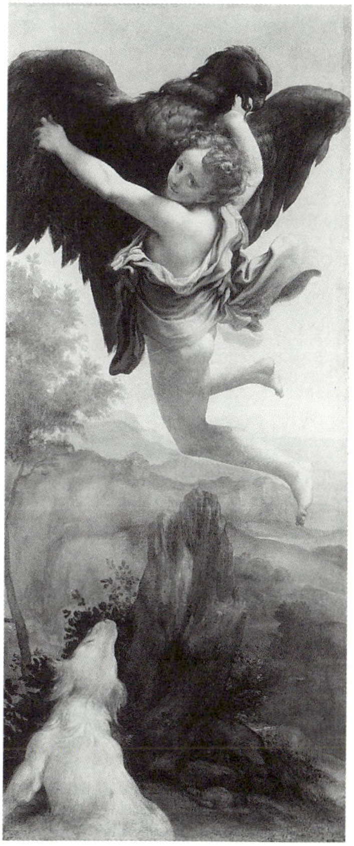

gezwungen, dieselbe Sinnlichkeit auch auf religiöse Gegenstände zu übertragen, was lediglich zu abstoßenden, heuchlerischen, verdorbenen Darstellungen führt.

Und so bemüht Correggio eine Sentimentalität des Chiaroscuro, der mondänen Zeichnung, der irisierenden und schillernden und unbeständigen Tonalität, die ihr bereits bei Federico Barocci kennengelernt habt; darüber hinaus nimmt er die ganze Rührseligkeit Renis sowie die weiche, dunstige Anmut des galanten 18. Jahrhunderts in Frankreich vorweg, das übrigens ebenfalls wunderbar zeichnet, aber eben nur, wenn es sich darum handelt, überzuckerte Schäferszenen zu gestalten oder schlüpfrige Paravents zu dekorieren. Dennoch ist Correggio bedeutender als alle seine Nachfolger und kann durchaus als reiner Künstler genossen werden, wenn man über die störenden Momente seiner Darstellung hinwegzusehen vermag. Ich erinnere mich, daß ich den Ganymed in Wien (Abb. 102) als ein wundervolles Beispiel für eine sanft ansteigende Linienführung innerhalb einer zarten vertikalen Komposition und somit als direkten Gegensatz zu der schweren, breit angelegten Komposition Michelangelos angeführt habe. Ihr werdet unter diesen Voraussetzungen den Ganymed durchaus bewundern können, sofern ihr euch nicht allzusehr von dem bleichen Gesichtchen dieses schmachtenden und verwöhnten Jüngelchens abgestoßen – oder auch angezogen fühlt, je nachdem.

Mit Michelangelo kehren wir wieder zur reinen bildenden Kunst zurück. Diese Feststellung mag euch vielleicht etwas seltsam erscheinen, da ihr wohl schon tausendmal von der *terribilità* (Schrecklichkeit) Michelangelos, von der gedanklichen Tiefe, die aus den Gewölben der Sixtinischen Kapelle atmet, und ähnlichen Dingen gehört haben werdet; doch sind das alles kurzweilige Spielereien von Literaturkritikern, die nichts von Kunst verstehen. Uns soll es hier genügen, Michelangelo als den letzten großen Künstler der funktionalen Linie und des plastischen Stils zu betrachten.

Denn in einer übermäßigen Kraftanstrengung gelingt es ihm, Linie und Plastizität miteinander zu verschmelzen. Aber wie? … Pollaiolo oder Botticelli hatten die reine Energie eines Körpers sichtbar hervorgehoben, der sich quasi seiner Schwere entledigt, indem er im vollen Lauf seine feurig bewegten Gliedmaßen durch die Luft schleudert. Aber Michelangelo ist allzu sehr davon überzeugt, daß Leben, um *Bewegung* zu entfalten, zuallererst *existieren* muß; und er löst dieses – lyrische – Problem, einen solchen überall präsenten Organismus sichtbar zu machen, ohne sich dabei in seiner ersten, grundlegenden – nämlich plastischen – Anschauung der Existenz beirren zu lassen, indem er eine gigantische Menschheit erfindet, die *aber nur* in gesammelten, gedrängten und wie von der körperlichen Masse gehemmten Bewegungen handelt: langsame, kraftvolle, gewaltsame Drehbewegungen, nicht so sehr Bewegungen von Körpermassen, die sich von einem zum anderen Ort verlagern, als vielmehr Bewegungen von Muskelmassen; und der Körper – so meine ich – konzentriert sich fast immer wieder in einem Block von geradezu unbeschreiblicher Plastizität; er agiert, indem er auf wunderbare Weise seine Konturen, den Druck, den diese erfahren und ausüben, sowie ihre Verschiebung durch den Kontakt mit anderen organischen oder anorganischen Körpern zur Entfaltung bringt.

Betrachtet einmal daraufhin das absolute Meisterwerk seines malerischen Schaffens: das Rundbild mit der Heiligen Familie in den Uffizien (Abb. 103). Und nun folgt mir: innerhalb des gesamten Raumvolumens dieser Rundform verbinden sich die drei Figuren zu einer einzigen unentwirrbaren Gruppierung von Formen; das Ergebnis entspricht insofern jenem bei Giotto und Masaccio, als diese die knienden Freier (Abb. 26) oder Petrus und den Apostel in der Auferstehung der Tabitha (Abb. 56) zu einer einheitlichen Masse zusammenfügten. Michelangelo jedoch erweckt diesen Eindruck von Masse, von gesammelter Plastizität nicht etwa durch Unbeweglichkeit der Körper und eine weitgehende Übereinstimmung der Posen, sondern indem die einzelnen Formen sich geschmeidig winden, sich krümmen und biegen, sich

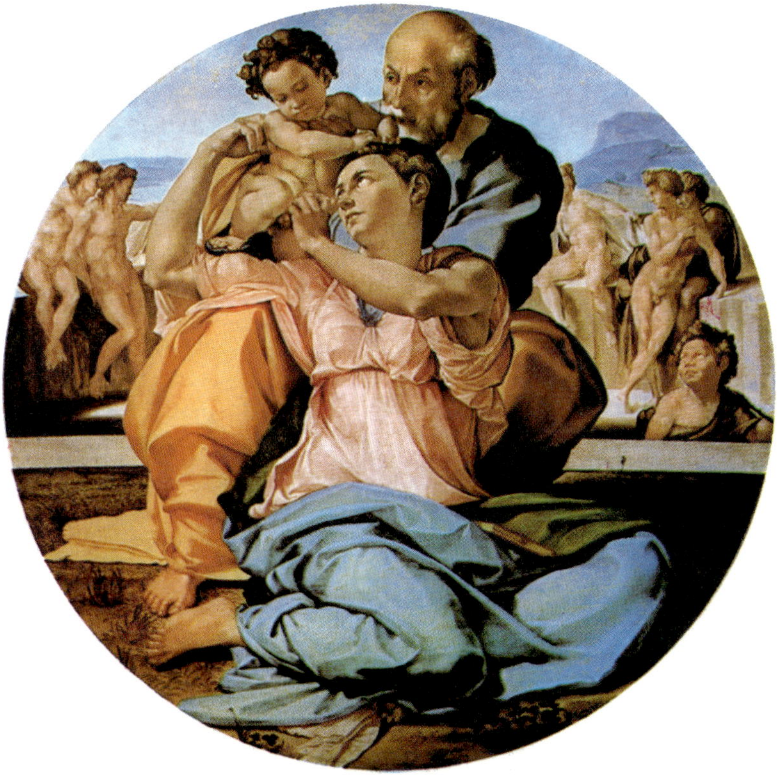

103 Michelangelo, *Tondo Doni (Hl. Familie)*, Florenz, Uffizien

ineinander verwickeln und verknäulen, wobei sie immer fester aneinander haften, so daß die Organismen mittels der funktionalen Linie ganz wundervoll zum Ausdruck kommen. Denn um die kompakte Dichte dieser untereinander verbundenen Glieder genießen zu können, ist es zunächst notwendig, die *Art und Weise* zu verfolgen, *wie* sich jede einzelne dieser lebendigen Personen mit den übrigen Figuren zu einer Einheit verbindet. Und nun seht ihr, daß diese Gestalten gerade dadurch als Einzelorganismus, als Energie, als Linie Bedeutung gewinnen. Welch eine göttliche Gauklerfamilie! Welch eine Vorstellung rein ästhetischer Bewegungen! Alles in dem Bild beruht auf der ausgeglichenen Beziehung der Gesten und der wechselseitigen Berührungen dieser drei Figuren und ihrer Gewänder: alles lebt durch die Schöpfung von Individuen, die als reine Plastizität und als reine Bewegung zu handeln verstehen. Betrachtet nur die Jungfrau, in der ein übermenschlicher Herzschlag pulsiert: Sie ist unter der Brust gegürtet, wie ihr es zum ersten Mal bei Giotto sehen konntet; ihr ganzer Körper von den Fußsohlen bis zum Kopf vollzieht eine leichte, aber stetige Drehbewegung, er wird von dem tausendfach eingeschlagenen, enggefälteten und glattgestrichenen Gewandtuch wundervoll umhüllt. Und wie Maria jedes Bewußtsein für die weiter entfernten Extremitäten ihrer eigenen komplexen Körperlichkeit verloren hat, wenn etwa das Knie unabsichtlich den linken Fuß einzwängt, der unter diesem fleischigen Erdrutsch nahezu begraben liegt! Darüber jedoch wird der plastisch-energetische Rhythmus noch weitaus komplizierter: Aus dem Oberkörper der Jungfrau, der seinerseits auf das behagliche Lager eines anderen Körpers gebettet ist, kommt ein bronzefarbener Arm zum Vorschein, der mit unbeschreiblicher, durch die leere, glatte, unbehaarte Achselhöhle noch betonter Plastizität freigelegt wird, und ebenso sauber und glatt herausgeschält ist der aufgerichtete und auf wunderbare Weise in der Höhe erblühte Kopf! Der andere Arm lebt und zuckt zwischen tausend phantastischen Bedrängnissen: Das Gewand schnürt ihn ein, das Knie läßt ihn in die Höhe schnellen, wo bereits ein Füßchen wie eine Greifenklaue darauf wartet, ihn durch das – von irgendwelchen fernen Krallen gespannt gehaltene – Gewand hindurch niederzudrücken. Und dennoch vermittelt sich seine Kraft dem Unterarm, der sich mit einer plastischen Gebärde zu dem kleinen nackten Jesuskind emporhebt – dort, wo sich die gesamte Spannung konzentriert, wo überall Druck ausgeübt wird, wo die Hände der beiden Eltern versinken – nicht so sehr angezogen von der göttlichen Liebe als von der reinen Plastizität des kleinen, in ebendiesem Moment gegossenen Bronzemodells mit seinen glänzenden Fleischfarben und den miteinander verbundenen Schultern, denen ein dicker, störrischer, verwahrloster, von den schweren Strähnen des flockigen Haares sichtlich überlasteter Kopf aufgesetzt worden ist.

Der Hintergrund: eine weite, öde Dünenlandschaft, an deren vorderster Erhebung sich ungeteilte Freude an entspannten, nackten, der Sonne hingegebenen Körpern verbreitet – einer antarktischen Sonne jedoch, welche die Farben tausendfach verblassen und unter der Herrschaft des Chiaroscuro verdunkeln läßt.

Ich glaube kaum, daß die Gleichgültigkeit gegenüber dem Sujet – eine Heilige Familie! – jemals weiter gegangen ist; ebendeswegen haben wir das Bild ausschließlich als Darstellung von Plastizität und körperlicher Energie interpretieren können. Und wie sehr Michelangelo rein plastische Sujets bevorzugt, zeigt sich in aller Deutlichkeit, als er 1504 in Konkurrenz zu Leonardo eine Episode aus dem Krieg gegen Pisa darstellen soll und folgende dazu auswählt: eine Gruppe florentinischer Soldaten, die – während sie in einem Fluß baden – von dem feindlichen Angriffssignal überrascht werden, aus dem Wasser springen, Kleidung und Rüstung anlegen. Ihr könnt euch vorstellen, welche Möglichkeiten sich daraus ergeben: sei es zu prächtigen Aktdarstellungen beim Erklimmen des Ufers, sei es, um die plastische Verzweiflung über die nassen, an den Gliedern klebenden Gewänder zum Ausdruck zu bringen. Denn nur darum geht es.

Im übrigen habt ihr – wenn auch etwas mühselig – einige Details in der Sixtinischen Kapelle erspäht. Ich habe bereits erklärt, daß Michelangelos malerisches Konzept genau mit den Idealvorstellungen des Bildhauers übereinstimmt: das Gewölbe wird nicht einfach in Felder eingeteilt, um deren weite Oberflächen anschließend mit Freskomalereien zu bedecken; vielmehr wird eine vorgetäuschte – nämlich gemalte – Architektur geschaffen, in der fingierte – gemalte – organische Skulpturen aufgestellt und dazwischen schließlich aneinandergereihte pittoreske Bildchen eingefügt werden, die aber immer noch als Basreliefs oder als reine Tondi kenntlich sind. Denn Michelangelo pflegte zu sagen, daß er seine Malerei desto höher schätze, je mehr sie sich der Skulptur annähere – eine Auffassung, gegen die natürlich nicht viel einzuwenden ist.

Ihr habt dann wirklich und ohne größere Mühe die Erschaffung Adams (Abb. 104) betrachten können, die auf das Relief von Jacopo della Quercia in Bologna zurückgeht (Abb. 9), jedoch auf wunderbare Weise die körperliche Oberfläche des ersten, auf der weiten, leeren Erde verlassenen Menschen ausdehnt.

104 Michelangelo, *Erschaffung Adams*, Rom, Sixtinische Kapelle (vor Restaurierung)

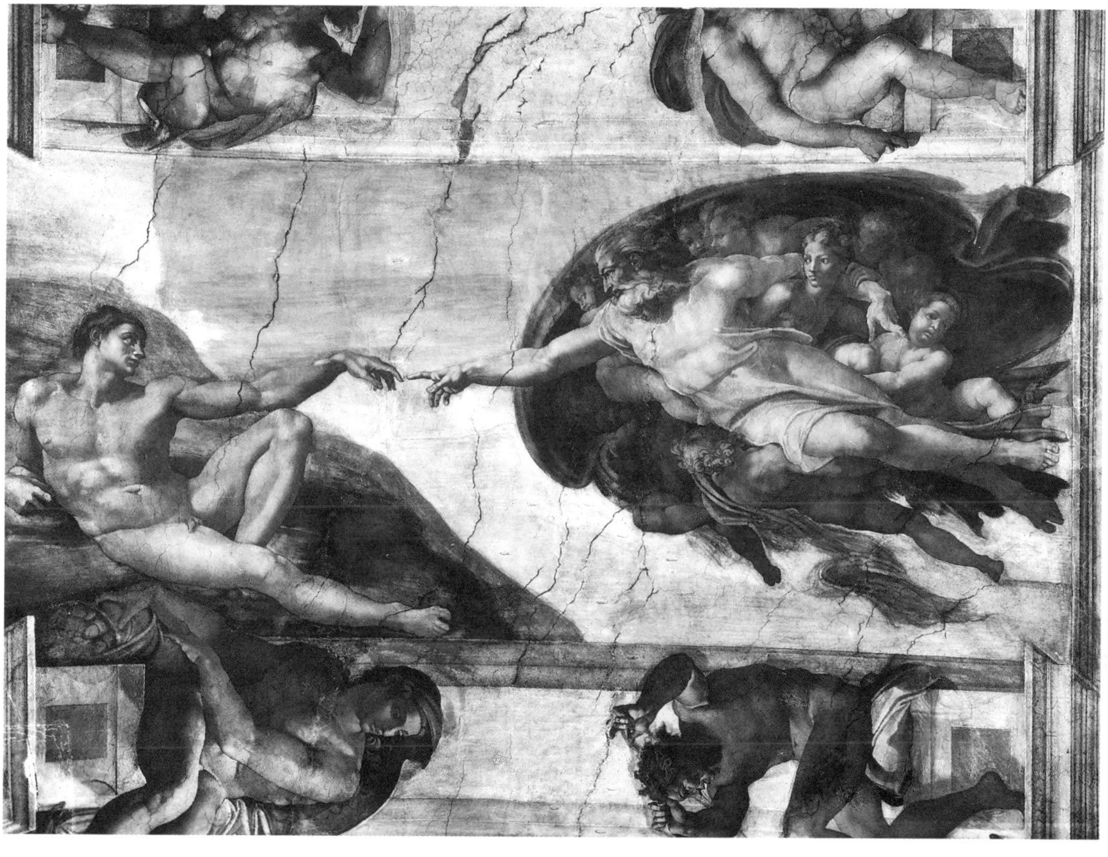

Aber noch deutlicher werdet ihr euch der Erschaffung Evas erinnern, wo jedes einzelne Atom in Adams Körper der absoluten Selbstvergessenheit des Schlafes anheimgegeben ist, während im Gegensatz dazu Gottvater ein letztes Mal des Gestus von Giotto und Masaccio wiederholt und dabei unterhalb seines Ellenbogens tonnenschwere Stoffmassen zur Entfaltung bringt. Denkt auch an den Sündenfall, wo Eva das nahezu abstrakte Ideal einer gigantischen, in sich konzentrierten menschlichen Struktur darstellt. Vielsagend ist auch die insgesamt trostlose, kahle Darstellung selbst: die vier Personen, eine wüste, leere Landschaft mit wenigen Erhebungen – nichts anderes ist das irdische Paradies, wenn es auf die plastischen Grundbedingungen reduziert wird – und ein glatter Baumstamm, den der Frauenschlangenkörper mit unwiderstehlicher Macht wie ein in sich kreisender Strudel umwindet.

Sobald er sich aber Gegenständen zuwendet, bei denen eine komplexe Darstellungsweise unumgänglich ist, gelangt Michelangelo zu keiner einheitlichen Komposition; tatsächlich war es ihm versagt, jenen von Botticelli geschaffenen Rhythmus mit seinen Intervallen zwischen der einen und der anderen Bewegung wieder aufzunehmen, und ebenso schwer fiel es ihm, wann immer er genötigt war, über die Darstellung einer einzelnen Figurengruppe hinauszugehen und wie Masaccio ein Gleichgewicht zwischen den Massen herzustellen. Ihr habt dies an der Darstellung der Sintflut genauer verfolgen können, die ausgesprochen zusammenhanglos erscheint, obwohl es sich durchaus lohnt, die wundervollen Gruppen oder isolierten Figuren für sich zu betrachten, so daß man sich schließlich von diesen plastischen Motiven, von diesen unvergleichlichen Ausdruckswerten im einzelnen kaum noch zu lösen vermag: jener Mann, der den Baum umklammert und sich an dem glatten Stamm unterhalb der entlaubten Äste die Haut wundschürft; die Frau, die mit den beiden in ihr Fleisch eingegrabenen Kindern zu einem Körper verwächst; die beiden nackten Jünglinge, die sich bis auf den eng um den Kopf geschnürten Verband ganz ineinanderschlingen und sich aneinander festhalten – ah, diese Sintflut, der niemand entgehen will, weil durch sie Masse, Schwere, gesammelte Energie und Spannung entstehen! –, die sitzende Frau, die sich auf unbeschreibliche Weise ein dünnes Tuch um den nassen Leib geschlagen hat, oder auch der Alte, der sich mit dem toten Körper eines schwergewichtigen jungen Athleten beladen hat.

Und wenn ihr nun noch unter den Sibyllen euch insbesondere die Libysche anseht (Abb. 105), die ihre ganze Kraft in den äußeren Gliedmaßen konzentriert, um sich von der eigenen Schwere zu befreien – wie sich der zusammengedrückte, nervöse Fuß von der Marmorstufe zu lösen beginnt! –, und deren geschliffener Rumpf

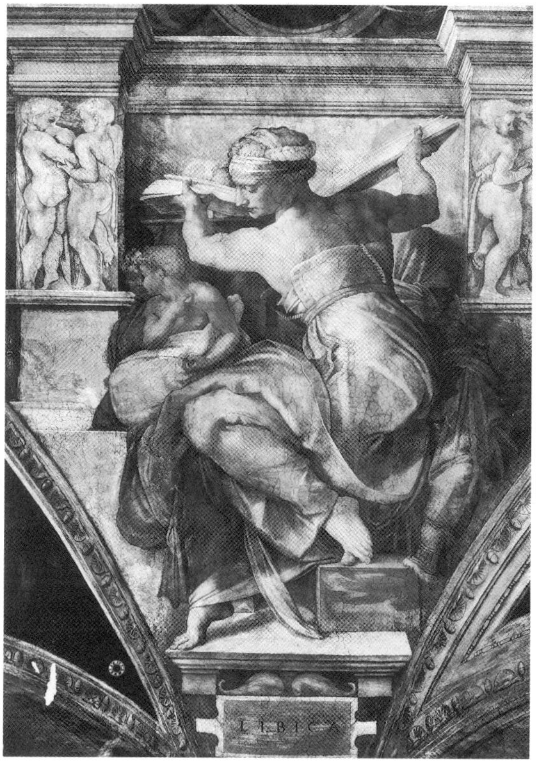

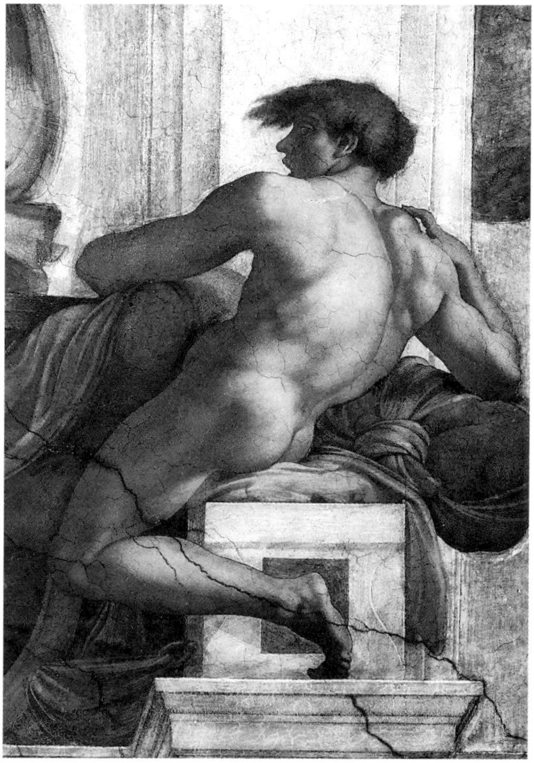

aus dem geschnürten Mieder so lebendig hervorspringt wie der Stamm einer Steineiche unter seiner Rinde, die in der Hitze vertrocknet und aufgesprungen ist;

oder auch die Cumaeische Sibylle, welche Glieder auf Glieder und Gewandstoffe über ihre jahrhundertealten Glieder häuft;

oder noch die Versammlung der Ignudi (Abb. 106), die aus rein ästhetischen Gründen geschaffen worden sind und nichts anderes zu tun haben, als zur Entlastung der Tondi den Druck und die Spannung der Gewölbestreifen auszugleichen;

oder schließlich noch auf einem der Gewölbezwickel die Szene mit der Ehernen Schlange, die in dem schmalen dreieckigen Raum die Menschheit zu einem unentwirrbaren Haufen zusammendrängt – dann wird es genug mit Michelangelo sein.

Denn ich habe bereits angedeutet, welche ein Mißerfolg im Vergleich zu den Gewölbefresken die Arbeit des sehr viel später entstandenen Jüngsten Gerichts (Abb. 107) ist. Dieses war der ersten Entwurfsskizze nach als eine von der Christusfigur ausgehende, herabhängende Kette menschlicher Körper konzipiert gewesen; da es aber hier – und ihr seht wiederum den schädlichen Einfluß des Bildgegenstands – wohl unumgänglich war, zwischen den Verdammten und Auserwählten, zwischen Märtyrern,

105 Michelangelo,
Die Libysche Sibylle, Detail,
Rom, Sixtinische Kapelle
(vor Restaurierung)

106 Michelangelo,
Ignudo, Detail,
Rom, Sixtinische Kapelle
(vor Restaurierung)

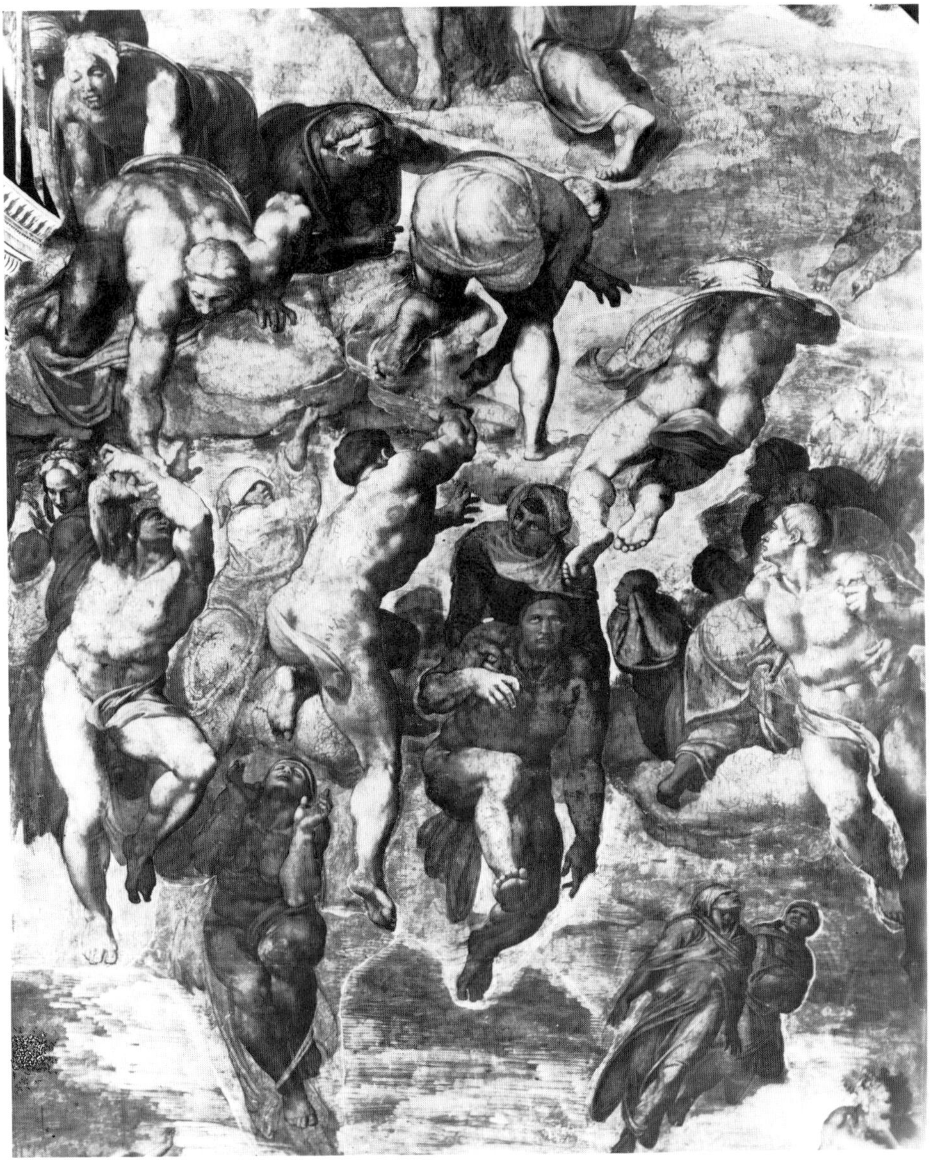

107
Michelangelo,
Das Jüngste Gericht, Detail,
Rom, Sixtinische Kapelle (vor Restaurierung)

Patriarchen und dergleichen zu unterscheiden, wird die Komposition aufgeteilt und beschränkt sich nunmehr auf eine Reihung übereinanderliegender Ebenen, ohne dabei den Gesamteindruck zu berücksichtigen, so daß wir bei der Betrachtung fortwährend dazu genötigt werden, in unserer Vorstellung von einem Ort zum anderen zu wandern und von einer Etage zur nächsten zu wechseln, ohne jemals mit einem Blick die vollständige Komposition erfassen zu können. Und dabei sind noch nicht einmal jene Widersprüche miteingerechnet, die sich zwangsläufig aus den theologischen Auflagen und den stilistischen Anforderungen ergeben. Denn – ihr versteht – Michelangelo kann nun einmal keine Seligen malen, die schwerelos fliegend zum Himmel aufsteigen, sondern nur Körper, die wie auf einer Leiter zum Himmel hinaufklettern und sich dabei mühsam auf den Wolken – die so fest und solide sind wie Felsen – abstützen müssen; überdies malt er die Verdammten in den Klauen der Teufel sehr viel lieber als die Seligen; und wenn er Engel malen soll, erschafft er keine durchgeistigten Doppelwesen mit frommen Posen, sondern herkuleische Gestalten, die ihre Muskeln an den Marterwerkzeugen Christi – dem Kreuz und der Säule – erproben.

Alles in allem ist Michelangelo der letzte große künstlerische Repräsentant eines zeichnerischen Ausdrucks, der sich *der vibrierenden funktionalen Linie in konzentrierten plastischen Massen* bedient (wobei Linie und Plastik ineinander übergehen). Die Maler seiner näheren Umgebung – beispielsweise Andrea del Sarto, an dessen herkuleische Heilige Familie in der Galleria Borghese ihr euch erinnern werdet, oder Sebastiano del Piombo, dessen Geburt der Jungfrau ihr in der Kapelle Chigi in Santa Maria del Popolo betrachten könnt, und schließlich der späte Raffael vom Borgobrand und der Transfiguration Christi – geraten bereits an die Grenzen zum Akademischen, da sie die Motive des Meisters wiederholen, ohne sie zu beleben oder neu zu schaffen. Es lohnt sich aber nicht, hier die erbärmlich zählebigen Geschicke der Accademia del Disegno weiterzuverfolgen. Ihr habt bereits in den Werken von Bronzino in der Galleria Borghese einen ersten Eindruck davon erhalten; seine Linie hat jede Spannung, jede Lebendigkeit eingebüßt, und die Plastizität ist nichts anderes als abstoßende Anatomie aus skorbutischem Fleisch in eisiger, arktischer Atmosphäre und gefrorenem, grellfarbenem Blech. Nun ja, seit dem Cinquecento hat die Zeichenakademie ihren verderblichen Einfluß auf die europäische und insbesondere auf die italienische Kunst noch immer nicht vollkommen aufgegeben. Tatsächlich ist sie dafür verantwortlich, daß sich der künstlerische Wert der Bologneser des 17. Jahrhunderts (Seicento) wie der Carracci oder Domenichinos auf ein Minimum reduzierte, da sie diesen die Illusion vermittelte, nicht nur zeichnen, sondern auch malen zu können – malen in venezianischer Tradition, versteht sich; sie hat überdies nicht zugelassen, daß Rubens, der bedeutendste Flame des 17. Jahrhunderts, in den Kreis der großen Meister aufgenommen wurde, und wollte dies auch bei einigen der elegantesten Vertreter des genuesischen Seicento nicht gestatten. Und sogar in unseren Tagen werden die inzwischen in Mode gekommenen Namen von Tranquillo Cremona und Giovanni Segantini niemals dauerhaften Ruhm beanspruchen können, da unter dem unverkennbar impressionistischen Flimmern des ersteren die akademische Zeichnung in Raffaels Manier allenthalben durchsickert, während man hinter dem aufgesetzten Pointillismus des letzteren (seiner speziellen Art, Farbtöne zu zerlegen) unschwer die präraffaelitische Kontur erkennen kann; damit sind beides künstlerische Interpretationen, die durch die sichtbare Realität deformiert worden sind. Aus ebendiesen Gründen haben auch die Versuche der englischen Präraffaeliten (Rossetti, Burne-Jones etc.) nichts anderes erreicht als die Verirrungen eines modernen floralen Stils. Ihre grundsätzliche Verfehlung ist genau diese nicht wirklich gefühlte Altertümlichkeit, die unter der unterkühlten Linie die moderne Gangart erkennen läßt: ein Botticelli in Kraus. Und reden wir lieber gar nicht erst von den noch viel traurigeren Verirrungen, die bedauerlicherweise in Italien noch immer das Feld behaupten.

Achtet darauf, was ich euch sage: unter historischem Gesichtspunkt ist es richtig, Künstler wie Giotto und Masaccio oder auch Andrea del Castagno, Pollaiolo, Botticelli und Michelangelo unter dem Banner der plastischen Anschauung oder aber der funktionalen Linie zu versammeln. Bei der Interpretation ihrer Werke jedoch habe ich mich nie wiederholen müssen, und zwar aus dem einfachen Grund, weil alle diese Maler ganz unterschiedliche, jeweils individuelle Vorstellungen von Plastizität und funktionaler Linie ausgeprägt haben. Die Tradition – in einem höheren Sinn – verbindet diese Künstler, während ihre Persönlichkeit sie unterscheidet, voneinander absetzt und isoliert. Wie auch immer: wenn wir in Europa seit vier Jahrhunderten auf einen Künstler mit plastischer oder linearer Anschauung warten, dann nur deshalb, weil nach dem Cinquecento niemand mehr verstanden hat, daß das Helldunkel nicht jene Plastizität ist, die man bei der Betrachtung der Natur empfindet, und daß ebensowenig die Zeichnung mit der schöpferischen Linie identisch ist; so daß erst wieder eine neue, geniale Deutung der Welt – eine spontan und konsequent archaische, aber keinesfalls altertümliche Interpretation – unserem unvermindert wachsamen und aufnahmebereiten Kunstsinn noch einmal einige ursprüngliche Freuden vermitteln könnte.

An dieser Stelle wäre die Geschichte der italienischen Malerei bereits vom Grundsatz her am Ende – wenn wir uns nicht noch einer weiteren Strömung zuwenden müßten, die ich mir bis zum Schluß aufgespart habe: die perspektivische Synthese von Farbe und Form. Die Vitalität dieser künstlerischen Richtung hat so umfassend und vielfältig gewirkt, daß ich ohne weiteres behaupten möchte, auf ihrem Boden gedeiht noch immer – und zwar in ihrer üppigsten Entfaltung – die moderne Kunst. Es wird sich daher lohnen, wenn ihr nun zumindest in ihrem ungefähren Verlauf die ideale Verbindungslinie kennenlernt, die sich von Paolo Uccello bis hin zu Paul Cézanne – nun ja, sagen wir wenigstens: bis zu Paolo Veronese – erstreckt.

Piero dei Franceschi (oder Piero della Francesca, tätig zwischen 1440 und 1490). Wenn ihr euch die abgeflachten Formen und die entzückenden Farben von Paolo Uccello vorstellt und diese auf einen monumentalen Maßstab übertragt, indem ihr die letzten Reste jener gotischen Farbigkeit nächtlicher Märchen tilgt, wie sie noch häufig bei Paolo Uccello zu finden sind, und dafür die gesamte Oberfläche mit dem Tageslicht Domenico Venezianos einfärbt, dessen Palette sogar weiter aufhellt und ihr ein südlicheres Gepräge in der Art der modernen Freiluftmalerei verleiht, so habt ihr ein Werk Piero dei Franceschis vor euch, dem es auf diese Weise gelingt, der perspektivischen Synthese noch zu Lebzeiten seines Vorläufers eine geradezu klassische, unveränderbare, absolute Bedeutung zu geben.

Gleich einige Beispiele. Zunächst die beiden Portraits (ein Hochzeitsdiptychon) in den Uffizien mit Federigo da Montefeltro (Abb. 108) und Battista Sforza. Auf das Profil war er verpflichtet worden (die beiden Ehegatten sollten einander ansehen), und das Profil läßt sich unschwer mit linearen Tendenzen verknüpfen, zumal es in diesen beiden Fällen noch besonders akzentuiert wird: seht nur, wie Pieros ausgeprägter Sinn für Strukturen, für gleichmäßige Formen sich in der Darstellung Federigos niederschlägt: in der Wahl des runden Hutes, den Partien des Gesichts, dem kräftig hervortretenden Kinn, der Unbeweglichkeit der Brustpartie, die vor jene unerwartet tiefe und weitläufige Landschaft gesetzt ist! Auch das Licht dient dazu, die Form zu ordnen, so daß zwei kleine Warzen des Herzogs sich in einzelne Perlchen verwandeln, die noch kostbarer erscheinen als diejenigen an der Kette der Herzogin, da sie wie durch ein Wunder auf seiner Hautoberfläche haften und neben sich jeweils ihren kleinen Sonnenschatten werfen! Denn es ist gerade diese Färbung eines wunderbaren, senkrecht einfallenden Sonnenlichts, welche die näherliegenden Formen mit entfernteren verbindet und dadurch überall auf dem Bild den Eindruck einer farblich gestalteten Oberfläche hervorruft: Vor dem übertünchten Blau des Himmels sind alternierend zum fahlen Goldton des Gesichts unter dem heiß drückenden, ebenholzfarbenen Haar die beiden ziegelroten subtropischen Streifen der Kopfbedeckung und des Gewandes komponiert.

Betrachtet nun die Auferstehung Christi in Borgo San Sepolcro (Abb. 109), der Heimatstadt des großen Malers. Und bedenkt, was Botticelli oder Sassetta daraus gemacht hätten! Christus würde durch die Lüfte eilen und dabei mit Hilfe seiner flatternden Gewandflügel schwungvolle Bögen beschreiben, die vier bewaffneten Krieger würden mit vier flatternden Mäntelchen paarweise zu beiden Seiten rhythmisch entfliehen. Hier jedoch ist die

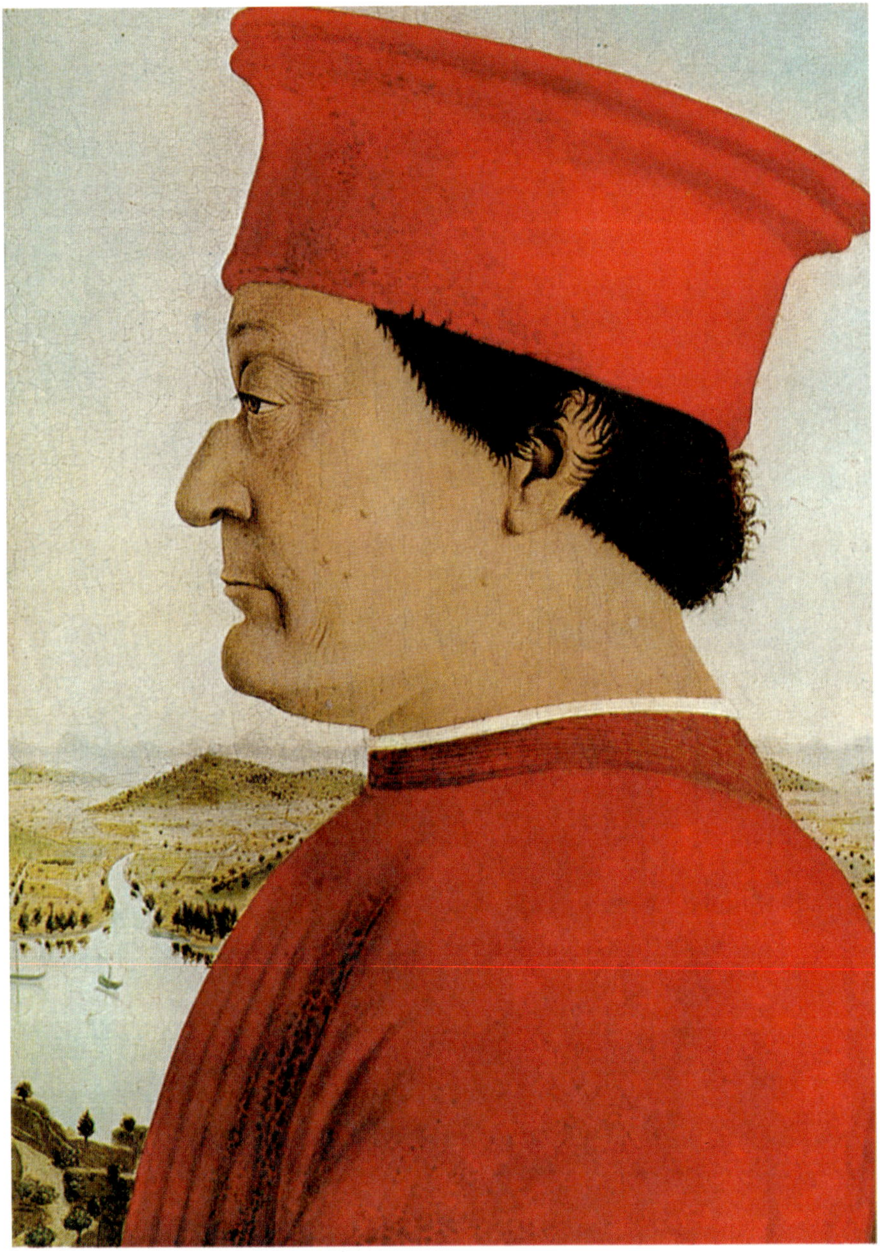

108 Piero della Francesca, *Federigo da Montefeltro,* Florenz, Uffizien

Absicht, vor uns im Raum eine Konstruktion von unversetzbaren menschlichen Körpern und Flächen zu errichten, somit eine architektonische Beziehung herzustellen. Christus und die Wächter bilden zusammen eine unantastbare pyramidenförmige Komposition. Wehe, wenn Christus seinen Aufstieg fortsetzte oder auch

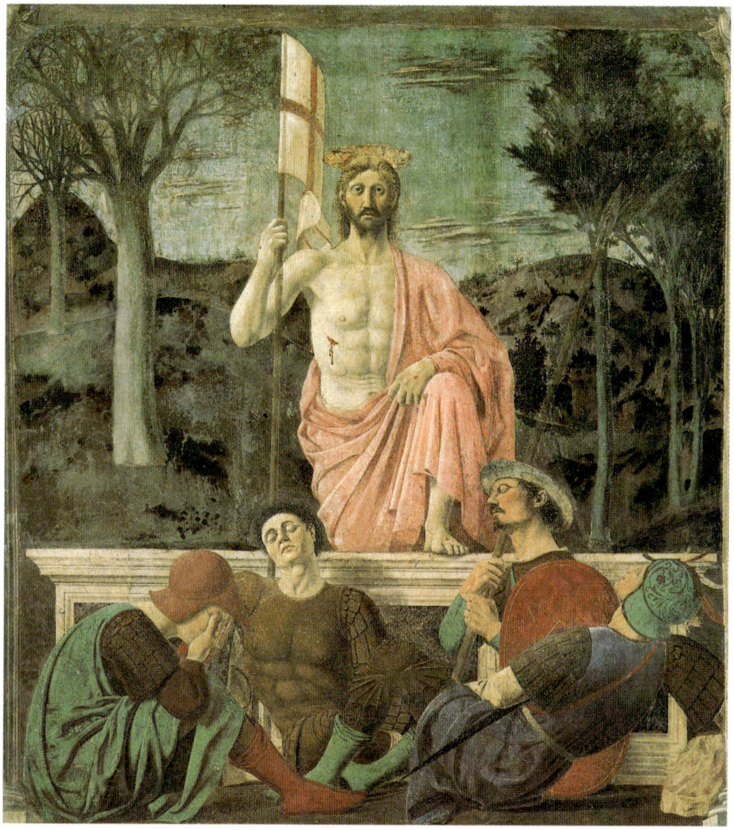

109 Piero della Francesca, *Auferstehung Christi,* Sansepolcro, Palazzo Comunale

nur einer der Krieger erwachte – das ästhetische Gleichgewicht wäre sogleich aufgelöst! Folglich müßt ihr die Figuren in der Einmaligkeit dieser unveränderlichen räumlichen Anordnung genießen. Wollt ihr euch aber an bestimmten Details erfreuen, so betrachtet die architektonische Riefelung am Oberkörper Christi – der Achse der Komposition – oder die mit ihren Füßen im Zentrum der Pyramide verwurzelten Soldaten, die sich wie geöffnete Blütenblätter von dem kompakteren Raumvolumen gelöst haben und wie vier Schnitze einer runden Frucht nur noch über ein Fädchen an der Basis zusammenhängen. Und die Farbe? Nun, die Pyramide erweist sich als ein geflecktes Dreieck aus Zonen, Scheiben, Plättchen, deren Farben geheimnisvoll miteinander korrespondieren. Die koloristische Vorstellung offenbart sich außerdem in der überhöhten Perspektive der braunen Hügel, die dazu gedacht ist, den Körper Christi – von rosafarbenen Tüchern umhülltes Elfenbein – farblich einzubetten, da er sich sonst kaum vom Himmel abhöbe, wo ebendieses gedämpfte Violett und Rosa hinter den Schwaden heller Blautöne wieder hervorkommt.

Schöpfungen von noch vollkommenerem Charakter hat Piero jedoch mit der Geschichte des Heiligen Kreuzes hinterlassen, als er in Arezzo die Chorwände von San Francesco in gewaltige, von ruhiger, getragener, vielfältiger Farbgebung durchzogene Tapisserien verwandelte und dabei zugleich eine genaue, souverän erfaßte Vorstellung von weitläufiger, sonnenbeschienener Ferne zum Ausdruck brachte. Wenn die bildende Kunst für euch lebendige, grundlegende Bedeutung gewonnen hat, werdet ihr an diesem Ort tiefere Eindrücke empfangen können, als irgendeine andere, ältere oder neuere Malerei zu vermitteln vermag.

In zwei großen Lünetten – den obersten, halbrund abgeschlossenen Fresken – seht ihr Adams Tod sowie Heraklius, der das Kreuz nach Jerusalem transportiert (Abb. 110). Die gotischen Maler pflegten den Lünetten Figuren einzufügen, die sie wellenförmig auf ein und derselben Ebene – mithin der Bildoberfläche – anordneten; hier aber spürt ihr gleich zweimal, wie diese ungeheuren, konisch gestalteten Bäume mit ihren ausstrahlenden Ästen die Vorstellung eines kegel- oder spindelförmigen *Volumens* der Lünette vermitteln, obgleich jene großen, braunen Flecken, die – in die Mitte der Komposition wie eine Holzeinlegearbeit eingefügt –, aber Farbe sind. Und dann achtet darauf, wie Heraklius das Kreuz trägt, wie alles auf die Konzeption dieser Figur abgestimmt ist: das weit ausgedehnte Feld des blauen, mit hellen Wolkenstreifen durchzogenen Himmels; die zusammengefügten Massen der nach rechts ansteigenden Mauer; und schließlich die als Zylinder oder Pyramiden aufrechtstehenden oder knienden, mit Barettürmen bekrönten, denkmalhaften Figuren. Schließlich wird eure Aufmerksamkeit auf der rechten Seite von einem figürlichen Drama gefesselt werden, das sich als weitaus interessanter als jenes vom Heiligen Kreuz erweist: wie jener Mann, der im Begriff ist niederzuknien und sein Haupt entblößen will, vergebens der geschwungenen Form seines vertrauten Baretts nachspürt, das indessen die Farbe zu einer abgeplatteten Pfütze aus flüssigem Elfenbein reduziert hat.

In der Auffindung und Prüfung des wahren Kreuzes (Abb. 111) weitläufige Zonen braungetönter Landschaft oder ausgiebig mit Marmorintarsien versehener Gebäude; davor Gruppen von Menschen, in ihren Versammlungen versteinert, in ihren gravitätischen Bewegungen erstarrt, wie jene Figur auf der rechten Seite, die das Kreuz hebt, damit die kniende Gruppe von der Last des Raums befreit und das Gewicht auf die Stehenden überträgt. Und dann noch jenes kleine Dorf dort drüben in seiner absoluten Vollkommenheit, wo man – abgesehen von dem Torbogen des Eingangs – keinerlei Kurven finden wird, sondern einzig und allein Häuserwürfel, abfallende Dächer, Türme aus Prismen; und wer weiß, welche Menschen wir anträfen, wenn wir den Ort besuchen wollten: wahrscheinlich stünden sie hochaufgerichtet zwischen ihren Türpfosten, ohne unseren Gruß zu erwidern.

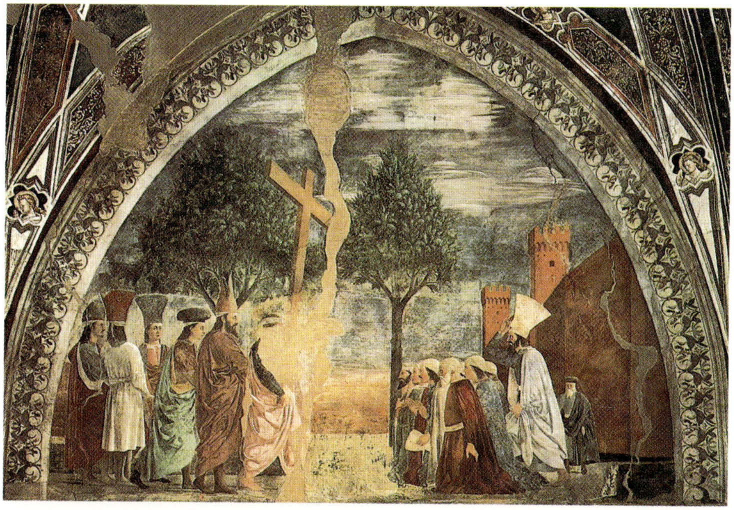

110 Piero della Francesca, *Heraklius bringt das wahre Kreuz nach Jerusalem zurück,* Detail, Arezzo, San Francesco

111 Piero della Francesca, *Die Wiederauffindung des Kreuzes,* Arezzo, San Francesco

112 Piero della Francesca, *Die Schlacht zwischen Heraklius und Chosroes,* Arezzo, San Francesco

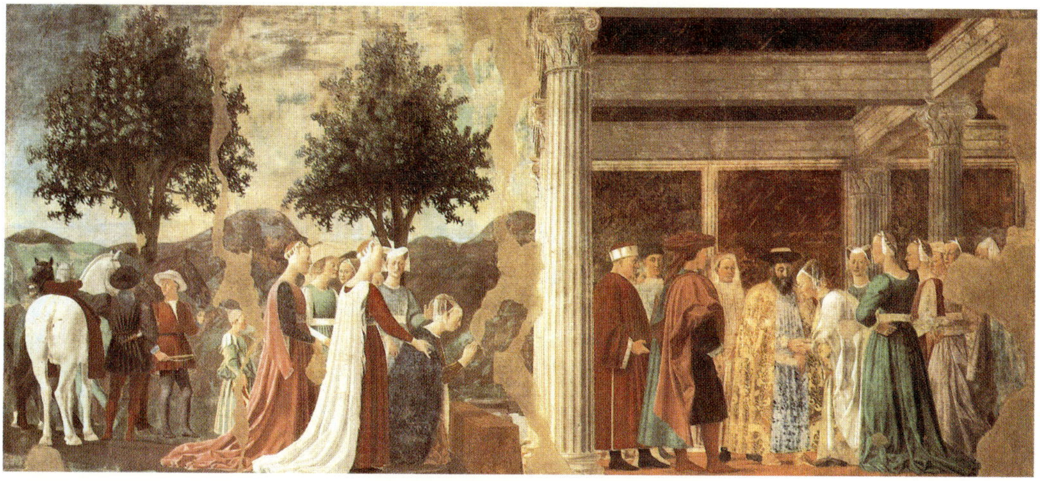

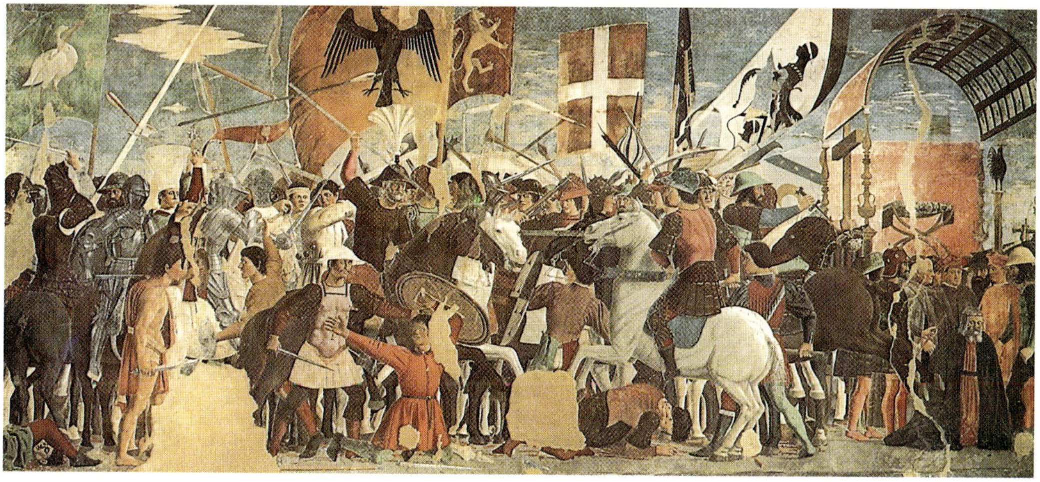

In der Niederlage und Enthauptung des Chosroes (Abb. 112) solltet ihr euer Augenmerk sogleich auf den durch zahllose Überschneidungen menschlicher Bewegung geradezu vermauerten Raum lenken; keine Bewegung jedoch (damit wir uns richtig verstehen), die zu Handlung geraten würde (was gleichbedeutend

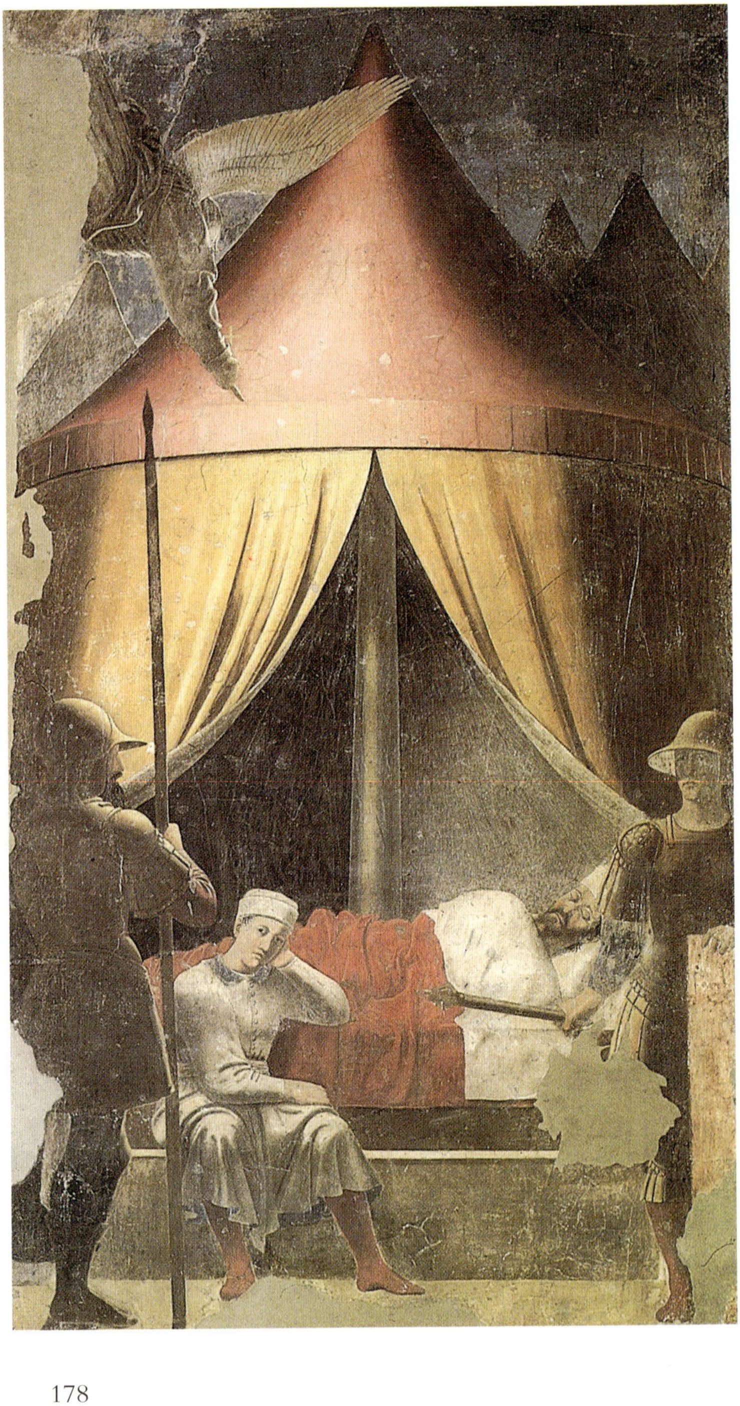

113 Piero della Francesca, *Traum Konstantins,* Detail, Arezzo, San Francesco

wäre mit funktionaler Linie), sondern eine eckige, gebrochene, aussetzende Bewegung, wie sie Paolo Uccello in der Schlacht von Sant'Egidio dargestellt hatte: Eben dadurch gewinnt diese farbig gestaltete Komposition den Charakter einer zyklopischen Mauer aus riesigen vieleckigen Massen unterschiedlicher Färbung, und erst ganz oben wird die Unruhe durch das Elfenbein der Lanzen wieder besänftigt, das auf der linken Seite in die milchige Wolke eintaucht, sich auf der rechten Seite aber in die Standarte mit dem breiten Kreuz und das Banner des Chosroes versenkt, wo das Schwarz der maurischen Gestalt auf dem Weiß einen Farbeffekt hervorruft, dessen Modernität ihr – wie ich fürchten muß – pardon, noch nicht wirklich begreifen könnt.

Und notiert bitte: die Kompositionen, die ich bisher gezeigt habe, sind nach Zeichnungen des Meisters von seinen Gehilfen ausgeführt worden! Betrachten wir jetzt statt dessen eine Arbeit, die er mit eigenen Händen auf die Wand übertragen hat.

Da ist der Traum des Kaisers Konstantin (Abb. 113), eine der größten Schöpfungen des italienischen Geistes. Als Achse der Komposition der kahle Mast des Zeltes, das sich zu einem gelbrötlichen, in wenigen Falten zylindrisch auslaufenden Kegel erweitert, während sich darunter die quadratische Masse des Bettes – mit roter Decke und weißem Laken – ausbreitet und auf den Köpfen der Wächter weiße Metallkugeln hell aufleuchten: Farbmassen, Formmassen, Lichtflächen, die sich mit der höheren Freiheit einer nichteuklidischen Geometrie zusammenfügen.

Bei der wundervollen Begegnung zwischen der Königin von Saba und Salomon (Abb. 7, 114) ging es darum, sowohl in räumlicher als auch in farblicher Hinsicht die beiden Bildhälften – Landschaft auf der linken, Architektur auf der rechten Seite – ins Gleichgewicht zu bringen. Und das ist dem Künstler vollkommen gelungen. Die Bäume lassen in der Bildmitte den Raum gefrieren, die Architekturen bewirken dasselbe über ein Gefühl der Leere, stellen den Effekt auf den Kopf. Die Monumentalität der Gruppen – hier einander gegenübergestellte Männer und Tiere, dort Frauen, die sich um eine ideale Säule von Raum gruppiert haben, oder jene Zuschauer, die in schicklicher Weise innerhalb des rechteckigen Volumens der Säulenhalle Aufstellung genommen haben – verbindet sich sowohl mit der Monumentalität der einzelnen Formen, der statischen Posen, der weitplissierten oder in zylindrischen Stoffalten herabfallenden Gewänder, als auch mit der Monumentalität der menschlichen Umrisse: der klaren, langgezogenen Kurvenlinien vorgebeugter Nacken, runder Halsausschnitte und glatter Schädel.

Und dann – mit einem Schlag – verwandelt sich alles in die Weitläufigkeit einer farblichen Komposition. *Und damit wird die Monumentalität Oberfläche:* das perspektivisch verkürzte Pferd dehnt sich zu einer hellen weißen Scheibe, auf den großen Mar-

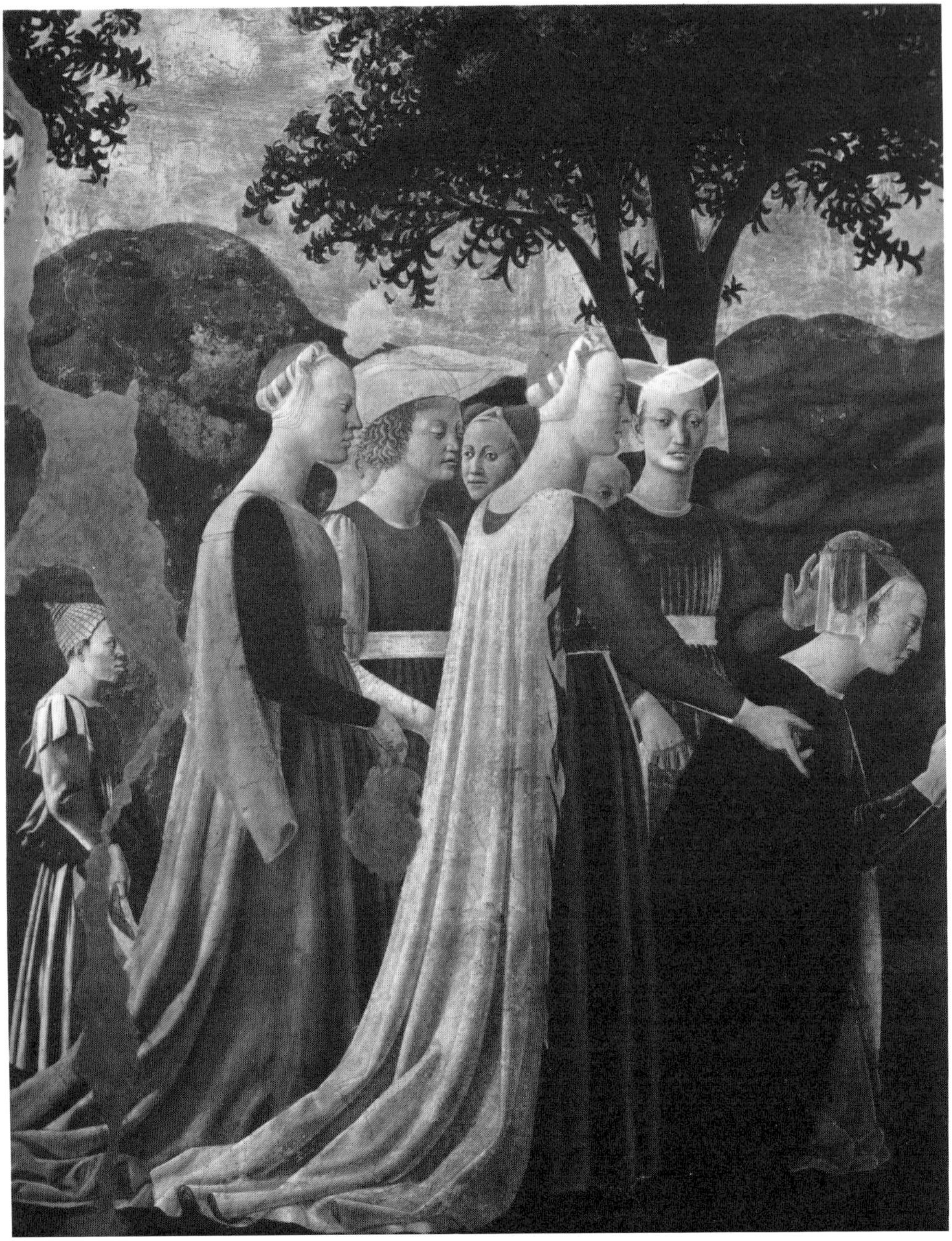

114 Piero della Francesca, *Die Königin von Saba betet das hl. Holz an,* Arezzo, San Francesco

morplatten breiten sich golddurchwirkte Damastgewänder aus, violette oder bräunliche, mit Hermelin besetzte Gewänder, während sich auf der linken Seite in jene Becken, die von den geschwungenen Ufern zweier menschlicher Nacken umgeben sind, die grüne Flüssigkeit eines Hügels ergießt: als Form weit entfernt, als Farbe ganz nah.

Sein absolutes Meisterwerk ist jedoch die Niederlage von Maxentius (Abb. 115). Wenn ihr verstanden habt, welchen Genuß die in weiten, friedvollen Oberflächen ausgebreitete Farbe – ›die Ruhe der Farbe‹ – zu vermitteln vermag, wenn ihr nunmehr selbst in der Lage seid, euch in diesen – wie die Jahreszeiten wechselnden – Farblandschaften auszuruhen, so werdet ihr auch die Niederlage von Maxentius verstehen können, indem ihr einen entsprechenden Text nachlest, den ich in einem anderen Zusammenhang zu formulieren versucht habe und den ich nun wiederhole – auch auf die Gefahr hin, algebraisch zu erscheinen (sofern Algebra schwierig sein sollte):

»Die Reisfelder der Malerei langsam und sicher bewässert. Der Farbauftrag gesiebt, beinahe ohne Rand, flach ausgebreitet Menschen und Tiere. Betonte Verkürzungen, abgeflachte Rüstungen, gebrochene Knie, ausgefeilte Hufe, das Schwarzweiß einer stummen Schachpartie. Rundgeformte, stagnierende Brunnen, buntscheckig satinierte Hügel. Zur Linken bewässern Speere und Lanzen mit Milch, mit flüssigem Ambra und Ebenholz die blaue Himmelswiese, die von Wolkenfestons aus Licht überdeckt wird; rechts wie ein unermeßliches rosafarbenes Blütenblatt die siegrei-

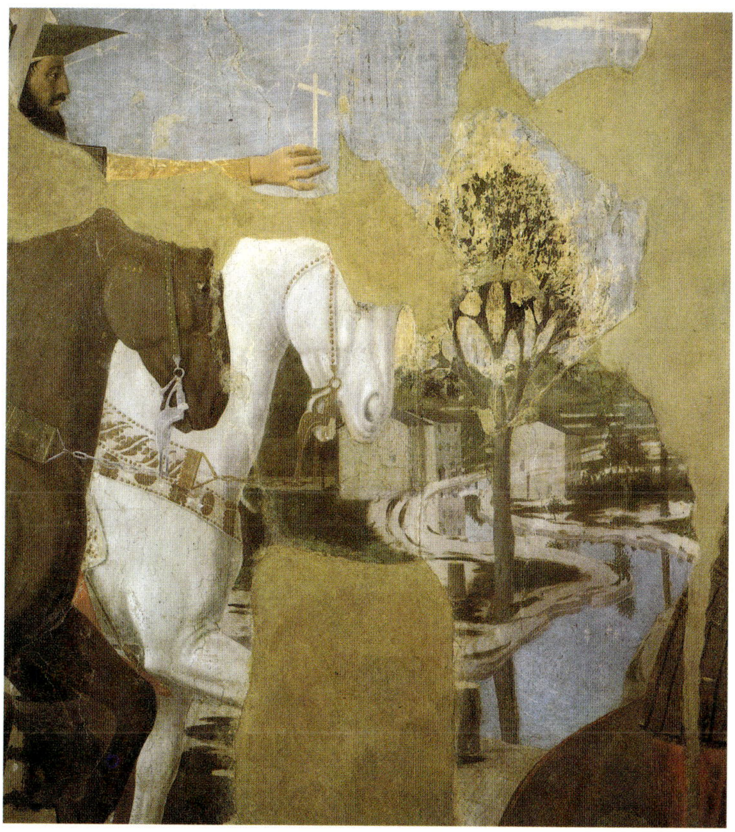

115 Piero della Francesca, *Sieg Konstantins über Maxentius,* Detail, Arezzo, San Francesco

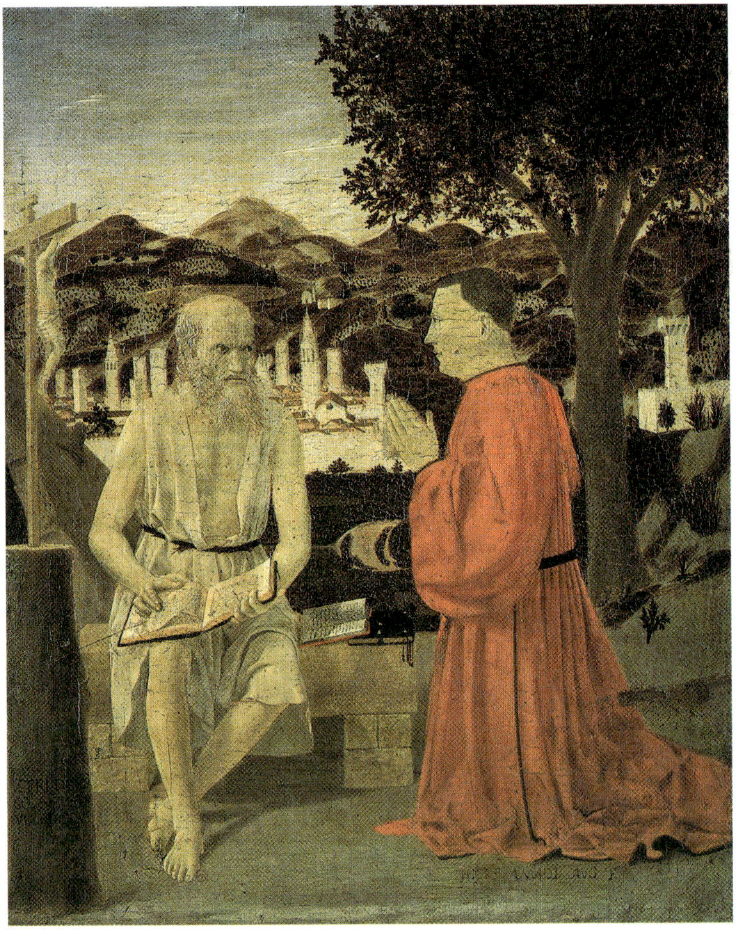

116 Piero della Francesca, *Der heilige Hieronymus mit einem Gläubigen,* Venedig, Accademia

che Standarte des Besiegten, zum Trocknen ausgebreitet. Kugeln aus fahlem Elfenbein, die über metallenen Helmen balancierend ihren Weg fortsetzen, bis sie im blendenden Licht Medaillen von farbigem Wert am blauen Brustharnisch des Himmels geworden sind.«[29]

Wenn es euch gelingt, den Sinn dieser literarischen Übersetzung eines Werks der bildenden Kunst Wort für Wort zu begreifen, könnte ich mir vorstellen, daß ihr auch verstanden habt, was es genau mit der Magie der perspektivischen Synthese von Farbe und Form auf sich hat.

Doch werdet ihr ebenso etwas davon begreifen, wenn ihr die Reproduktion des Heiligen Hieronymus mit einem Gläubigen in Venedig (Abb. 116) eingehender betrachtet. In den flüssigen, pulsierenden, gelblich-bläulichen Sonnenschatten dieser Komposition versetzen einige wenige Farblachen vom Hintergrund aus die malerische Substanz in Schwingungen: Der graue Baum ruht sich in dem eigens für ihn ausgehobenen Flußbett vor den entfernten

29. Zitat aus R. Longhi, *Piero dei Franceschi e lo sviluppo della pittura veneziana,* erstmals abgedruckt in »L'Arte«, XVII, 1914, vgl. *Scritti giovanili (Opere Complete I),* S. 70.

Hügeln aus, die den vertrockneten blauen Himmel mit ihrer buntgesprenkelten Haut, mit gelben, braunen Flecken und sogar mit einem grauen Flicken (dem Haar des Gläubigen!) bedecken; eingegipst am Fuß der Berge ragt ein kleines Dorf aus hellem Kreidegestein spitz empor und wird seinerseits von dem braunen Stempelabdruck eines kleinen Pflänzchens ganz im Vordergrund geschmückt. Es hat den Anschein, als wären alle Farbzonen am Rande abgeschliffen, um einen direkten Kontakt untereinander zu vermeiden, so daß es zwischen den einzelnen Formen keine Linie, sondern perspektivischen Zwischenraum gibt.

Auch würde ich gerne mit euch über zwei weitere Meisterwerke Piero della Francescas sprechen: über die Taufe Christi in London und die Geißelung Christi in Urbino; es fehlt jedoch der Platz (nicht bei Piero, sondern bei uns).

Laßt uns also mit Piero abschließen: er hinterließ der Welt der Malerei Werke von monumentaler Form, sowohl in der Gesamtkomposition, die von Idealflächen ausgehend zum perspektivischen Zentralpunkt zusammenläuft, als auch in den einzelnen Details und Figuren, die gebieterisch auf statuarische oder selbstversunkene Gesten festgelegt sind und deren Bewegungen in der Schwebe verharren – mit einem Wort: ein komplexes Werk mimetischer Kunst, der Nachahmung, was von der literarischen Kritik mit Unzugänglichkeit, Hochmut, Hieratik verwechselt wurde, während es doch nichts anderes ist als die unvermeidliche Folge der ... perspektivischen Poesie: der Poesie einer vollkommenen, kristallinen Welt, wie ich sie in den einleitenden *Ideen* andeutungsweise beschrieben habe. Die monumentale Form gab ihm Gelegenheit, eine ebenso monumentale Farbkomposition zu schaffen, welche wie die byzantinischen Mosaiken in San Vitale (Abb. 6, 18) aus nebeneinanderkomponierten Oberflächen besteht. Und daher wird uns jedes seiner Werke, nachdem es uns von seiner unermeßlichen, auf einen Punkt zusammenlaufenden Tiefe, von seinen abgemessenen, synthetisch begrenzten Formen, von seinen vollkommenen Rechtecken oder dem weiten kreisförmigen Verlauf seiner Kurven überzeugt hat, als eine riesige, bunte Intarsienarbeit mit ruhigen und kräftigen Partien erscheinen, die aus dem keimenden, atomischen, substantiellen Leben der *malerischen Materie* heraus lebt. Bei den Farbakkorden findet Piero zu den kräftigsten und zartesten Gegensätzen tonaler Werte – und eben darin manifestiert sich der wahre Kolorismus: wenn etwa ein blasses Rosa und ein herbstliches Violett neben einen kräftigen, aus Rot-, Kastanien- oder Hellbraun gemischten Ton gestellt werden oder aber jene beiden Tinten, die sich am wenigsten zusammenbringen lassen, nämlich Zinnober und Ultramarin, in unmittelbarer Nachbarschaft harmonieren, statt sich zu beißen. Auf Piero geht also die Schöpfung des modernen Kolorismus zurück: einer warmen, sonnendurchfluteten Harmonie gegensätzlicher Töne in einer alles umfassenden Farbskala, eine die gesamte weitläufige Farblandschaft umfassende Ruhe, wie sie niemals wieder erreicht wurde.

Pieros Stil in Mittelitalien

Melozzo da Forlì (1438–1494) war der größte oder zumindest der getreueste Nachfolger Pieros in Rom, wo der Meister im Vatikan einige Fresken geschaffen hatte, die verbrecherischerweise (man kann es ohne Übertreibung sagen) zerstört wurden, um den Kompositionen Raffaels Platz zu machen. Von Melozzo kennt ihr den Heiligen Sebastian der Galleria Corsini; Raum- und Farbwirkungen zeigen sich in aller Deutlichkeit an der golddurchtränkten und zugleich harmonisch abgestimmten, vor den grünen Himmel gesetzten Figur, an den dunklen Felsen, die den Hintergrund für den kahlen Kopf des einen Auftraggebers bilden, während die braune Mähne des anderen vor den tiefen Lichtungen betont hervorspringt. Ihr kennt auch das Bild mit Platina vor Papst Sixtus IV. (Abb. 117) in der Pinacoteca Vaticana, und ich hoffe, daß ihr dieses wundervolle Beispiel eines Zusammenklangs unterschiedlichster Farben in Erinnerung behalten werdet: wie sie von der zarten Intonation der Architektur zum Vordergrund in tiefe blaue, rote, azurne Töne übergehen und dadurch die Komposition insgesamt in eine monumentale Form überführen. Als Figuren könnt ihr in der Kuppel von Loreto die Verkürzungen einiger Engel bewundern, die zweifelsohne jene inbrünstigen, glühend leidenschaftlichen Engel Giovanni Bellinis vorwegnehmen und ebenso eine Vorstufe bilden zu den euch sicherlich bekannten Engel-Fragmenten aus der Apsis der Santi Apostoli in der Sakristei der Kanoniker von Sankt Peter[30]. Wir müssen dabei folgendes beachten: Melozzo, der allzusehr am Leben und dessen erregender Schönheit haftet, interpretiert die monumentale Bildauffassung Pieros unter psychologischen Vorzeichen, er bedient sich ihrer zur schwungvollen Belebung seiner Figuren, und die malerische Monumentalität verwandelt sich dabei in menschliche Größe. Schöne, erregende, warme und tiefe Farben, große, würdevolle Formen, verschwenderisch prächtige Gewänder umgeben wunderbare, überschwengliche, leidenschaftliche Individuen – und dennoch handelt es sich nicht um eine besondere Entwicklung der künstlerischen Qualitäten Pieros, sondern einzig und allein um ihre sentimentale Fortführung, wenn auch in künstlerisch außerordentlich bedeutenden Formen und auf höchstem künstlerischen Niveau.

Mit Luca Signorelli aus Cortona (1450–1526) beginnt die Auseinandersetzung zwischen dem unpersönlich architektonischen Stil Pieros und dem linear funktionalen Stil, den jener von

30. Anm. d. Übers.: Diese musizierenden Engel befinden sich heute in der Pinacoteca Vaticana.

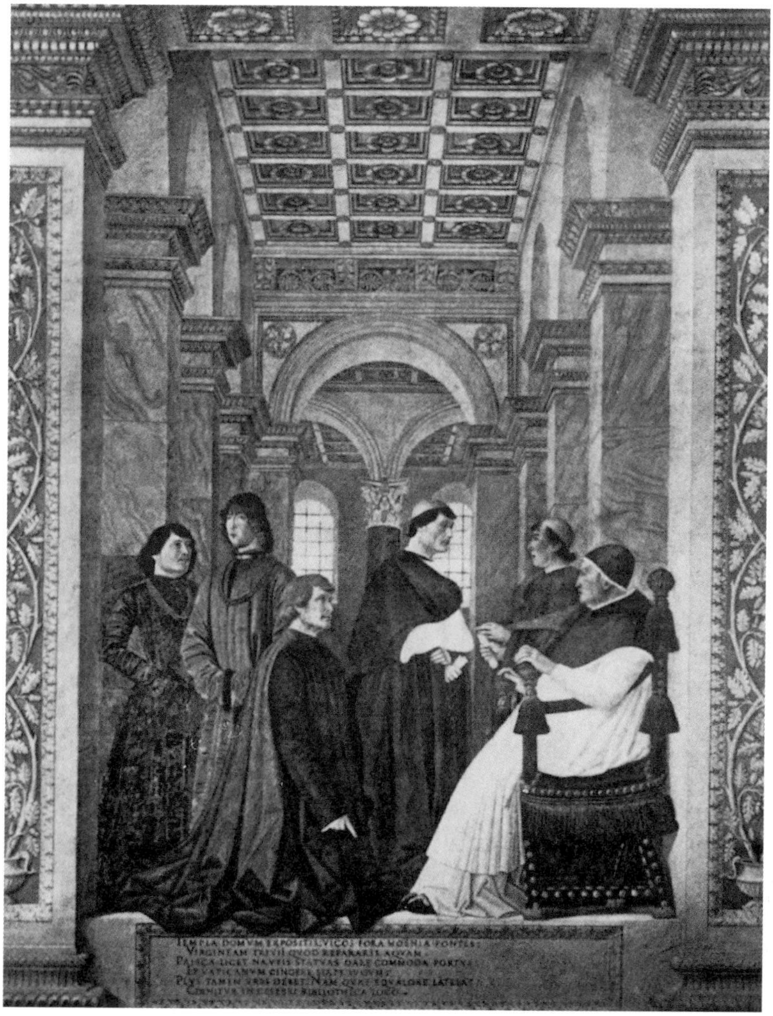

117 Melozzo da Forlì,
Papst Sixtus IV. ernennt Platina zum Präfekten der Bibliothek,
Rom, Pinacoteca Vaticana

Pollaiolo übernimmt. Wie aber lassen sich diese beiden Stilrichtungen miteinander verbinden? Ihr könnt die Antwort an den berühmten Fresken im Dom von Orvieto verfolgen, wo er die Legende vom Antichrist und dem Jüngsten Gericht darstellte (Abb. 118). Es ist Piero, der ihn künstlerisch dazu befähigt, die Lünetten mit jenen bronzefarbenen Massen ineinander verschlungener menschlicher Leiber zu überfluten, die mit den Füßen trampelnd, stampfend und unter dumpfen Geräuschen wieder die Erde betreten; doch um jeden einzelnen dieser Körper zu beleben, ihn in Schwingungen zu versetzen und zu einer Handlung zu verleiten, zerbricht Signorelli die wenigen, großen Flächen des Meisters in tausend Stücke, zwischen denen unvermittelt die elastischen Stahlgelenke florentinischer Herkunft hervorkommen. Somit wird auch hier Pieros Tradition gleich wieder erstickt, auch wenn aus

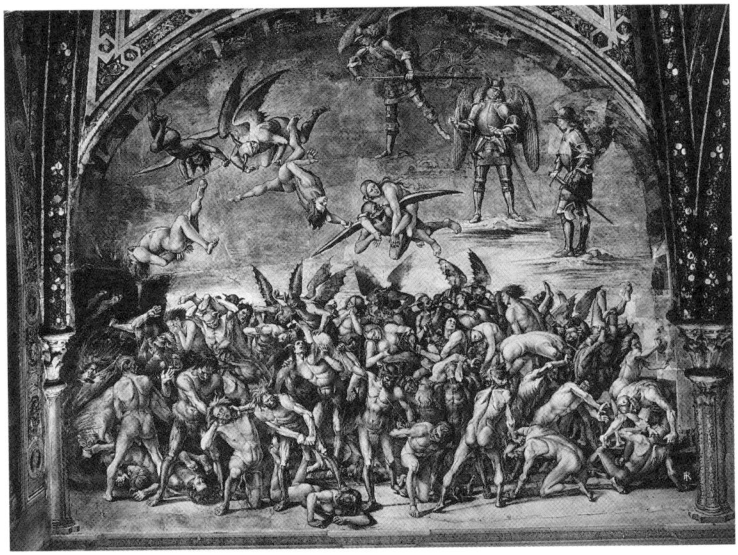

118 Luca Signorelli, *Die Auferstehung des Fleisches,* Orvieto, Dom (vor Restaurierung)

ihrer erzwungenen Verbindung mit der florentinischen Kunst eben ein Künstler vom Rang eines Signorelli hervorgegangen ist, aus dessen Werk ihr neben den Fresken im Dom zu Orvieto zumindest noch den Pan in Berlin kennen solltet (Abb. 119).

Allerdings nimmt diese Entwicklung einen weitaus schlimmeren Verlauf, nachdem Umbrien zur Domäne Peruginos und Pinturicchios geworden ist.

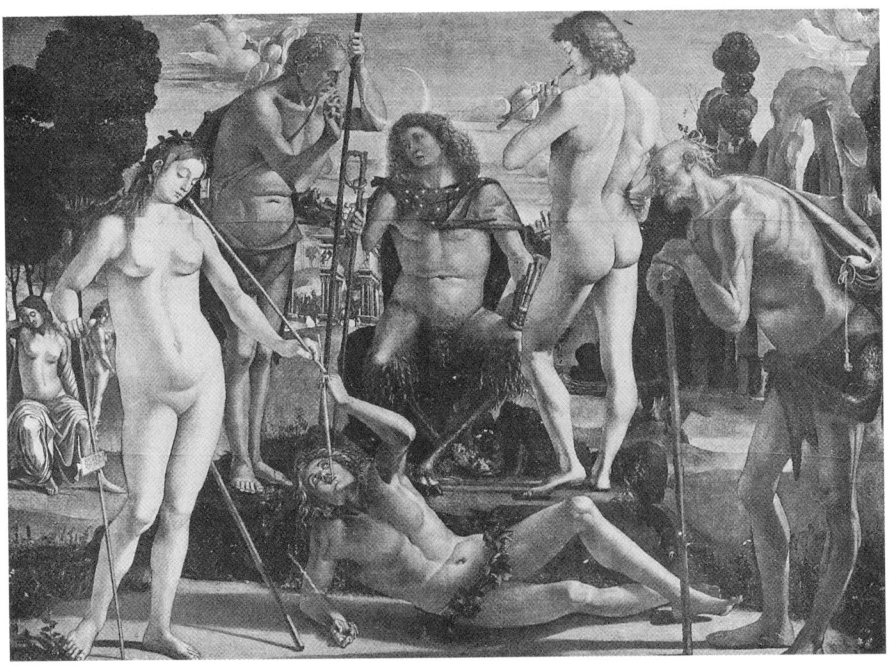

119 Luca Signorelli, *Pan als Gott des Naturlebens und als Meister der Musik mit seinen Begleitern,* [ehemals] Berlin, Kaiser Friedrich Museum (1945 verbrannt)

Perugino und die Umgestaltung von Pieros Raumauffassung zu sentimentalen Zwecken

Ich habe euch in den *Ideen* bereits erklärt, zu welchen Höhen des lyrischen Ausdrucks die Gestaltung eines absoluten Raums gelangen kann, wer die Anordnung von Posen und Gebärden, von Gegenständen und Personen rhythmisch gliedert. Der Raum beherrscht die Form, die durch ihre raumschaffende Präsenz wiederum den Raum hervorbringt: Der Kreislauf des Lebens ist geschlossen, es lebt, es dreht sich immer wieder um dieselben Punkte, für immer und ewig. Im übrigen werdet ihr inzwischen verstanden haben, wozu der Raum dienen kann, wenn die Welt vollkommen als farbige Substanz dargestellt wird. Nun gut, Pietro Perugino hatte jedenfalls begriffen, daß man bereits mit einer durchaus oberflächlichen Begabung diesen geradezu tragischen Sinn räumlicher Absolutheit von einem bestimmten Standpunkt aus und unter der Wirkung einer benebelnden Poesie gewisser Stunden auch in absolute Sentimentalität verwandeln kann: in entzückende, möglichst weite Landschaftsräume. Und der künstlerischen Mittel Pieros bediente er sich eben zu diesem Zweck: unter dem ewig weiten, in den Farben eines strahlenden Sonnenuntergangs verschwimmenden Himmelsgewölbe deliziöse Landschaftsbuchten zu gestalten, die in ewig abgetragenen, sanft geschwungenen, stets mit kleinen, zarten Bäumchen bepflanzten Hügeln verlaufen und sich mit ihrem ewig murmelnden, hellen und klaren Bächlein und ihrem plüschbezogenen frischen Gras ewig gegen den blauen Himmel abheben. Stellt euch vor, daß nunmehr die für die religiösen Mysterien unverzichtbaren Gerätschaften ganz im Vordergrund dieses verführerischen Ambientes aufgestellt werden; überlegt jetzt, wie es wäre, wenn auch die Personen des heiligen Dramas, die sich in dieser einladenden ruhigen Umgebung ihrem Schmerz oder ihrer Reue überließen, sich wie die Bäumchen im Dämmerlicht abzeichneten, und ihr begreift, mit welch geringem Aufwand Perugino jene Effekte eines ekstatischen und gleichermaßen unter den Menschen wie in der Natur verbreiteten Mystizismus hervorzubringen vermag. Tatsächlich genügt seinen künstlerischen Vorstellungen ein ebenso naiv wie oberflächlich komponierter Figurenrhythmus mit langsamen, getragenen, beschwichtigenden Gesten unter einer Loggia mit feingeschwungenen Bögen und Pfeilern, die sich als Streifen gegen den Himmel abheben. Ihr habt bereits ein solches Beispiel in der Madonna mit Kind und Heiligen in der Pinacoteca Vaticana (Abb. 120) gesehen, und nach einer eingehenden Betrachtung seiner Schlüsselübergabe in der Sixtinischen Kapelle ist euch klar geworden, wie sehr hier die allerhöchsten Ansprüche der Perspektive auf die

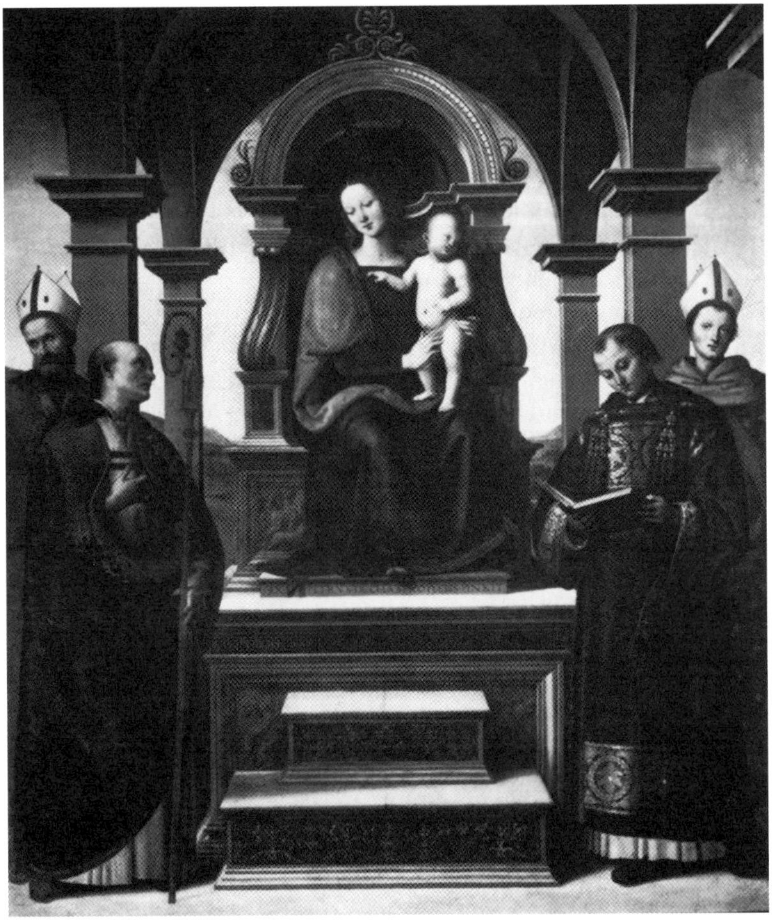

120 Perugino,
Sacra Conversazione,
Rom, Pinacoteca Vaticana

Bedürfnisse einer geschickt arrangierten Bühneninszenierung reduziert werden, die uns mit den bequem zugänglichen Sehenswürdigkeiten dieser Landstriche zu locken sucht, um uns einige Kilometer weit auf gepflasterten Wegen unter eine weite, luftige Kuppel zu führen, wo der Himmel zum Vorschein kommt und eine anmutige Lanschaft beginnt.

Die seriöse bildende Kunst weicht jedoch an dieser Stelle einer im übrigen durchaus reizvollen Bebilderung idealer Empfindungen; auch hier läßt sich die relative und somit nicht mehr künstlerische Bedeutung derartiger Werke an der einfachen Tatsache erkennen, daß niemand, der nicht mit diesen mystisch umschatteten Idealen sympathisiert, des längeren den Blick darauf ruhen lassen kann, sofern seine Aufmerksamkeit nicht dem räumlichen Überschwang oder den kräftigen, strahlenden Farben, also jenem Erbteil Pieros gilt, das Perugino für seine eigene Malerei zu nutzen versteht. Hinsichtlich der Figuren habt ihr längst erkannt, daß deren Wert im wesentlichen vom Ausdruck ihrer Augen abhängt und sich darin auch schon erschöpft: Sie versuchen, uns zu gefallen, nicht anders als die Blicke dieser oder jener Person, die im wirklichen Leben ein Auge auf uns geworfen hat. Daß es im übrigen gar nicht nötig gewesen wäre, für derartige Frivolitäten auf künstlerisch hohem Niveau zu arbeiten – was zumindest an einigen wenigen Stellen geschehen ist – vermag besser noch als Perugino einer seiner Schüler zu demonstrieren, nämlich Pinturicchio (1455–1513).

Denn Pinturicchios berühmte Fresken in der Sakristei des Doms von Siena suggerieren – auch wenn jedes einzelne Bild ein durchaus eigenständiges Raumempfinden vermitteln dürfte – insgesamt das Gefühl einer Freilichtaufführung, einer festlich improvisierten Räumlichkeit, einer Kulissenwelt für einstudierte Feerien, die uns auch nicht mehr Genuß verschaffen können als jene Bühneneffekte, welche uns nur so lange gefallen, bis wir ihren Mechanismus durchschaut haben, und die wir dann nur noch mit einer Mischung aus Geduld und Ironie ertragen.

In diesen Zusammenhang gehört nun auch das Werk des jungen Raffael (1482–1523). Ein Großteil seines Schaffens bis zur Ausgestaltung der Stanza della Segnatura, etwa die Marienkrönung in der Pinacoteca Vaticana oder das berühmte Marienverlöbnis in der Pinacoteca di Brera (Abb. 121), basieren tatsächlich auf genau denselben Elementen, die Peruginos Raumkompositionen auszeichnen – wie ein bedeutender Kunstkritiker jene Fähigkeit genannt hat, uns auf gefällige Weise weite, leere, luftige Räume vorzustellen. Und obgleich Raffaels Hinwendung zur florentinischen Kunst frühzeitig einsetzt – wie euch die ungereimte Zusammenstellung unterschiedlichster und einander widersprechender Elemente in der Grablegung Christi der Galleria Borghese (Abb. 122) gezeigt haben dürfte: umbrische Frauen, die weinen (Psychologismen), Frauen im Stil Michelangelos, die sich drehen und wenden (Plastizität), athletische Männer (Plastizität), die einen völlig schwerelosen Christus tragen (sentimentale umbrische Verfeinerung) etc. etc. –, so rührt doch jener andeutungsweise monumentale Charakter der Schule von Athen (Abb. 123) oder der Disputà auch hier immer noch von der dominierenden Weite und freien Räumlichkeit. Nur daß die Weitläufigkeit der Gebäude und des Raums keinen anderen Sinn erkennen läßt, als den vornehmen Philosophen, Wissenschaftlern, Gelehrten, Dichtern und Heiligen eine angemessen vornehme Bleibe zu verschaffen. Doch ist diese würdige Gesellschaft weit davon entfernt, sich den schicksalhaften Koordinaten einer – bereits zu kraftloser Schematik reduzierten – perspektivischen Synthese zu fügen; lebhaft, ungezwungen, in aller linearen Freiheit, die ihr die Zeichnung zugesteht, bewegt sie sich im Raum. Die Zeichnung aber erscheint hier nicht etwa als absoluter Wert

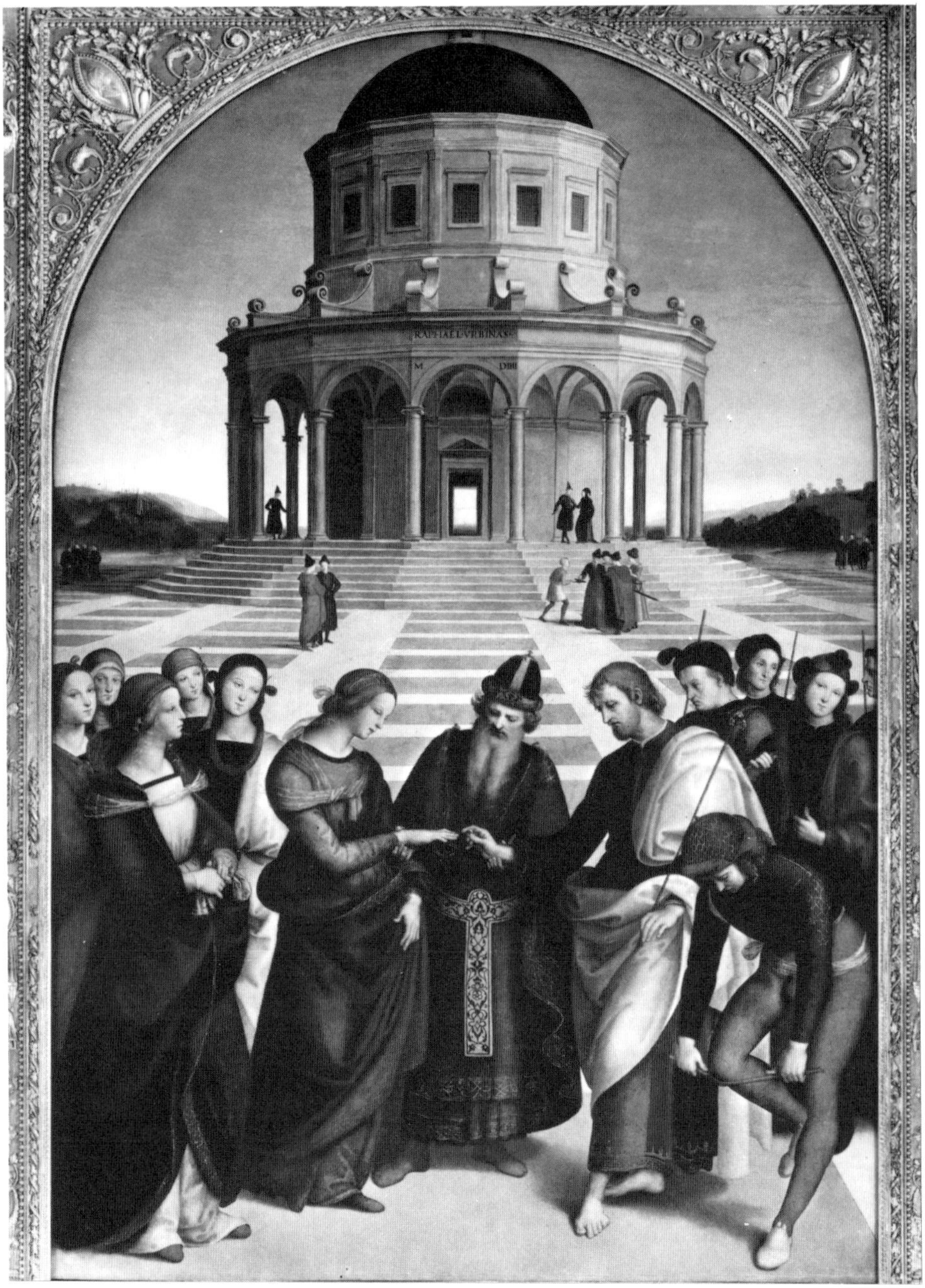

121 Raffael, *Sposalizio,* Mailand, Pinacoteca di Brera

an sich, vielmehr bietet sie nur gerade soviel Kunst, wie nötig ist, um uns angesichts jener Individuen den Eindruck zu vermitteln, daß kein blinder Realismus betrieben, sondern eine edle und anspruchsvolle Auswahl getroffen wurde. Ich kann mich hier nicht weiter über Raffael verbreiten, den man – wie ihr inzwischen wohl begriffen haben werdet – einfach nicht zu den echten

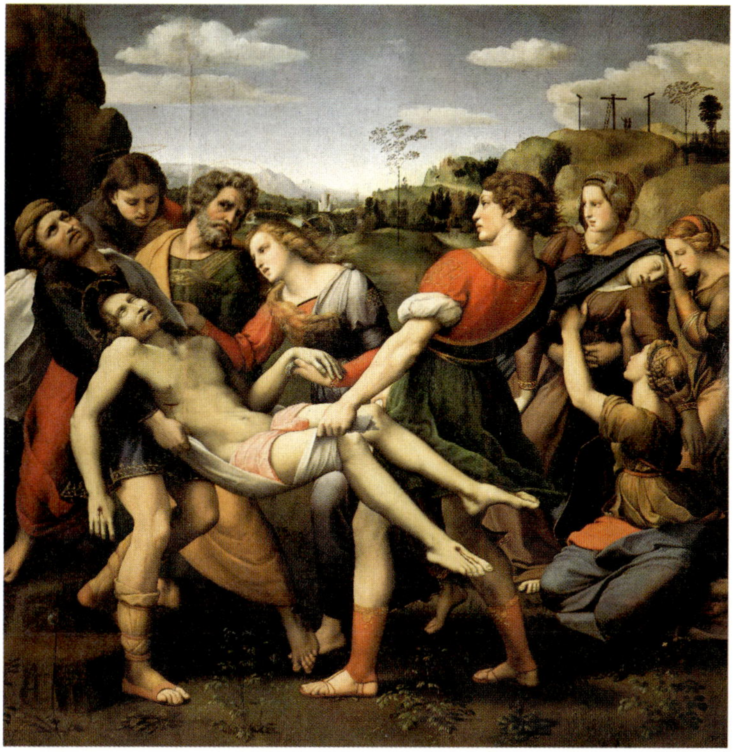

122 Raffael,
Grablegung Christi,
Rom, Galleria Borghese

123 Raffael,
Die Schule von Athen,
Rom, Stanze Vaticane

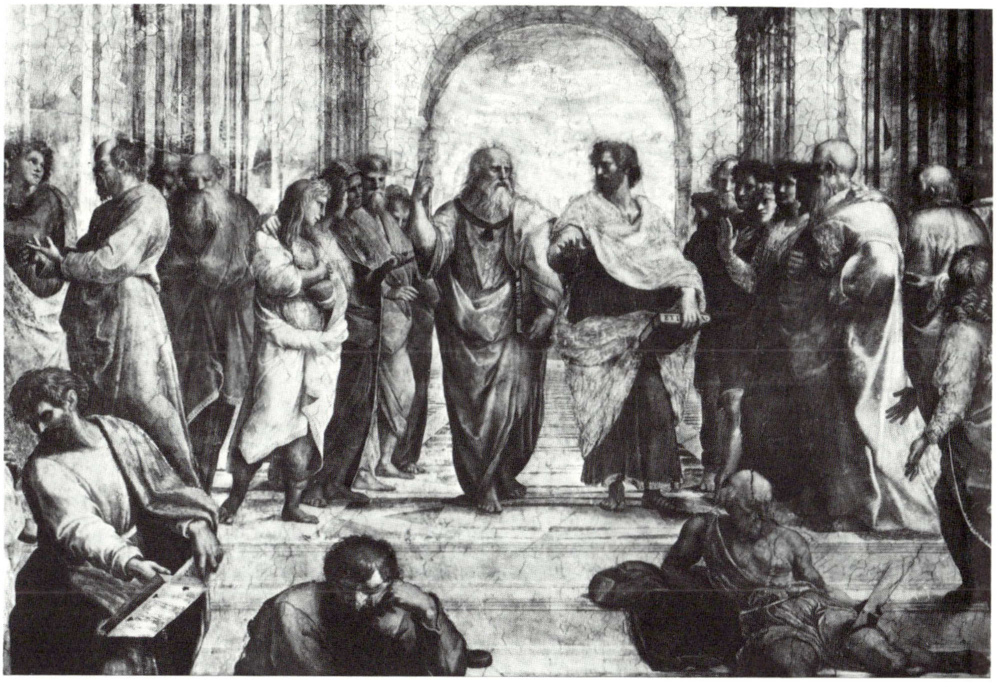

Malern zählen kann, der vielmehr zur Schar jener Graphiker gehört, die Lebensideale illustrieren. Raffael hat keine Malerei geschaffen, sondern verbildlichte Literatur, die Respekt oder auch Bewunderung allein im Hinblick auf die Würde und Vornehmheit in der Wahl der dargestellten Werte und Ideale verdient – zumal im Vergleich zu jenen Untiefen, in die ein Großteil unserer heutigen Illustratoren geraten ist. Prinzipiell jedoch besteht zwischen ihnen und Raffael allenfalls ein ethischer, aber kein künstlerischer Unterschied. Seine Überlegenheit ergibt sich aufgrund moralischer und nicht aufgrund ästhetischer Kriterien. Daher kann ich zumindest in diesem Zusammenhang – denn wir sprechen von der Geschichte der Kunst – nicht weiter auf Raffael eingehen.

Was trotz allem in seinen Werken vor oder noch während der Arbeit an der ersten Stanze des Vatikans räumlichen Atem hat, was seine Zeichnung etwa in der Madonna von Foligno oder in der Verklärung Christi auszudrücken vermag, was schließlich in dem Portrait Baldassare Castigliones oder in der Messe von Bolsena seine Farbigkeit ausmacht, habe ich wiederholt gesagt und gezeigt und damit meine Pflicht erfüllt. Fahren wir also lieber in der Geschichte der malerischen Synthese fort.

31. Anm. d. Übers.: Die Allegorie des Herbstes in der Berliner Gemäldegalerie wird heute überwiegend Francesco del Cossa zugeschrieben.

Alternativen in Ferrara

Wenn die von Piero begründete Tradition sich auf so jämmerliche Weise in den sentimentalen Affekten der umbrischen Maler verliert, um dann mit Raffael erneut in den Gesichtskreis der florentinischen Kunst zu treten, so erwartet sie in Ferrara ein ganz anderes Schicksal.

Erinnert ihr euch noch an die entzückende Figur des Herbstes in Berlin (Abb. 124)[31]. Galasso, der erste Schüler Pieros in Ferrara, hat diese ebenso sanfte wie feierliche, in die himmelblaue Atmosphäre eintauchende Figur in ihrer blaßrosafarbenen, von dem weichen Licht – das auch die prall gefüllte Rebe mit kleinen Perlen überzieht – feingekörnten Kleidung geschaffen. Und es war Piero, der ihm das Geheimnis verraten hatte. Tura jedoch neigt, wie ihr wißt, zur metallischen Naivität paduanischer Tradition, und das Umbrische scheint dabei zu unterliegen: Er übernimmt zunächst Elemente aus dem Werk Francesco del Cossas – jenem phantastischen Maler der Predella in der Pinacoteca Vaticana (Abb. 96) – und freundet sich schließlich mit der malerischen Synthese in der Art Ercole de Robertis (1450 bis ca. 1495) an.

124 Galasso [?] [Francesco del Cossa zugeschrieben], *Allegorie des Herbstes,* Berlin, Staatliche Museen Preußischer Kulturbesitz, Gemäldegalerie

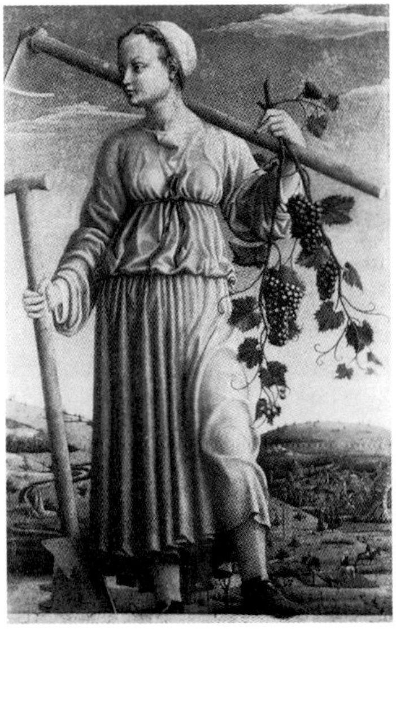

Betrachtet nun Ercole de Roberti im Vergleich zu seinem unmittelbaren Vorgänger in Ferrara, Cosmè Tura. Gewiß ist Ercole (Abb. 125) von dem Werk des Älteren inspiriert, doch zeigen sich

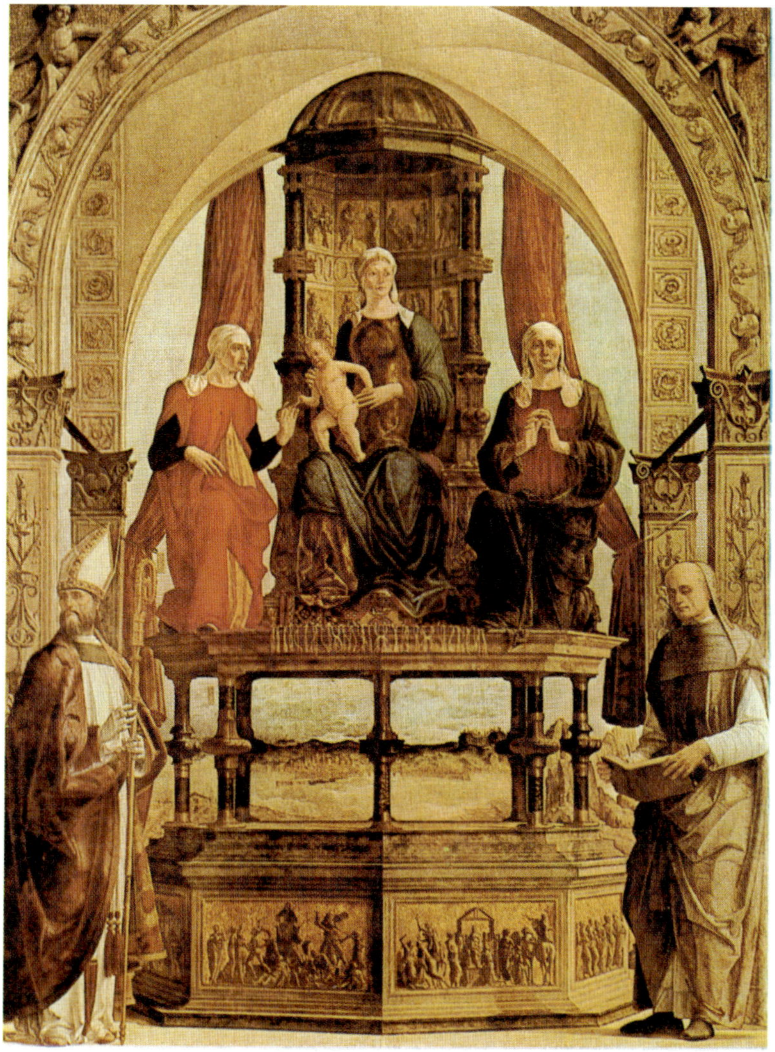

125 Ercole de Roberti, *Madonna mit Kind und vier Heiligen (Pala Portuense)*, Mailand, Pinacoteca di Brera

andererseits an den leichten, lichten Flächen des Jüngeren ganz entscheidende Veränderungen in formaler und folglich auch in farblicher Hinsicht. Wie dieser Raum von dem leicht abgeschrägten Thron, der sich ringsum in allen seinen Facetten zeigt, sowie von den Personen, die sich den ineinander übergehenden perspektivischen Ebenen unterordnen, vollkommen erschlossen wird! Ihr spürt auch, welcher künstlerische Wert hier der Verbindung von Thron und Figuren zukommt, während in den umbrischen Bildern der Thron wie eine improvisierte Bühne wirkt und die Personen sich präsentieren, als hätten sie nichts weiter damit zu schaffen! Und wenn ihr nun die gesamte Oberfläche des Bildes als eine einzige, in verschiedene regelmäßige Farbsegmente aufzuteilende Fläche betrachtet, werdet ihr sogar auf der Photographie deutlich

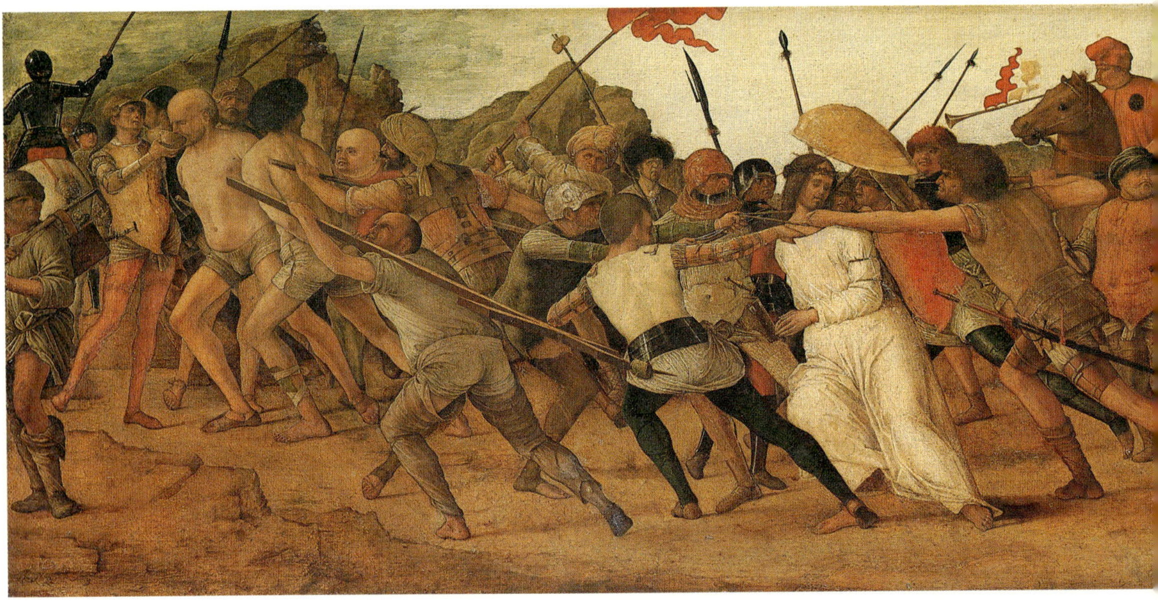

die malerische Überlegenheit Ercoles gegenüber dem Werk Turas feststellen können. Welch ruhiger, gleichmäßiger Wechsel von hellen und dunklen Tönen, der auf profunde Weise durch die architektonische Struktur der Bandgesimse und Marmorreliefs unterstützt wird! Welch gelassene, abgeklärte Ruhe auf der Alabasterhaut der Figuren, die sich angemessen auf dem heiligen, von den beiden grünen Vorhängen[32] eingefaßten Bezirk verteilen. Und wie diese Stoffe ihrerseits in regelmäßigen Streifen vom Himmel herabfallen! Beachtet noch ein weiteres, überaus reizvolles Detail: Durch den Thron hindurch seht ihr die Horizontlinie auf genau demselben Niveau wie die hervorkragenden Schaftringe der Thronstützen, so daß die Illusion entsteht, es seien hier vier eigenständige Bilder mit gleichermaßen friedvollen Darstellungen eingefügt: zwei mit dem ravennatischen Himmel und zwei mit der ravennatischen Lagune! Welch eine noble Gelassenheit in dieser Vereinigung von Farbe und Form.

In der Mannalese von London gelangt Ercole de Roberti dank seiner atmosphärischen Einfärbung, welche die Formen abschleift und in bleiche Flecken verwandelt, zu einem malerischen Ergebnis von ganz außergewöhnlichem Wert; was ihr hier eingehender studieren könnt, ist die Vereinigung der Umrißlinien zum Zwecke einer Synthese.

Der Gang zum Kalvarienberg (Abb. 126) schließlich führt zu unbeschreiblich feinsinnigen Ausdrucksformen. Nur schwerlich werdet ihr euch den malerischen Wert dieses fahlen Himmels vorstellen können, davor die aufbröckelnden Flächen der Berge aus

32. Anm. d. Übers.: Die Vorhänge sind allerdings rot.

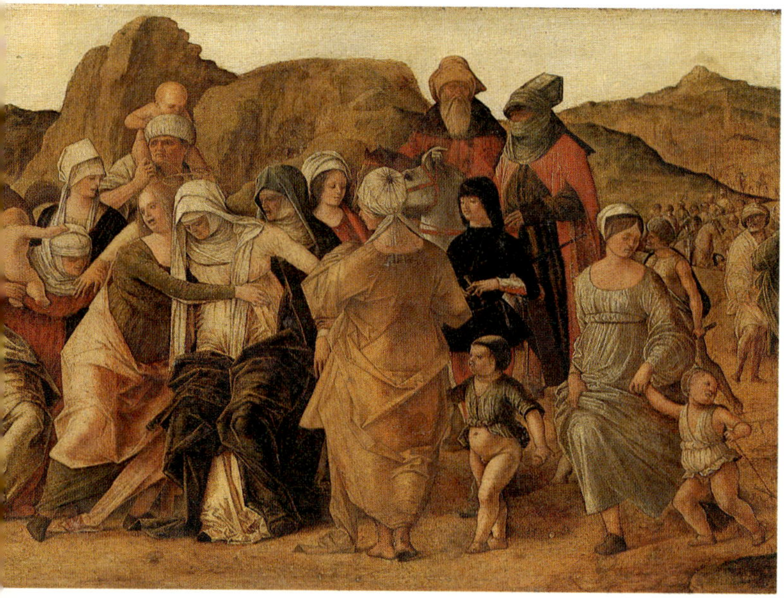

126 Ercole de Roberti, *Christi Gang nach Golgatha,* Dresden, Staatliche Kunstsammlungen, Gemäldegalerie Alte Meister

gelblichem Tuffstein, darunter das gebrochene, angsterfüllte Vorausschreiten jener Menschheit aus lichter, durchschimmernder Materie – wie hauchdünner Alabaster vor einer rötlichen Flamme. Und wenn ihr im Hinblick auf die malerische Synthese die Bedeutung einiger Details genauer untersuchen wollt, dann betrachtet die Gestalt Christi: wie er das linke Bein nachzieht, als wäre es ausgerenkt, so daß dadurch die Kontur der weißen Tunika zu einer einzigen rechteckigen Form ausgedehnt wird, die von der Schulter bis zu den Füßen reicht. Und damit ist die florentinische Linie abgeschafft, die Tunika zu einem byzantinischen Dreieck aus bleichem Elfenbein geworden. Wenn ihr dies alles verstanden habt, werdet ihr auch den äußerst einfachen Aufbau des Evangelisten Johannes in Bergamo[33] erklären können: im Hintergrund übereinandergelegte helle und dunkle Streifen aus Himmel und Marmor und davor die Figur des Heiligen, welche vom selben Sinn für die Form erfüllt ist: so das Gesicht, wie eine Kugel aus Milchglas; und dann vor allem der Arm, der wie eine Schicht Schiefergestein abblättert, um die Krümmung am Handgelenk zu vermeiden. Und dennoch: welche Ruhe, welche gefühlvolle Überlegenheit, die sich allein den symbolischen Mitteln des reinen Stils verdankt!

Dies aber wird sich andernorts noch deutlicher zeigen. Bedauerlicherweise hatte Ercole keine bedeutenden Nachfolger, weder in Ferrara noch in Bologna, wo er unsterbliche, wiewohl inzwischen leider zerstörte Meisterwerke in der Kapelle der Ganganelli in San Pietro hinterlassen hat.

33. Anm. d. Übers.: Das Bild wird heute Lorenzo Costa zugeschrieben.

In der Tat habt ihr seine Nachfolger in Bologna bereits kennengelernt, insbesondere jenen Francesco Francia (der Maler des Heiligen Stefan in der Galleria Borghese (Abb. 127) sowie des Heiligen Georg zu Pferd in der Galleria Corsini), der sich von seiner handwerklichen Ausbildung als Goldschmied und der aus Umbrien übernommenen Sentimentalität dazu verführen ließ, sich in zahllosen Kopien von Madonnenbildchen aus lackiertem Blech oder von Schein-Heiligen aus Aluminium und Blattgold zu wiederholen. Auf denselben Abweg hat er den Ferraresen Lorenzo Costa geführt, von dem ihr einen Christus als Halbfigur in der Galleria Borghese – jene klägliche, verschnupfte Chinoiserie – bereits gesehen habt. Im übrigen genügt es schon, sich statt ihrer Werke einer Bemerkung Michelangelos zu erinnern: »zwei zutiefst feierliche Geschmacksverirrungen in der Kunst.« Habt ihr richtig verstanden? – nur in der Kunst. Denn ihr seht sofort, daß die Madonnen Francias – im Sinne religiöser Sentimentalität – ganz ausgezeichnet sind, und gewiß könnte es keine besseren Bettvorhänge geben; aber in der Kunst ... Raffael hingegen schrieb an Francia, daß ihm dessen Madonnenbildchen recht gut gefielen, zumal er nirgends frömmere, nirgends trefflicher gearbeitete Darstellungen der Gottesmutter gesehen habe. Diese Feststellung aber vermag einiges über Raffael selbst auszusagen und dürfte wohl noch einmal meine Einschätzung seines Werks auch vor euren Augen rechtfertigen.

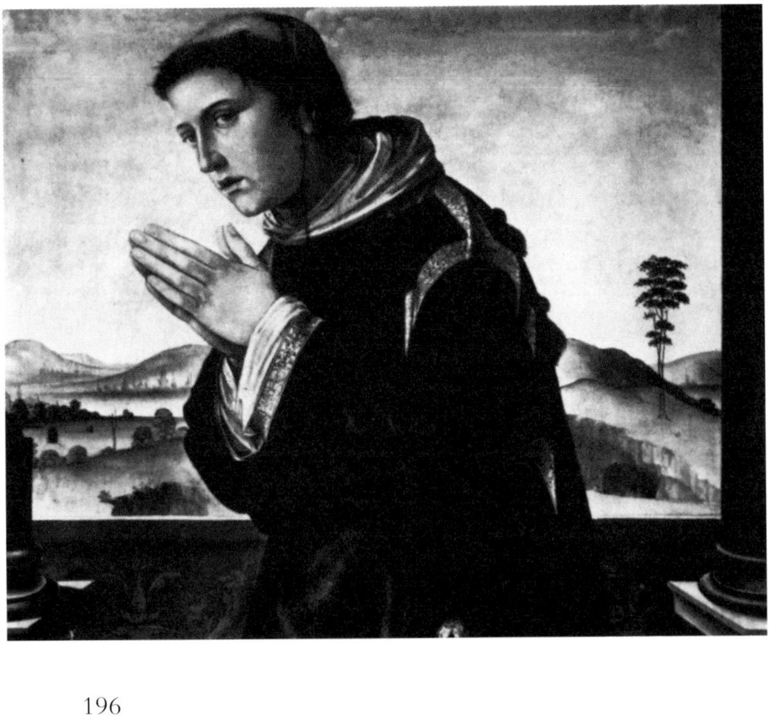

127 Francesco Francia, *Martyrium des heiligen Stefan,* Detail, Rom, Galleria Borghese

Um aber wieder zu unserem Thema zurückzukehren: da nun Pieros Stil ein zweites Mal von oberflächlicher Sentimentalität erstickt worden ist, bleibt uns nichts weiter mehr übrig, als uns in Venedig umzuschauen, um zu erfahren, welches Schicksal ihm hier beschieden war.

Antonello da Messina (1430–1499) und die Entwicklung des perspektivischen Stils im Hinblick auf die reine monumentale Form

Antonello (der vor allem in Venedig gearbeitet hat und deswegen auch als Venezianer behandelt werden sollte) versucht gar nicht erst, die Probleme der Farb- und Formgebung in ihrem Zusammenhang zu lösen, sondern wendet sich statt dessen Pieros perspektivischem Idealismus zu; er beschränkt sich darauf, diesen mit geradezu unerbittlicher Intensität zu verwirklichen, indem er sich fast ausschließlich auf die Form konzentriert, ohne die Farbe im gleichen Maße zu berücksichtigen. Folglich begnügt er sich damit, die Form – inbesondere die menschliche Gestalt – als Kombination idealer Volumen aufzufassen, die er regelmäßig Kugeln oder Zylindern angleicht, natürlich ohne sie auf rein geometrische Formen zu reduzieren. Ihr werdet mich vielleicht fragen, welche Schönheit in solchen einfachen, metrischen Formen verborgen sei? In diesem Fall bitte ich euch, noch einmal im ersten Teil bei den *Ideen* zur Perspektive und Architektur nachzuschlagen oder ganz einfach das folgende Rätsel zu lösen: Warum streicht ein Mann, der unglücklicherweise kahl ist, immer wieder liebevoll über seine blanke Glatze? Ich antworte darauf allen Ernstes: weil er eben dieses praktische Mißgeschick, auf so nützliche Dinge des Lebens wie Haare verzichten zu müssen, durch ein genuin ästhetisches Vergnügen auszugleichen sucht, indem er die Empfindung genießt, daß die Kahlheit seinen Kopf der edlen Kugelform annähert. Gebt mir eine bessere Erklärung für dieses Phänomen, oder sagt mir zumindest einen plausiblen Grund, warum auch wir Gefallen daran finden, beispielsweise einen wohlgestalteten Arm zu streicheln ... Betrachten wir nun aber Antonello, der genau diese Wirkung erzielen will.

An der Madonna mit Kind im Museum zu Messina (Abb. 128) könnt ihr es gleich in aller Deutlichkeit sehen: Um die Schönheit dieser Gruppe vollkommen genießen zu können, solltet ihr euch zunächst einmal vorstellen, daß die Gottesmutter in ihrer absoluten Stille und Regungslosigkeit bis zur Taille von einer Glasglocke umschlossen wäre; wie ihr seht, würde man die elfenbeinerne Glätte der Jungfrau darum nicht weniger genießen als die Tendenz des Kindes, dem Vorbild der Kugel in seiner Hand zu folgen und selbst sphärische Formen anzunehmen. Und diese Hand! Ich bitte

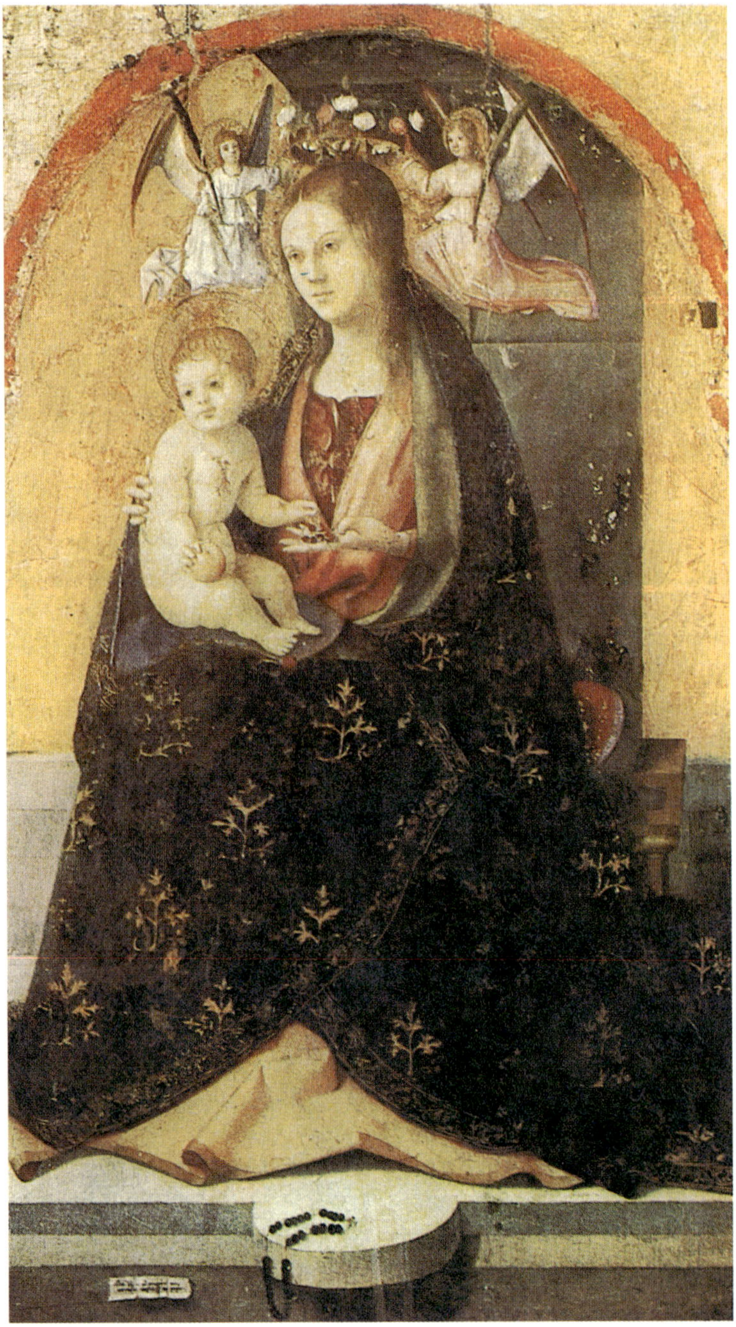

128 Antonello da Messina, *Madonna mit Kind,* Messina, Galleria Nazionale

euch: Achtet auf seine Hand und auch auf die der Jungfrau, insbesondere auf ihre Linke; ich bitte euch: Betrachtet ganz genau das Spiel ihres Daumens, das im menschlichen Maßstab die größtmögliche monumentale Bedeutung gewinnt. Und dann die Portraits! Weil Antonello ein genuiner Bildnismaler ist – und nur aus diesem Grund –, verwandeln sich alle seine Modelle nach und nach in einzigartige unberührbare, absolute Formen. Ihr habt das kleine Bildnis in der Galleria Borghese (Abb. 129) gesehen und werdet euch erinnern, zu welch erhabenem Idealismus sich dieser an sich mittelmäßige Mensch einzig und allein dadurch aufschwingt, weil er vom Maler auf den Sockel seines Rumpfs gestellt und so zwischen den zu beiden Seiten herabfallenden Zipfeln seiner Kopfbedeckung fixiert worden ist, daß er nur noch seine kristallenen Augen zu verdrehen oder das Scharnier seines Mundes zu öffnen vermag, der genauso geschnitten ist wie … der Schlitz einer Sparbüchse. Oder denkt, wenn euch diese Vorstellung näherliegt, an die Automaten, die am Bahnhofseingang die Fahrkarten entwerten – auch so etwas kann nützlich sein.

Der Condottiere des Louvre. In diesem Fall nimmt das füllige, wie ein Helm geschnittene Haar die idealen Maße des Kopfes an,

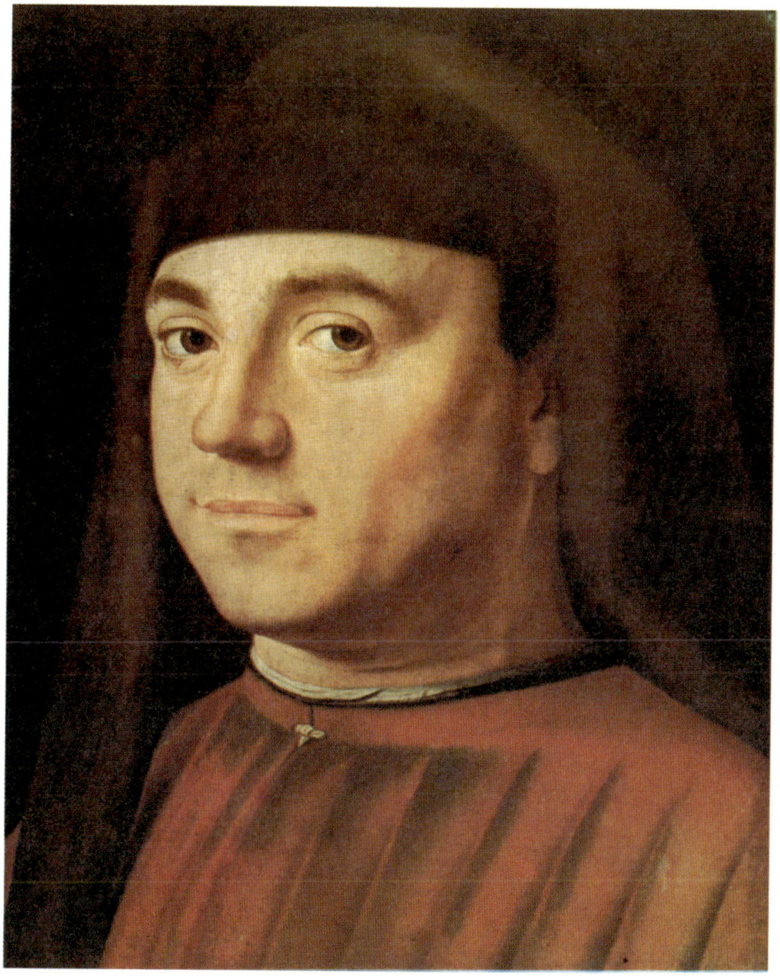

129 Antonello da Messina, *Bildnis eines Mannes,* Rom, Galleria Borghese

der auf seinem elfenbeinfarbenen Hals wie eine Kugel auf einen Zylinder gesetzt ist. Und diese Unterlippe, die sich plötzlich vorgeschoben hat, nachdem das trotzige Gesicht, auf dem die psychische Wirkung eines kräftigen Rüffels noch abzulesen ist, lange Zeit versucht hat, seinen Zügen nichts anmerken zu lassen!

Der Alte in der Casa Trivulzio in Mailand (Abb. 130)[34]! Seht nur: ein alter Mann, der für immer und ewig jung bleiben wird! Die wenigen, unvermeidlichen Falten dienen allenfalls dazu, die Bedeutung dieses kleinen, unter einem gebügelten Barrett errichteten und von diesem umhüllten menschlichen Monuments zu erhöhen.

Wie unerschütterlich diese Stirn gewölbt ist und wie die Augenlider sich den Augäpfeln vollkommen anpassen! Der Mund kragt wie ein Felsen hervor, die wenigen Schatten sammeln sich auf einer Seite des Gesichts! Vergleicht einmal diese perspektivische Rosette der Augenbrauen und die Augenbrauen jenes Mannes mit den Nelken von van Eyck (Abb. 131)[35], um eine Vorstellung davon zu bekommen, was die Erhöhung geringster Details zu monumentalen Formen bedeutet.

Und dann die Annunziata von Palermo (Abb. 5), diese menschliche Pyramide! Es ist der architektonische Gestus der Jungfrau – wie sie mit der Linken ihren Mantel glattzieht –, der das Wunder vollbringt, sie in eine vollkommene Pyramide einzuschließen; und diese scheint sich auf einem unsichtbaren Kristallzapfen, einem unbeweglichen Motor, so lange im Kreis zu drehen, bis sich vor uns jene scharfe Kante verkeilt, die an der Gewandfalte über der Stirn beginnt, sich an der Profillinie des Gesichts fortsetzt und über einen vom Gewand verdeckten Winkel bis zum Vorsprung des Gebetspultes führt. Die vorgestreckte rechte Hand aber scheint in aller Vorsicht die mögliche Grenze dieses Volumens ertasten zu wollen, um – sobald sie diese berührt hat – in derselben Pose zu verharren, während als Gegengewicht das Buch mit seiner wie durch einen scharfen Säbelhieb herausgeschnittenen Seite heftig erzittert. Im Innern der Pyramide wird behutsam das in sich verschlossene Gesichtsoval auf die Säule ihres Halses gesetzt, ein Gesicht, auf dem große regelmäßige Schattendiagramme wie über einem Planeten kreisen.

Ein weiteres Meisterwerk ist der Heilige Sebastian in Dresden (Abb. 132). Körper und Bildumgebung entsprechen einander durch gleichartige Formen. Zu beiden Seiten einer perspektivischen Achse, vor welche die menschliche Figur gestellt ist, bilden großflächige Würfel Gebäude und Pfeiler, die von zylindrischen Schornsteinen überragt werden; am Himmel ballen sich Wolken, schimmern hell und weiß aus den schwülen, drückenden Dunstschwaden hervor. In einiger Entfernung gewaltige Krieger, ein Priester, eine Frau, sie alle unveränderlich in ihrer Form; weiter vorn ein Toter in *räumlicher Verkürzung,* ein Neffe des toten Krie-

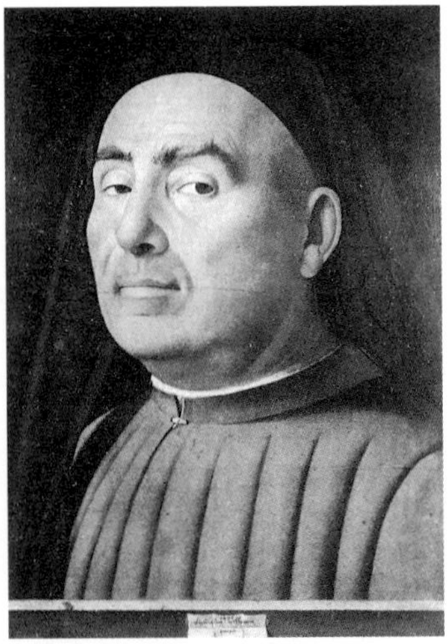

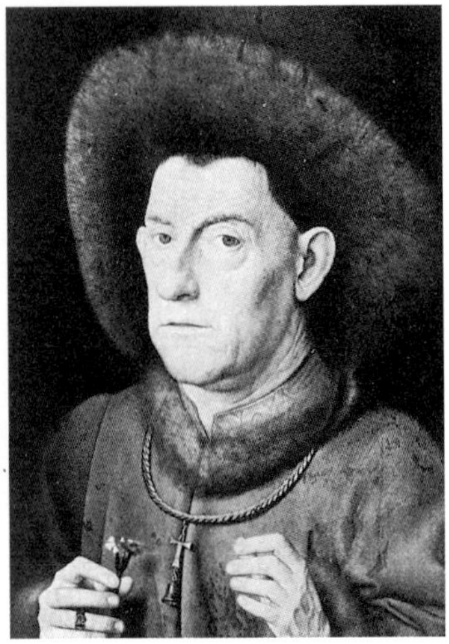

130 Antonello da Messina, *»Ritratto Trivulzio«,* Turin, Museo di Palazzo Madama

131 Jan van Eyck [Kopie], *Der Mann mit den Nelken,* Berlin, Staatliche Museen Preußischer Kulturbesitz, Gemäldegalerie

34. Das Bildnis eines Mannes von Antonello da Messina aus der Sammlung Trivulzio in Mailand befindet sich heute in dem Turiner Museum Palazzo Madama.

35. Anm. d. Übers.: Das Bild in der Berliner Gemäldegalerie wird heute zumeist nicht mehr als eigenhändiges Werk Jan van Eycks angesehen, sondern als eine in späterer Zeit angefertigte Kopie.

gers von Paolo Uccello und nicht des toten Christus von Mantegna. Und schließlich als monumentale, zylindrische *Signatur* des Künstlers eine Säulentrommel – wenn ihr die Komposition gründlich betrachtet, werdet ihr feststellen, daß die Figur des Heiligen genau dieselbe Bedeutung wie diese Säulentrommel hat. Über den gedrechselten Formen der Beine (die Fußknöchel oder Kniescheiben der florentinischen Kunst!), die ihrerseits auf den Füßen wie auf Sockeln ruhen, erhebt sich der ebenfalls zylindrische Leib, mit dem die elfenbeinfarbenen Arme verschmelzen, während sich die kugelförmig hervortretenden Brustpartien nur mit Mühe zurückziehen. Eine leichte Riefelung entlang der Achse des Brustbeins. Eine verlassene Eindellung am Halsansatz. Auf der großen, breiten Sonnenuhr seines Oberkörpers geben die Pfeile die Richtung der Schatten an. Und dann der Kopf! Aus Elfenbein, schlank, nicht vollständig durchgebildet, treten in reizvollen Abstufungen dreimal sauber ausgeformte Schatten hervor: am Mund, an den Nasenlöchern, an den Augenhöhlen.

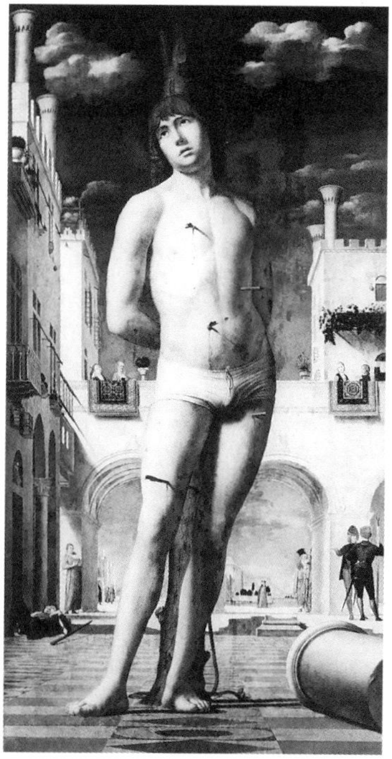

132 Antonello da Messina, *Der heilige Sebastian,* Dresden, Staatliche Kunstsammlungen, Gemäldegalerie Alte Meister

Antonello arbeitete eben so, daß er sich damit begnügte, den perspektivischen Idealismus Pieros im Hinblick auf die einzelne Form auszuschöpfen. An den geschwungenen Umrißlinien seiner Körper werdet ihr keine deutliche Vibration verspüren, kein inneres Pochen oder Schlagen hören – sollt ihr auch gar nicht –, sondern ausschließlich die Abstraktion eines Volumens erkennen, das in jeder Stellung im Bildraum gleichmäßig beleuchtet wird und auf diese statische Weise das Leben verklärt, wobei es die Drehungen und Windungen der Form zur Entfaltung bringt, die körperlichen Vertiefungen glättet oder derart sauber und mit solcher Gründlichkeit ausschält, daß die Leere die Fülle wieder aufwiegt, zumal die Schatten ohne jede Abstufung zur Unbeweglichkeit erstarrt sind und sich an wenigen abseitigen Punkten konzentrieren, während ringsumher die Symbole dieser formalen Vollkommenheit – die Kugel des Christuskindes, die leuchtenden Perlen, die kristallinen Kügelchen, die Säulentrommeln – der Menschheit dringend nahelegen, sich auf bessere Formen zu besinnen. Tatsächlich reflektiert Antonellos höchst anspruchsvoller künstlerischer Organismus ebendiese anorganischen Formen; was den Maler in die Lage versetzt, auch seinen Portraits jenes Gepräge eines höheren, hochmütigen, übermenschlichen Lebens zu geben, das aufgrund seines künstlerischen Idealismus die bescheidene flämische Portraitkunst (die man der Kunst Antonellos hat gleichsetzen wollen) in jeder Hinsicht weit überragt, solange auch nur einer von euch die Kunst als Kunst und nicht als reine Nachahmung zu schätzen versteht.

Dennoch war Antonellos Kunst zu eng angelegt, um sich eine bedeutende Nachfolge zu sichern; unter den Wiederholungen seiner Schüler werdet ihr kaum jemanden finden, der die Mittelmäßigkeit überwände, auch wenn manche respektablen

Namen nicht fehlen: Alvise Vivarini, Cima da Conegliano und Bartolomeo Montagna, das Oberhaupt der Vicentiner Schule.

Wer hingegen sowohl die formalen als auch die farblichen Qualitäten, die auf den großen Künstler aus Umbrien zurückgehen, nunmehr einheitlich weiterentwickelt, ist der Begründer der venezianischen Malerei, Giovanni Bellini (1430–1515). Mehr als sechzig Jahre einer Malerei ohne Stillstand und ohne Wiederholung: eine erstaunliche Entwicklung, die von der Manier Mantegnas – nämlich von der Zeichnung und der marmorierten Farbsubstanz – ausgeht und dann zu jener Gelassenheit der Flächen, zu jener frei atmenden farbigen Materie gelangt, in deren unmittelbarer Nähe sich Giorgione und Tizian heranbilden konnten – das ist die Kunst Giovanni Bellinis.

Nehmt als Beispiel die Madonna Davis: Sie besteht ganz und gar aus Paduaner Marmor. Die Augenlider des Kindes sind in Stein geritzt; wenn es vom Geländer herunterfiele, würde es unweigerlich in Stücke zerbrechen: das ist Bellini im Stile Mantegnas.

Da ist die Madonna der Sammlung Frizzoni in Mailand: das gesamte lineare Gerüst wie gestochen. Schon die Hand der Jungfrau würde genügen, um mit Recht festzustellen: Linie.

Oder werft einen Blick auf den Christus im Garten Gethsemane (Abb. 133): sicherlich nicht jener felsige Charakter, der die Werke Mantegnas prägt, allenthalben jedoch phantastische geologische Formen, Gewänder wie aus getriebenem Metall über die Körper geworfen, herbe, trockene Farben wie bei einem eiskalten Sonnenaufgang.

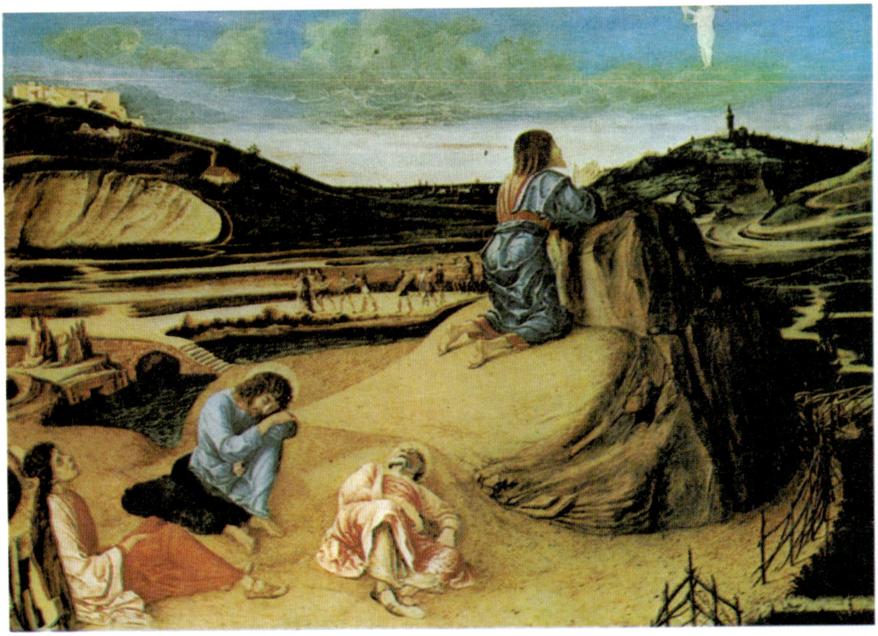

133 Giovanni Bellini, *Christus im Garten Gethsemane,* Detail, London, National Gallery

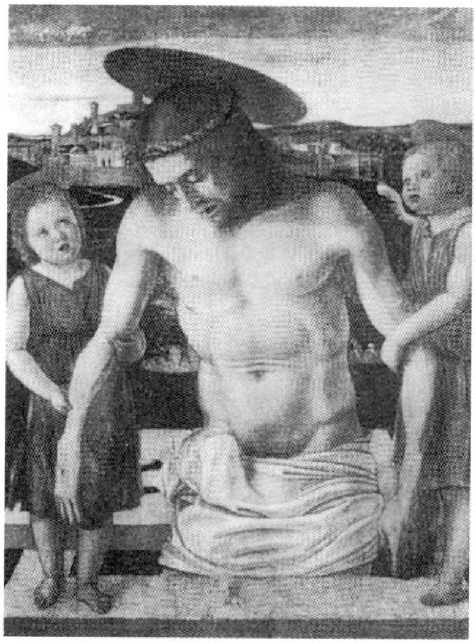

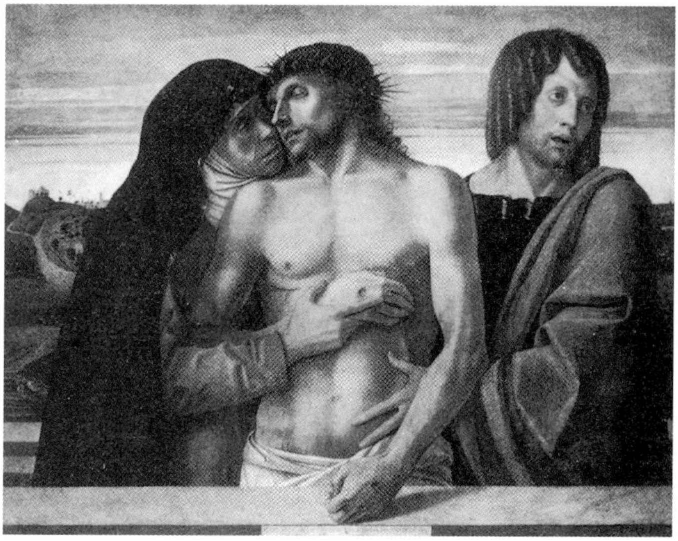

134 Giovanni Bellini, *Pietà,* Venedig, Museo Correr

135 Giovanni Bellini, *Pietà,* Mailand, Pinacoteca di Brera

Betrachtet daraufhin die hier abgebildeten vier Pietà-Darstellungen, und versucht nun, sie in die richtige zeitliche Reihenfolge zu bringen[36]. Die Pietà des Museums Correr in Venedig ist das früheste Bild (Abb. 134). Der langsam gewundene Eisendraht der Kontur, die Haut- und Gewandfarben definieren den psychischen Schmerz auf akkurate Weise mit Hilfe der Linie.

Die Pietà in der Mailänder Brera (Abb. 135) ist fast zur gleichen Zeit entstanden. Hier sind die Kupferlocken des Johannes, die Lamellengewänder, die in ihrer lautlosen Qual erstarrten offenen Münder aus Paduaner Metall gefertigt. Dennoch sieht man, wie der Marmor an der Brustpartie Christi immer weiter aufbricht.

Dann allerdings muß man sich nach Rimini zu der Pietà im Palazzo Comunale begeben (Abb. 136), um hier Bellinis Neuerungen beinahe schon vollständig ausgeführt zu sehen. Nunmehr ist das *ganze* Bild abwechselnd mit hellen und dunklen Tönen überzogen; nunmehr sind die Körper aus einer lebendigeren, atmenden Substanz, beinahe wie aus Zucker gemacht, und darüber hat sich ein ganz weicher, sanfter Schatten ausgebreitet; die Modellierungen werden jetzt – wie bei den Engelköpfen – abgerundet, das kupfergelockte Haar hat sich in eine lange, zottige Mähne verwandelt, die Körper sind von Bernstein überzogen, die Kleider aus Rosenblättern gewirkt.

Die Berliner Pietà (Abb. 137) hat schließlich noch einmal an Weite und Flächigkeit gewonnen. Eine einheitliche Struktur verbindet den Körper Christi mit dem der Engelfiguren auf wenigen Bildebenen von größter Sanftheit. Seht nur, wie die drei Köpfe oben *zusammenwachsen,* wie die kleinen Ärmchen mit den Armen

36. Anm. d. Übers.: Die nachfolgende Chronologie der Pietà-Darstellungen ist in der heutigen Forschung umstritten.

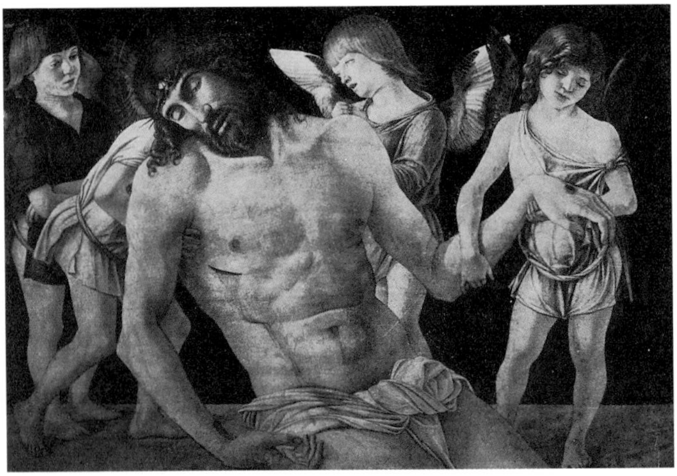

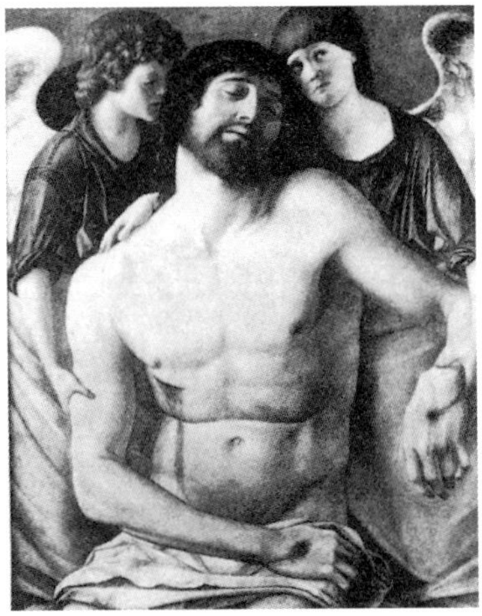

136 Giovanni Bellini, *Pietà,* Rimini, Pinacoteca

137 Giovanni Bellini, *Pietà,* Berlin, Staatliche Museen Preußischer Kulturbesitz, Gemäldegalerie

des Toten verschmelzen! Und diese Leichtigkeit der Kurven, die an den Schultern und Flügeln hervortritt, und hinter den Flügeln die dichte und zugleich schwingende Einfassung eines türkisfarbenen Himmels! Und dann auch – unvermeidlicherweise – Trauer: aber welche ruhige, abgeklärte Trauer! Darüber sollt ihr nachdenken, wenn ihr verstehen wollt, wie der bildliche Stil die psychischen Ausdrucksformen bestimmt, die sich gleichmäßig über die gesamte Komposition verteilen. Von der ersten bis zu dieser letzten Pietà verfolgen wir, wie der heftige, stechende Schmerz sich in gefühlvolle Gelassenheit, in die abgeklärte Ruhe nach dem Schmerz, in sanfte, friedvolle Ergebung wandelt. Nun – das ist die Linie, die nach und nach verschwindet, um den Flächen und der Farbe ihren Platz zu überlassen; nicht mehr und nicht weniger. Eben darin liegt das große Geheimnis: die grundlegenden Bedingungen und Möglichkeiten des Stils mit den großen menschlichen Gefühlen in Übereinstimmung zu bringen. Einzig die Linie vermag es, den qualvoll peinigenden Schmerz darzustellen oder seinen Ausdruck zu betonen; nur die Farbe und die Flächen können uns dagegen ein Gefühl der Stille, der seelischen Ruhe vermitteln. Und so begreift ihr auch, daß man über diese einheitliche Stimmung, zu der alle Figuren des Bildes beitragen, nicht hinausgehen darf und auf diesem Wege nicht zu einem Drama psychischer Gegensätze gelangen kann: dem würde sich der Stil widersetzen. In der Pietà der Brera (Abb. 135) dürfte es also keine Figur geben, die sich neben den schmerzlichen Trauernden (Linie) einer ruhigen, ergebungsvollen Betrachtung (Flächen und Farbe) überließe, während die Engel in der Berliner Pietà (Abb. 137) nicht mehr weinen (und somit lineare Grimassen schneiden) sollten. Und damit haben wir bereits die Erklärung für die unendliche Ruhe aller großen Venezianer vorweggenommen, die Bellinis zweitem Stil gefolgt sind.

Den Beginn dieses zweiten Stils könnt ihr genauso an der Madonna mit schlafendem Kind in der Accademia von Venedig verfolgen. Auch hier das Motiv des Ruhens, des Schlafens, des Aussetzens von Leben und Handlung; auch hier die Farbe und die Weite der Flächen, die sich in stetiger Abfolge parallel entwickeln: die Fläche des Himmels, die Fläche des leuchtendweißen Throns, die Fläche der schwarzen Marmorplatte und schließlich jene Fläche, welche die Jungfrau und den Körper des Kindes sanft umfaßt. An dem schlafenden Kind wird ein wenig Linie sichtbar und folglich Unruhe während des Schlafs. Tatsächlich ist das Werk nicht vollkommen.

Auf einem anderen Bild lassen sich die Neuerungen Bellinis noch deutlicher erkennen. Gemeint ist die Verklärung Christi im Museum zu Neapel (Abb. 138). Denkt einmal zurück an den gänzlich dezentralen Aufbau sowie an das Profil der Christusfigur im Garten Gethsemane, und seht nun, wie diese Tendenzen hier in eine feierliche *Zentral*komposition einmünden, mit Christus und den Aposteln unten als menschliche Pyramide – ähnlich wie in Pieros Auferstehung von Borgo San Sepolcro (Abb. 109). Ver-

138 Giovanni Bellini, *Verklärung Christi,* Neapel, Galleria Nazionale di Capodimonte

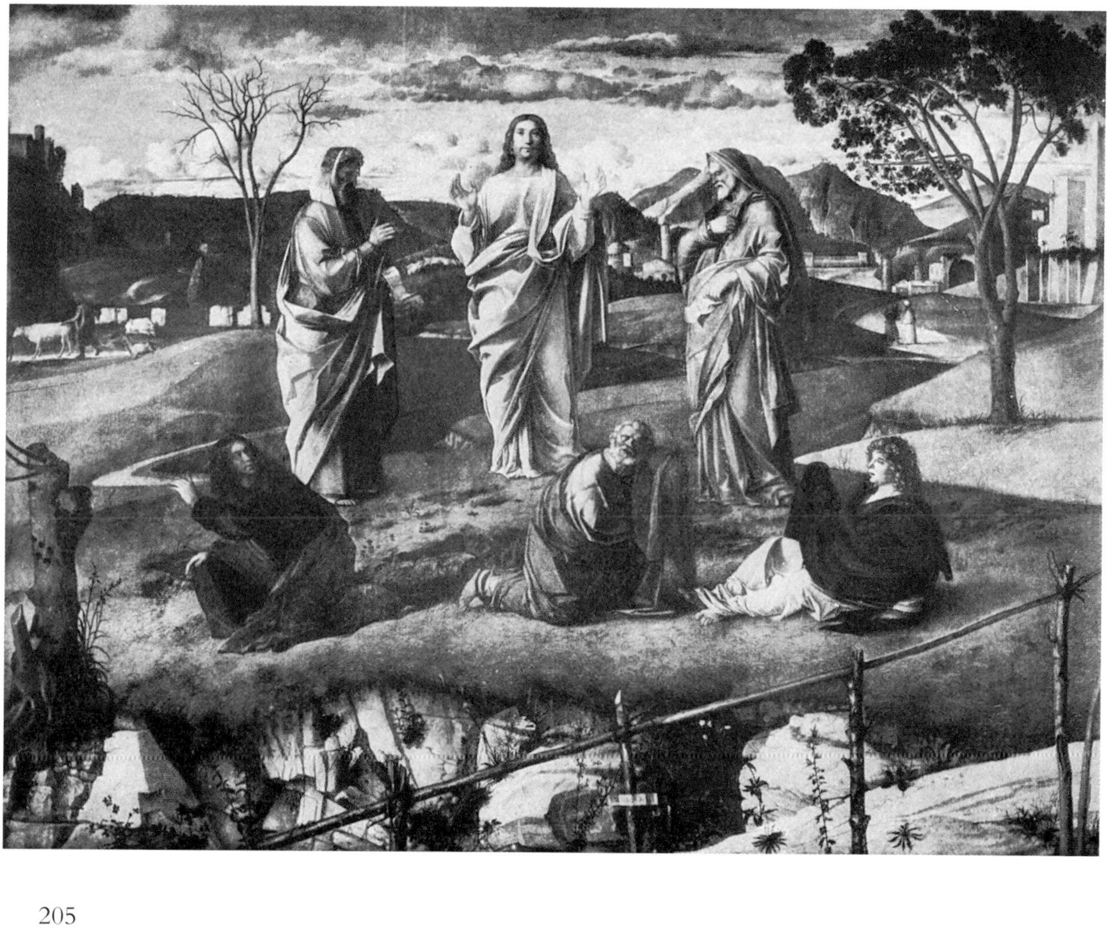

gleicht jetzt – in einem höheren Sinn – Bellinis alte mit seiner neuen Sichtweise. Damals hatte er sich gesagt: Meiner Ansicht nach will der Organismus eines Berges mit seinem steinernen Knochengerüst genauso wie ein menschlicher Organismus kräftig herausgearbeitet sein; der Himmel darüber ist ein weiter Hohlraum, in dem die kleinen, unruhigen, veränderlichen Wölkchen unentwegt umherstreifen. Der Baumstamm über der aufgebrochenen Erde muß scharf und stechend in der ganzen Kargheit seiner emporsteigenden Fasern gezeichnet werden, während der Mensch daneben ebenfalls durch seine gewundene, geschmeidige und artikulierte Profillinie hervortreten soll. Das war noch der Zeichner, der sich so äußerte. Nun aber spricht der Maler der Farbe, der Perspektivkünstler: Für mich ist der Erdboden farbiger braungescheckter Humus mit grünlichen Flecken, der an den Himmel grenzt, und dieser kein neutraler Hohlraum mehr, sondern ein blauer Streifen mit weißen Wolkenbändern, während der Baumstamm eine braune Druckpause auf etwas hellerer brauner Unterlage sein soll; der Mensch wird aus zwei Rechtecken gebildet, einem blauen und einem roten (wenn er stillsteht), oder aus zwei Trapezen, einem roten und einem blauen (wenn er sich bewegt), die wiederum vom Humus des Erdbodens umgeben sind und sich über ihre Schenkel- oder Seitenlinien in den entfernteren Formen zu weichen Flächen verbinden. Wenn ihr diese beiden Monologe verstanden habt, wißt ihr genug, um die unterschiedlichen Vorstellungen, die gänzlich divergierenden Auffassungen von Zeichner und Synthetiker zu begreifen.

Dieser zweite Monolog verhilft Bellini dazu, die Verklärung Christi in Neapel (Abb. 138) zu malen, wo die Figuren zart von der Landschaft eingeschlossen werden: eine Landschaft, die insgesamt wie aus aneinandergefügten gelben, grünen, braunen Flecken zusammengesetzt erscheint, ein buntes Flickwerk, das sich bis zum Hintergrund erstreckt, wo die Häuser ihre weißen Zuckerwürfel sanft in die braunen Kaffeehügel tauchen. Doch während auf der rechten Seite ein Baum seine Blätter und Zweige in halbfetter Schrift auf dem Himmel abdruckt, zeigt ein anderer Baum auf der linken Seite noch die alte, mantegneske Manier Bellinis, dem es in der Tat nur mit größter – und hier noch deutlich sichtbarer – Mühe gelingt, jene paduanische Gesteinswelt unter die Erde zu verbannen.

Was läßt sich noch über die Neuerungen in der Behandlung des Lichts sagen? Die Intonation des Sonnenlichts in reinem Plein air ist auf wundervolle Weise gelungen, sie gleitet ganz leicht über jene schwerelosen Flächen von pulsierenden, durchscheinenden, himmelblauen Schatten in der mittäglichen Schwüle eines schwirrenden Hochsommertags sanft hinweg. Welch ein tiefer ländlicher Frieden sich über die ganze Szene ausbreitet!

Nachdem Bellini auf diese Weise zur perspektivischen Synthese gelangt ist, wird er ihr sein Leben lang treu bleiben, ein künstlerischer Fortschritt ohne Umkehr.

Nehmt den Dogen Loredan in London (Abb. 139). Antonello hatte sich für einen dunklen Hintergrund entschieden, da er sich keine Mühe gab, Form und Farbe miteinander zu verschmelzen.

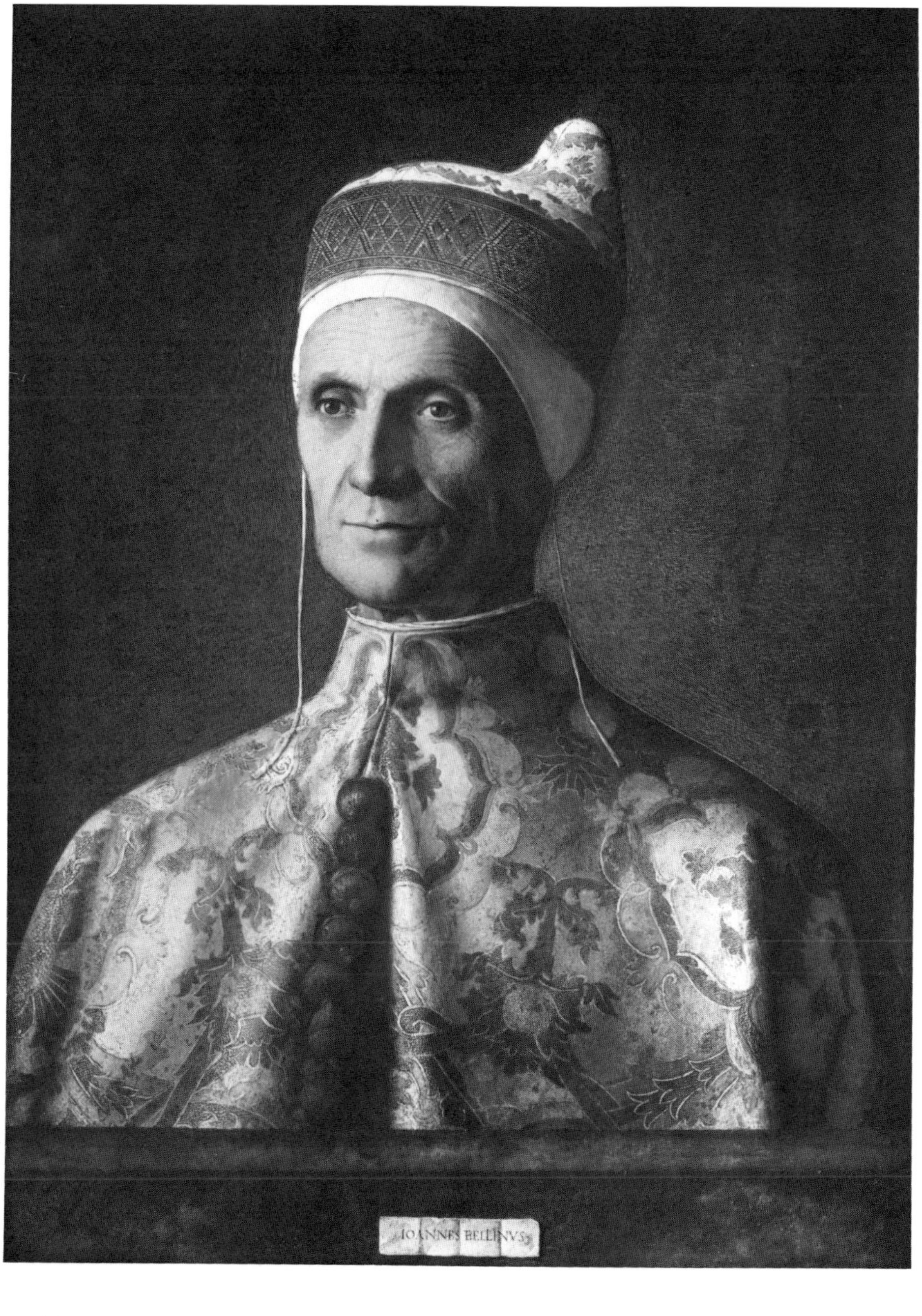

139 Giovanni Bellini, *Der Doge Leonardo Loredan*, London, National Gallery

Bellini dagegen wählt den blauen Himmel. Aber seht, wie er dieses bleiche Gesicht, das von dem ruhigen Glanz eines goldenen Prismas eingefaßt wird, gleichwohl plastisch herausarbeitet! Welch eine Idealität in diesem Menschen! Und wie Bellini sie hervorgebracht hat! Denkt – ich habe es euch wohl schon häufiger gesagt – an die symbolische Bedeutung der gleichmäßigen Formen, die uns beispielsweise von einem Menschen sagen lassen, er sei quadratisch etc. Aus demselben Grund aber ist Loredan auch unter moralischen Gesichtspunkten ein Viereck, denn körperlich erscheint er in der Tat so unverrückbar und unbeugsam wie ein regelmäßiger Würfel. Auf diese Weise überhöht und verklärt der Stil das Menschliche, ohne auf irgendwelche psychischen Einzelheiten zurückzugreifen.

Dasselbe könnt ihr an der wundervollen Madonna degli Alberetti in Venedig sehen (Abb. 140). Auch hier wird die menschliche Seite der funkelnden, strahlenden Frau auf großartige Weise verherrlicht; aber nicht etwa mit den banalen Hilfsmitteln eines

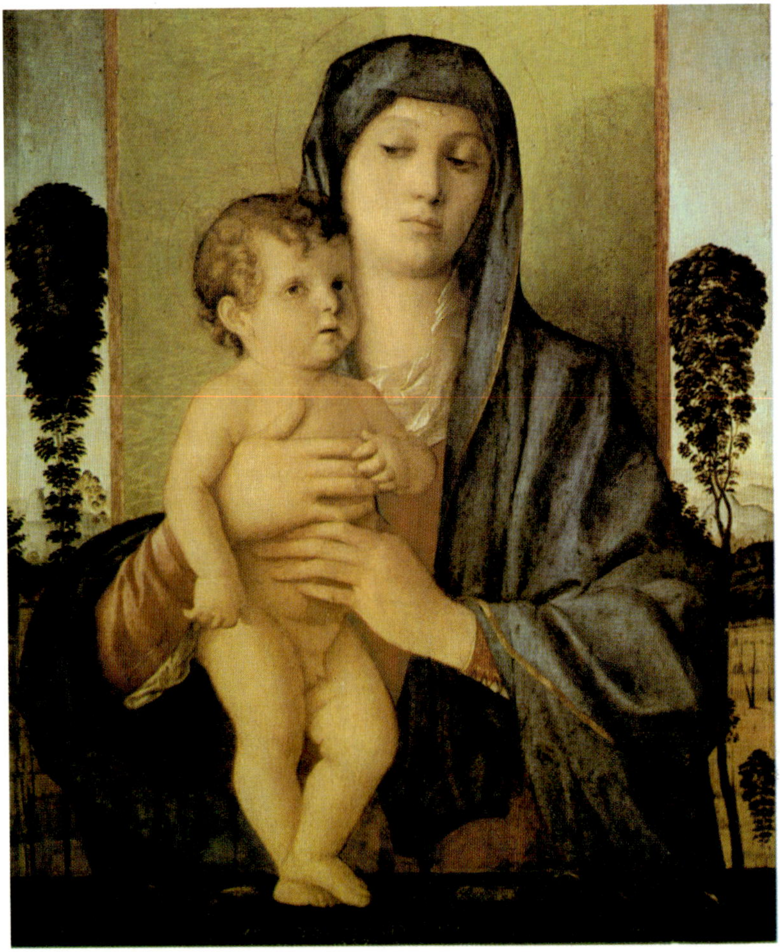

140 Giovanni Bellini, *Madonna degli Alberetti,* Venedig, Accademia

Perugino oder Raffael, sondern einzig und allein aufgrund einer höheren Übereinstimmung mit den Erfordernissen des Stils, der in unaussprechlicher Weise die farbigen Flächen modelliert, mit zartem körnigem Auftrag versieht und ihre samtene Fülle und Weichheit vor uns ausbreitet. Ein rosafarbenes Blütenblatt – das Gesicht – ist soeben herabgefallen, gerundet, auf der Oberfläche eines türkisfarbenen Sees – des Mantels – schwimmend, der ganz sanft seine Ufer, eine Wiese in ihrem zartesten Grün – das Tuch – berührt, die ihrerseits in zwei klare blaue Streifen – den Himmel – übergeht. Genau das ist Farbe, eben darin besteht ihre poetische Bedeutung. Ob euch das nun zusagt oder nicht.

Werfen wir einen kurzen Blick auf einige Altartafeln aus Bellinis reifer Periode. Zunächst die Madonna mit sechs Heiligen der Accademia in Venedig[37]. Die Funktion der weiten, abwechslungsreichen Hintergrundlandschaften übernimmt hier auf bewundernswerte Weise die Architektur. Ruhiger, abgeklärter Farbauftrag einer vergoldeten Apsis – das Hintergrundgold der Sienesen – und farblicher Ausgleich zwischen den weißen flachen Wandvorlagen, den Alabasterthronen, den vielfarbigen Marmorpaneelen. Doch auch die menschliche Form nimmt in aller Ruhe und genau zur rechten Zeit Aufstellung, indem sie auf zwei Ebenen zur Jungfrau und zum Kind zusammenläuft. Statische und dennoch ekstatische Posen. Milde, wohlwollende, lebendig aufflammende Leidenschaft der Heiligen; zuunterst eine Muschel aus alpinem Eis, das in der Sonne glänzt und funkelt: das sind die musizierenden Engel, geistige Geschwister der Engel Melozzos. Und die malerische Substanz strömt immer brennender und gleißender aus den Farbfeldern hervor.

In dem überaus berühmten Triptychon der Frari[38] seht ihr die einheitliche Komposition eines konvergierenden Raums, die einheitliche Komposition von Farben, die in der ausgewählten Vertiefung eines glühendheißen Schmelztiegels, auf dem siedenden Gold des von glatten weißen und braunen Rinnsalen durchzogenen Hintergrunds aufgetragen werden. Und was den Raum betrifft: es ist der großzügig abgeschrägte Thron, der es gestattet, in aller Ruhe und Sicherheit die dargestellte Räumlichkeit zu erschließen. Und dann ist es die Magie der aus Flächen gewonnenen Form, die aus dem Mantel der Jungfrau entzückende türkisfarbene Kristalle herabfallen läßt, dabei die jähe Bewegung des Kindes unterbricht und somit zur Ruhe bringt. Doch seht, wie sensibel – nun im Hinblick auf die Farbe – die heilige Gruppe mit der Goldsubstanz des Grundes verschmilzt, wie die Heiligen ihre rauchgeschwärzten, von dem hellen Weiß des aufgeschlagenen Buches befleckten, von dem elfenbeinernen Krummstab geschliffenen Umhänge in diesen engen und hohen Räumlichkeiten ohne jede Anstrengung aufhängen können!

37. Anm. d. Übers.: Gemeint ist die Pala di San Giobbe.

38. Anm. d. Übers.: Longhi meint das Altarbild in der Sakristei von Santa Maria Gloriosa dei Frari in Venedig.

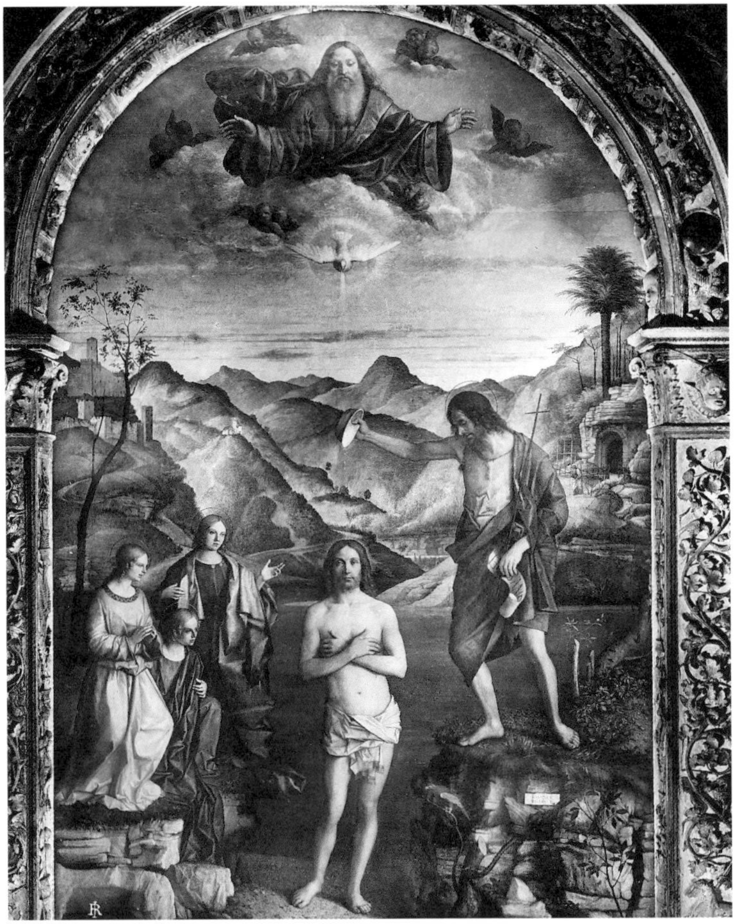

141 Giovanni Bellini, *Taufe Christi,* Vicenza, Santa Corona

Mit denselben Augen solltet ihr auch die Pala in San Zaccaria – eine Madonna mit Kind und vier Heiligen – betrachten und genießen; oder die Taufe Christi in Vicenza (Abb. 141). In diesem letzten Bild trefft ihr noch einmal auf eine zentral ausgerichtete, axial gegliederte Komposition, die vom Ewigen Vater über die Taube und die Taufschale bis zum Körper Christi verläuft, und seht abermals die Weitläufigkeit eines Raumes, der von ausgedehnten Gebirgszügen sowie von einem großen, geröteten, mit Wolkenstreifen überzogenem Himmelspaneel umspannt wird. Und wiederum mit denselben Augen solltet ihr zum Schluß noch jenes Altarbild in San Giovanni Crisostomo betrachten, wo die überhöhte Perspektive, die sehr weit oben im Bild zusammenläuft, dieselbe Funktion wie das farbige Flußbett in Pieros Auferstehung Christi (Abb. 109) hat. Und somit dürften euch auch Sinn und Bedeutung der an der großen Marmorverkleidung lehnenden Heiligen sowie die synthetische Kurve an dem Umhang des zuoberst gesetzten Hieronymus klar sein, die sich in dem hellen

Himmelsstreifen und dem abgedunkelten Gewölbe ganz oben wiederholt.

Allerdings dürft ihr darüber nicht jenes Bildchen ungleich kleineren Ausmaßes vergessen, das aus derselben Zeit stammt und in demselben Stil gemalt ist. Die Rede ist von der Allegorie der Seelen im Purgatorium, die sich in den Uffizien befindet (Abb. 142)[39].

Endlich einmal werdet ihr stehenbleiben! – verwirrt und geblendet von diesem wundervollen Spiel heller und dunkler Reflexe, die von der Höhe des Himmels bis zur Erde hinab sich überall widerspiegeln. Und ihr solltet es genießen wie ein magisches Schachspiel, das von Zeit zu Zeit auf jedem der weißen und schwarzen Felder ein kleines Quadrat des Lebens und der Natur durchscheinen läßt. Wo segeln wir eigentlich? Auf den mehrfarbigen kleinen Tümpeln einer mit Marmormosaik belegten Terrasse? Oder wirklich auf dem See? Wo werden wir anhalten, vor Anker gehen, um zu rasten? An einem der dunklen Flecken des Waldes oder etwa vor den süßen kleinen Zuckerhäuschen? Eines allerdings würde ich nicht empfehlen und hoffe, daß ihr nicht einmal den Wunsch dazu verspürt: nämlich, auf dieser Terrasse Rollschuh zu laufen. Begreift ihr denn nicht, daß die Ruhe der Farbe damit gestört wäre? Folgt statt dessen dem Rat dieser schweigsamen Schauspieler: sammelt euch und bildet, sobald ihr in euch selbst versunken seid, einfache Zonen aus Türkis oder Rot zwischen zwei weißen Marmorfeldern.

39. Anm. d. Übers.: Die Deutung des allgemein als »Sacra Allegoria« bezeichneten Bildes ist bis heute umstritten. Da zumindest einige der Figuren zweifelsfrei Heilige sind, kann es sich nicht, wie Longhi andeutet, um eine Darstellung des Purgatoriums handeln.

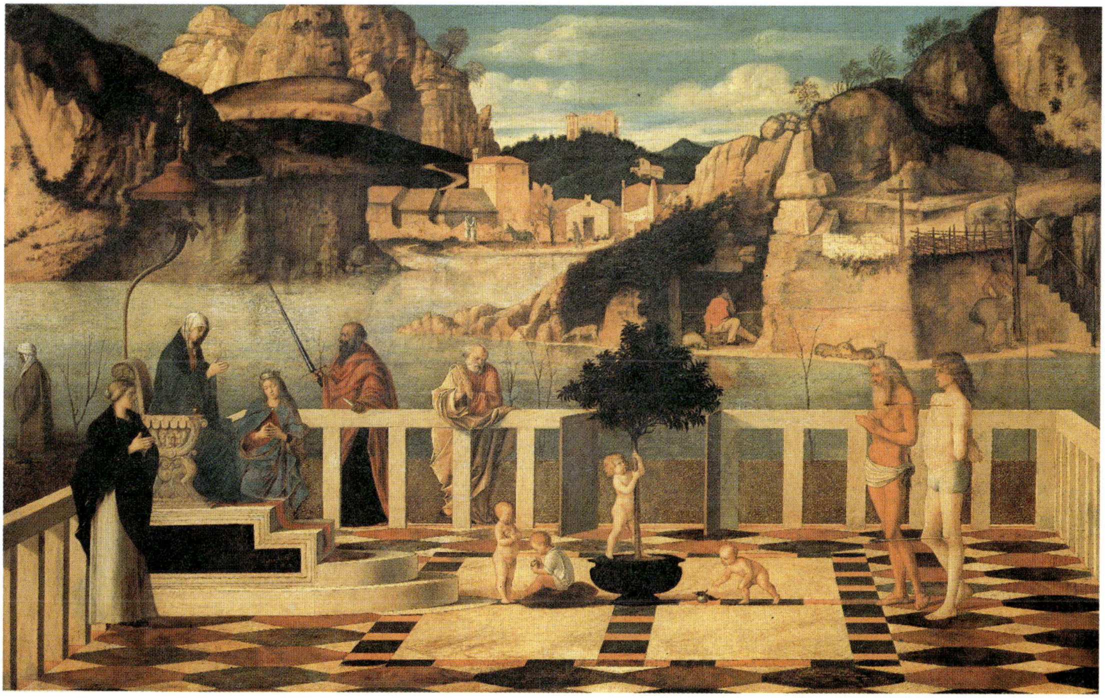

142 Giovanni Bellini, *Heilige Allegorie,* Florenz, Uffizien

40. Anm. d. Übers.: Die vier Bilder – das fünfte stammt nicht von Bellini – sind um 1490, also noch in der mittleren Schaffensphase des Künstlers, entstanden. Vgl. dazu Longhis Ausführungen in *Venezianische Malerei,* S. 34

Vielleicht aus Altersgründen ist Bellini selbst diesen Ratschlägen nicht gefolgt, als er an den weniger gelungenen profanen Allegorien der Accademia in Venedig arbeitete[40]. Denn wenn auch hier die farbliche Substanz wertvoll ist, so mangelt es ihr doch an der Durchführung, die – statt sich den ruhenden Oberflächen zu überlassen – einer linearen Kontur florentinischer Prägung folgt. Da gibt es fliegende Gewänder und flammende Haarmähnen – doch wie können diese fliegen und welches Recht haben sie dazu, wenn sie doch nur aus *materialisierter* Farbe bestehen?

Und nun genug von Bellini, den ihr als einen der größten der italienischen Kunst in Erinnerung behalten müßt: als Schöpfer des Traums von einer leidenschaftlichen, prunkliebenden, wohlwollenden und lebendigen Menschheit in ihren einfachen, feierlichen Formen aus farblicher Substanz, die aus der Tiefe hervorgeht und nicht weit davon entfernt ist, den frischen Frühlingswind in jene sommerliche Glut zu verwandeln, die ihm nachfolgen wird.

So weit allerdings ist Gentile Bellini, der Bruder Giovannis, gewiß niemals gelangt, zumal er nicht nur dessen Motive vergröbert, sondern auch die seiner eigenen leichtfertigen, substanzlosen Kunst in Umlauf gebracht hat. Ihr könnt das an den großen, mit Portraits durchsetzten Szenen aus dem venezianischen Leben erkennen (Abb. 143), die allein aufgrund ihrer immer gleichbleibenden Kargheit malerischer Handlung einem reinen Photographismus entgehen; doch in diesem Genre übertrifft ihn bei weitem ein anderer Erzähler und Bebilderer des venezianischen Lebens, nämlich der berühmte Carpaccio. Wir jedoch sollten lieber unseren Weg mit Giogione da Castelfranco (1477–1510) fortsetzen, dessen Größe darin besteht, daß er seinen Schöpfungen eine noch tiefere farbliche Ruhe und Gelassenheit als Bellini zu geben vermochte. Wie er das erreicht hat? Allein durch eine grandiose

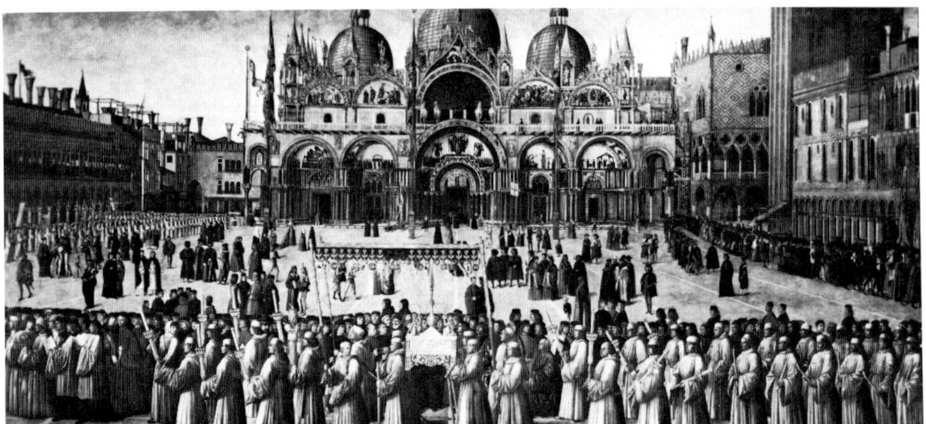

143 Gentile Bellini, *Fronleichnamsprozession,* Venedig, Accademia

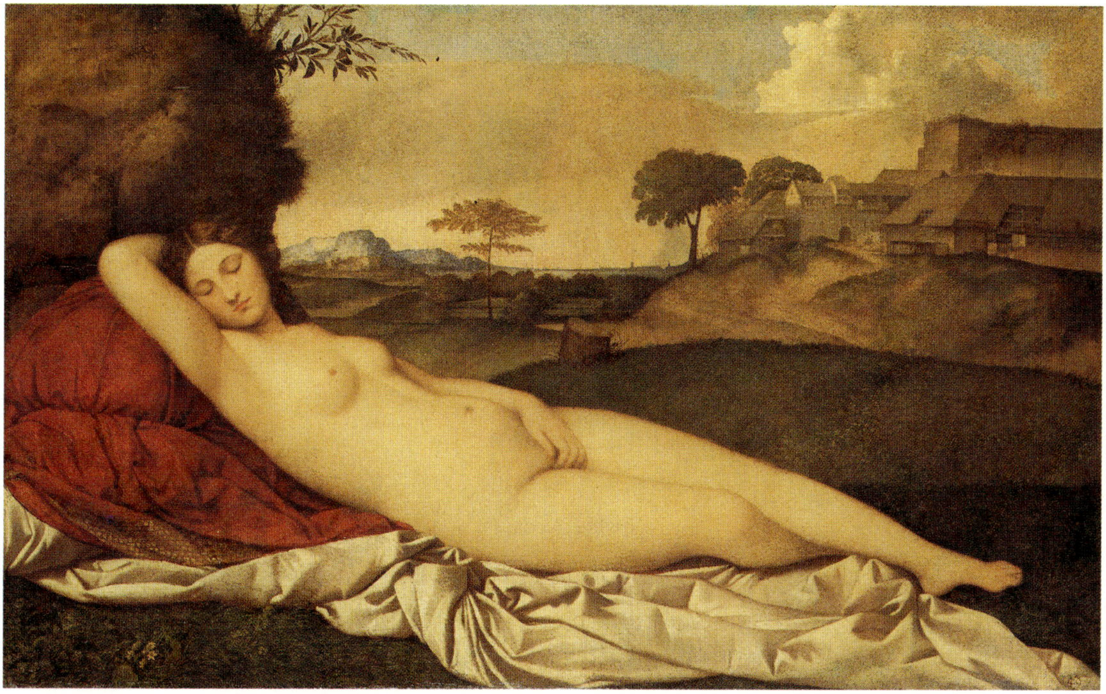

144 Giorgione, *Schlafende Venus,* Dresden, Staatliche Kunstsammlungen, Gemäldegalerie Alte Meister

Reduktion von Farb- und Formzonen. Nach den unzähligen glänzenden Spiegeln Giovanni Bellinis treffen wir bei Giorgione auf die gelassene Anordnung einiger weniger Farbflächen, die gleichermaßen Natur oder menschliche Gestalt, Nähe oder Ferne zum Ausdruck bringen.

Ihr braucht euch nur – als eines unter zahlreichen Meisterwerken – die schlafende Venus in Dresden zu merken (Abb. 144)[41]. Schlafend! Versteht ihr? Sie kann gar nicht anders als schlafen, weil das Gesicht eine unversehrte blaßrosafarbene Partie sein sollte – eben darum hat diese farbliche Ruhe auch dem menschlichen Wesen ewige Ruhe verordnet. Und in der Tat: wer würde denn dieses höhere Geschöpf aufwecken wollen? Indem sie ihre ausgedehnten Konturen zu einem sanften Oval verbindet, hat sich für alle Ewigkeit ein Ruhelager zwischen den blutroten und weißen Gletschern der Kissen und Gewänder und dem tiefen Plüsch der Wiesen gegraben, die in drei verschiedenen Streifen den Geist bis zu dem entfernten Horizont des weit ausgedehnten Himmels tragen. Wiederum der Traum einer in sich versunkenen, selbstvergessenen, in der Natur sich verlierenden Humanität – in der träumerischen Weite der Farbe geträumt.

An der Tempesta (Abb. 145) habt ihr allerdings gesehen, wie Giorgione bisweilen ins Episodische abschweift, so daß als unvermeidliche Folge davon die Farbe unvollständiger und fragmentarischer wirkt.

41. Anm. d. Übers.: Nach Longhis späterer Auffassung hatte Tizian entscheidend Anteil an der Vollendung des Werks. Vgl. Longhi, *Venezianische Malerei,* S. 62 ff.

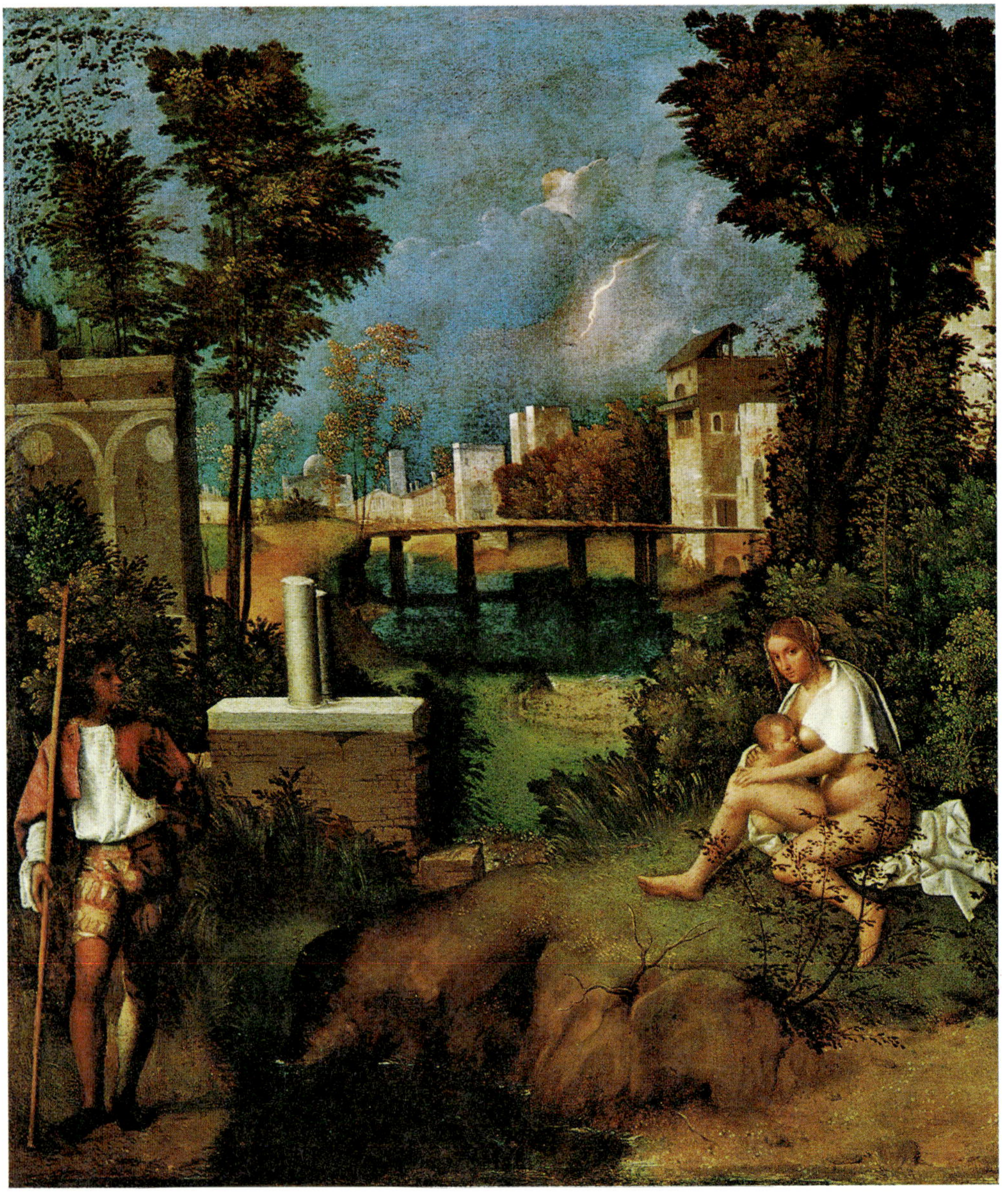

145 Giorgione,
Das Gewitter (La Tempesta),
Venedig, Accademia

Andere folgen Giorgione in dichtem Abstand, zunächst und auf ganz ungewöhnliche Weise Sebastiano del Piombo, dessen Malerei sich später derjenigen Michelangelos annähern sollte. In seiner frühen Schaffenszeit malte er das ländliche Konzert (Abb. 146), das heute noch viele Kritiker für ein Werk Giorgiones halten[42], da es dessen Malweise sehr nahesteht. Die Raffinesse dieses Künstlers zeigt sich darin, daß er offenkundig begriffen hatte, welche Art von Leben mit jener getragenen, entspannten und durchweg sinnlichen Farbgebung in ihrer prachtvollen feierlichen Stofflichkeit in Ein-

42. Das Ländliche Konzert im Louvre, das traditionell als ein Werk Giorgiones angesehen wird, kann auf eine komplizierte Geschichte unterschiedlichster Zuschreibungen zurückblicken. 1839 wurde von Waagen der Name Palma il Vecchio ins Spiel gebracht, Cavalcaselle

klang gebracht werden kann: Folglich siedelte er dieses amouröse Vor- oder Zwischenspiel mitten in einer ländlichen Umgebung an. In den großen beschatteten Partien der Landschaft färben sich die ausgedehnten, fülligen und ruhigen Kurvenformen sich nachlässig hingebender menschlicher Schönheiten golden, wachsen und blühen Drapierungen auf, die allein für die Farbe geschaffen sind: die zu blutroten Puffärmeln gebauschten Stoffe oder das rote Barettsiegel auf der dunklen Masse einer männlichen Haarmähne.

Der junge Tizian (bis ungefähr 1520) wird diesen Weg weiterverfolgen, wenn er seine Personen und Gegenstände mit opulenter Ruhe und Gelassenheit umgibt; ich meine damit jene Werke, deren breit aneinandergereihte Farbpartien von entgegengesetzter Tonalität (also die Kontrastierung von hellen und dunklen Massen) heiteres und dramatisches Leben höchst glücklich zum Ausdruck bringen wollen. Inzwischen haben sich aber die farbigen Zonen so sehr erweitert, daß die Form nicht mehr durch den Eindruck wirklicher Flächen wiedergegeben wird, sondern durch ein Zusammenwachsen ausgedehnter, überaus sanfter Kurven, goldener Hautpartien und luxuriöser Stoffe. An dem Körper der Pro-

wollte 1871 in dem Maler des Bildes einen Nachfolger Sebastiano del Piombos erkennen, Venturi hingegen schrieb es 1913 diesem selbst zu. Diese Meinung Venturis wird in der *Kurzen Geschichte* auch von Longhi geteilt, der allerdings später (1927 und 1946) einen 1909 von Lafenestre aufgebrachten Vorschlag wieder aufgriff, indem er das Werk nunmehr dem jungen Tizian zusprach. Vgl. *Saggi e ricerche (Opere Complete II)*, S. 235 ff., sowie *Ricerche sulla pittura veneta* (O.C.X.) S. 19 [Anm. d. Übers.: dieselbe Zuschreibung Longhis auch im *Viatico per cinque secoli di pittura Veneziana*, dt. Übersetzung *Venezianische Malerei*, Berlin 1995, S. 62 f.].

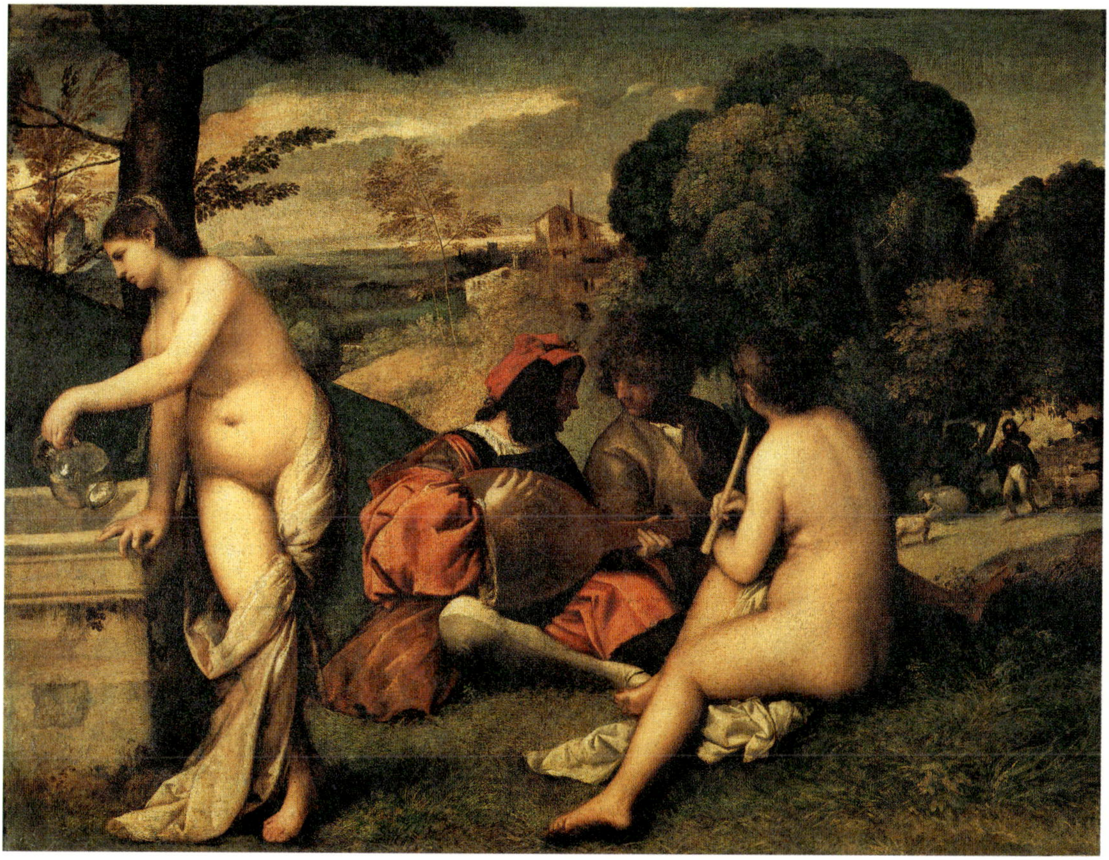

146 Tizian, *Ländliches Konzert*, Paris, Louvre

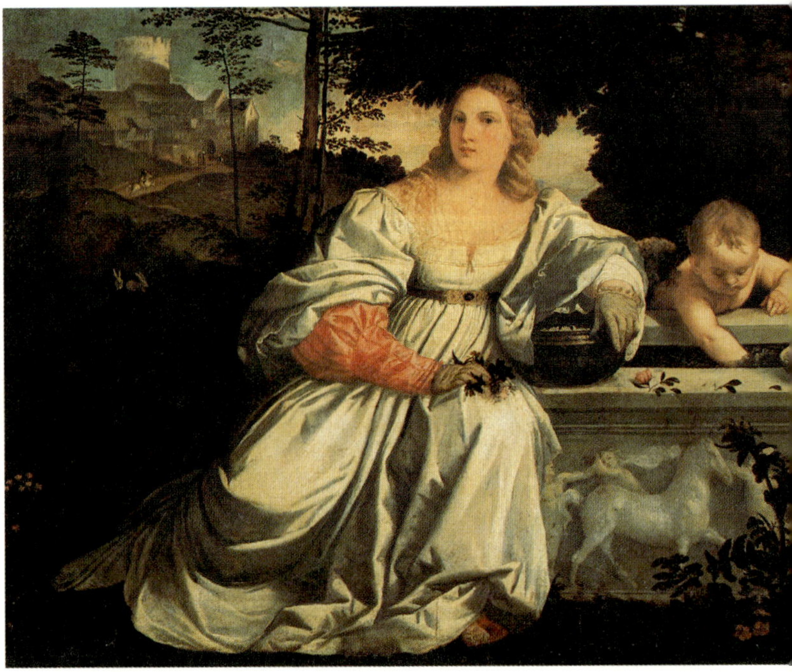

147 Tizian, *Himmlische und Irdische Liebe,* Rom, Galleria Borghese

fanen Liebe in der Galleria Borghese (Abb. 147)[43] habt ihr ein letztes Mal sehen können, wie jene gefurchte, blutrote Eisformation des Gewandes aufbricht, und tatsächlich tritt nun der Körper in solcher Fülle daraus hervor, daß der flächige Eindruck deutlich abgeschwächt wird. Jedenfalls solltet ihr euch daran erinnern, wie dieser in sich ruhende Raum kurzerhand in wenige, langgezogene, vielfarbige Bänder aus dunklen Erdtönen, einem hellweißen Trog, niedergedrückten baumartigen Massen und einem weiß und blau gestreiften Himmel aufgeteilt wird – und wie dann alles in dem Bild gleichermaßen von einer einzigen wunderbaren, ambraduftenden Substanz erfüllt und mit bernsteinfarbenen Tropfen benetzt ist.

Ein ähnlicher Kunstgenuß stellt sich ein, wenn man das Venusfest im Museum von Madrid (Abb. 148) betrachtet: ein sich immens ausdehnender Bildraum, in dessen oberem Bereich noch Frühlingsfarben aus frischem Laub und Himmel angestimmt werden, während der untere Bildteil von den Körpern der abertausend rundlichen rosigen – und allesamt mit einem azurblauen Flügelpaar versehenen – Amoretten gefärbt ist; und ganz im Vordergrund bilden einige abgeworfene, auf der Erde umherliegende Tücher stille kleine Gewässer aus flüssigen Juwelen – zu unserem reinen Vergnügen an der Farbe.

Im Londoner Bild mit Bacchus und Ariadne (Abb. 149) habt ihr gesehen, wie sich die atmosphärische Farbgebung in der sommerlichen Schwüle einem frühzeitig gereiften, vertrockneten Gelbton

43. Anm. d. Übers.: Die Identifizierung der unbekleideten weiblichen Figur als ›profane‹ Liebe wie auch die Deutung des Bildes insgesamt als allegorische Gegenüberstellung von himmlischem und irdischen Amor sind in den letzten Jahrzehnten mehrfach in Frage gestellt worden.

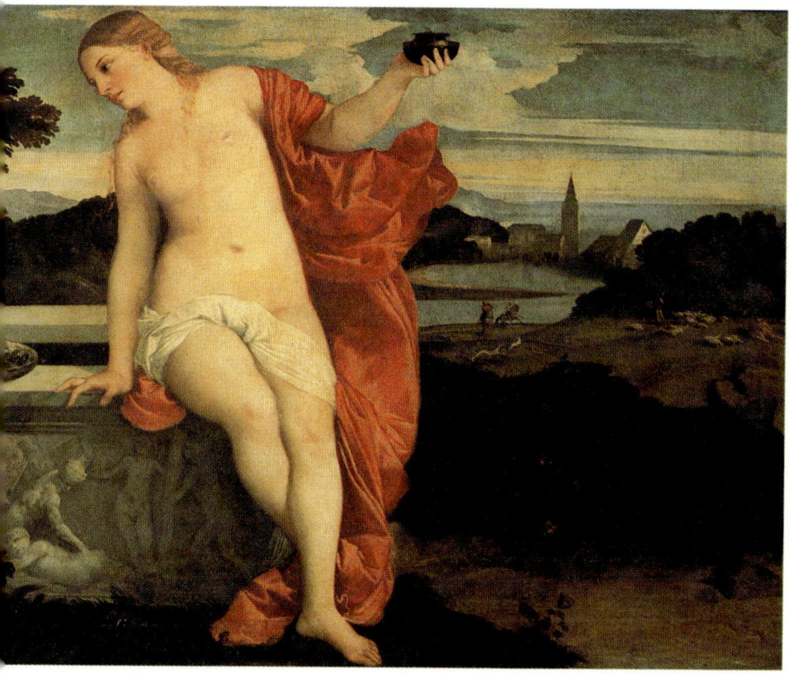

nähert: die Tinten verlieren etwas von ihrer Reinheit, gewinnen dafür an lebendiger, atmender Substanz, verbinden sich zu einem einheitlichen Gesamtton; aber zugleich verlieren auch die Gewänder jene kristalline Festigkeit der Flächen und flattern statt dessen als geschwungene Schnörkel umher; und die Umrißlinien der Körper verlieren ihre synthetische Einfachheit – das Erbe der perspektivischen Kontur – und beugen sich dem Übergewicht der *Linie,* so daß man sich das ganze Bild auch als Zeichnung vorstellen könnte.

Es handelt sich hier um denselben Gegensatz, der sich in den profanen Allegorien des späten Bellini abzeichnet und ihnen jenes widersprüchliche Gepräge gibt; ein Kontrast, der bis in Tizians Spätwerk (1540–1576) fortdauert und sich dort sogar noch zuspitzt.

Aus diesem Zeitraum haben wir als Beispiel in der Galleria Borghese die Venus, die Cupido die Augen verbindet (Abb. 150), gemeinsam betrachtet, und ich hatte euch bei dieser Gelegenheit gesagt, daß sich darin die organische Zersetzung – eine Art Dekomposition – der malerischen Substanz des jungen Tizian vollzieht. Die dunklen Massen, die zunächst im Kontrast und Wechsel mit den weißen Massen ein Gleichgewicht bildeten, gewinnen nunmehr die Überhand, während gleichzeitig die grelle Intonation eines glutheißen Sommers die Aneinanderreihung der Tinten verhindert und deren Umgießen und Umschütten, die *Transfusion,* einleitet. Es entsteht dabei ein vibrierendes, mitreißendes Leben, das in allen Regenbogenfarben schimmert, das vorübergeht und wiederkehrt, während sein Glanz immer wieder von dem aufstei-

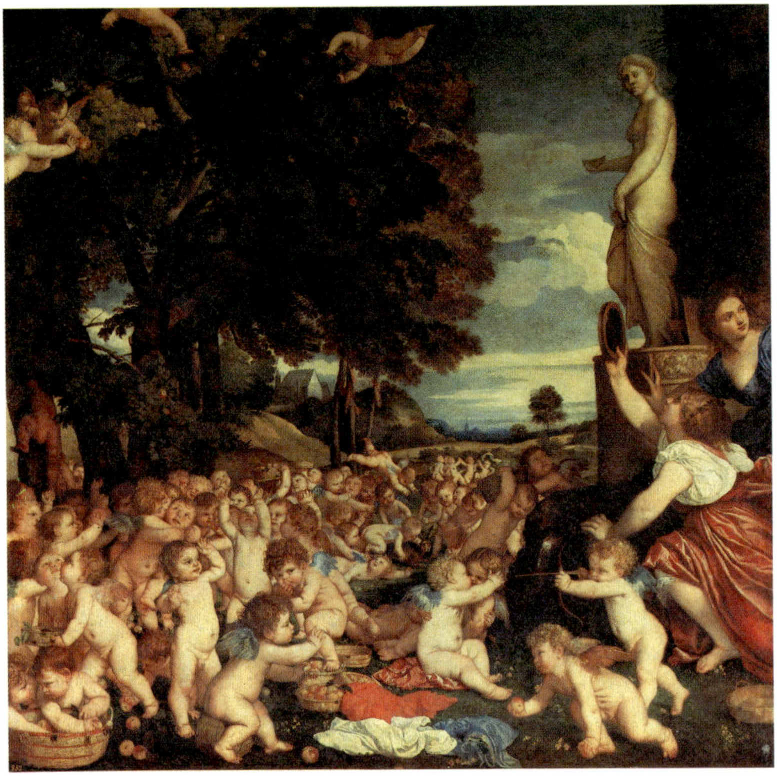

148 Tizian, *Venusfest,* Madrid, Prado

genden rauchigen Dunst getrübt wird, der sich über die gesamte Bildfläche verteilt. Der Kunstgenuß ergibt sich im wesentlichen aus der Einheitlichkeit der malerischen Substanz – unbeschadet der ziemlich nostalgischen Assoziationen angesichts dieses herbstfarbenen Komposthaufens, der sich zu einer leblosen Masse verdichtet, ähnlich wie aus den blutroten und gelblichen Blättern und ihren feinen, irisfarbenen Äderungen an den Rändern verlassener Alleen

149 Tizian, *Bacchus und Ariadne,* London, National Gallery (nach Restaurierung)

150 Tizian, *Venus, dem Amor die Augen verbindend,* Detail, Rom, Galleria Borghese

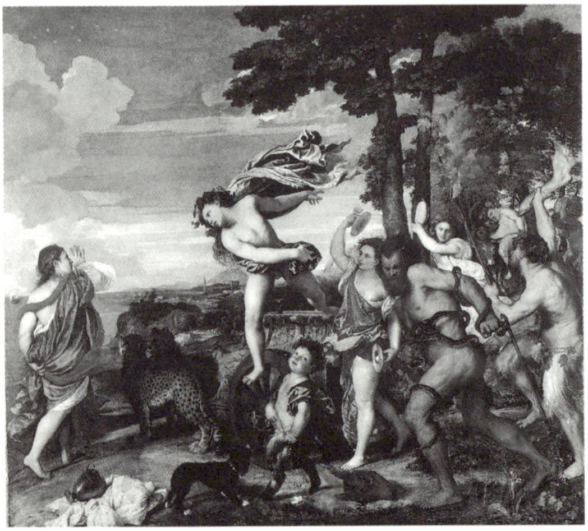

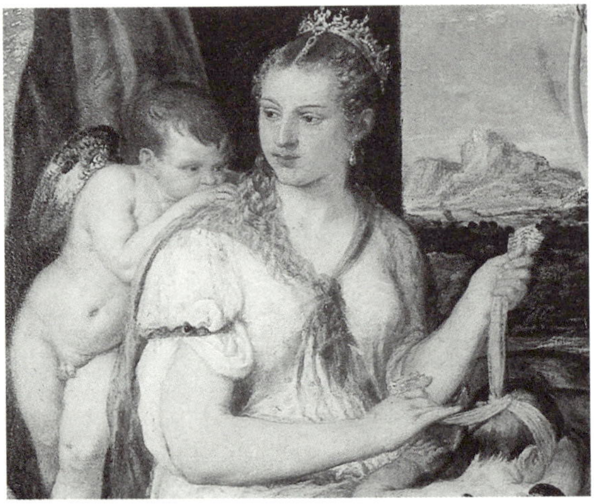

ein Vorgefühl des kommenden Frühlings aufsteigen kann. In der Madonna mit fünf Heiligen im Vatikan haben wir eine Vorwegnahme dieser späteren Schaffensphase erkennen können; und wenn ihr die letzten Werke dieser Art betrachtet – etwa den Sündenfall im Prado zu Madrid und die Geißelung Christi in München (Abb. 151) oder schon die Verkündigung in der venezianischen Kirche San Salvatore –, werdet ihr schwerlich etwas anderes wahrnehmen als den verschwommenen Glanz der Pinselstriche, die wie Abertausende von scheckigen Nachtfaltern auf das Bild herabregnen. Gewissermaßen neben diesem quasi anfänglichen Vergnügen an Tizian läßt dieser – und das ist der Irrtum seines

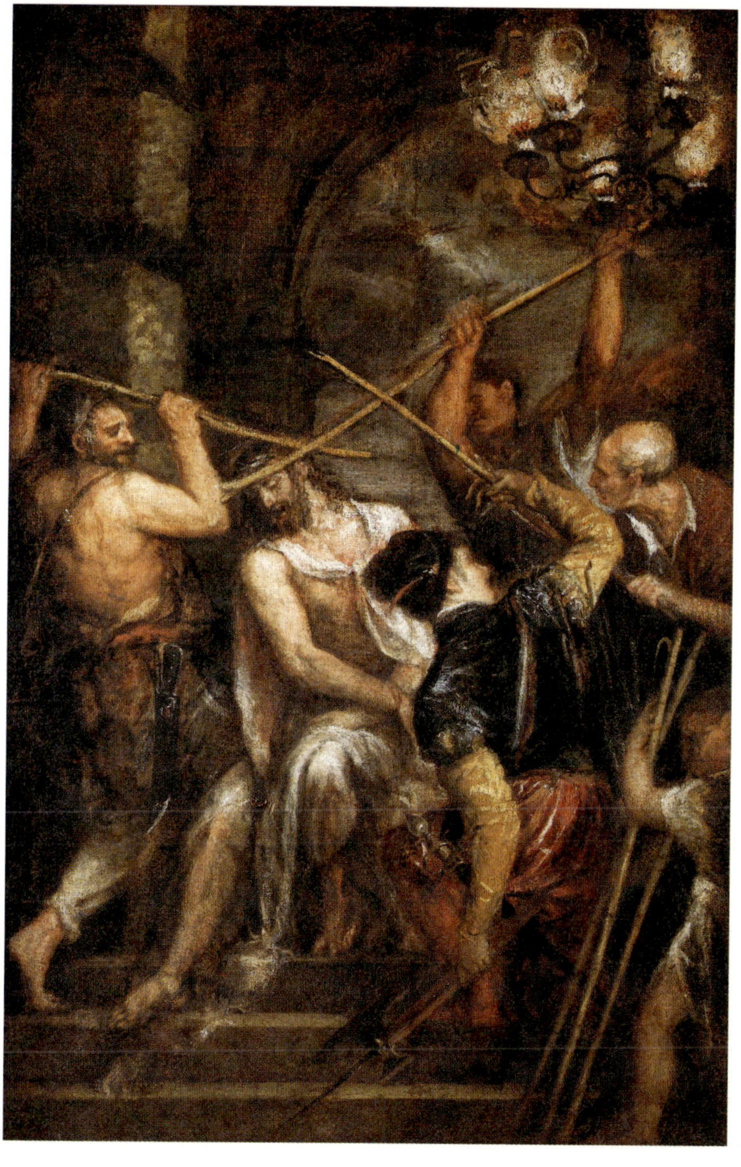

151 Tizian, *Geißelung (Dornenkrönung) Christi,* München, Alte Pinakothek

mutmaßlichen Impressionismus – beinahe regelmäßig Formen durchscheinen, die man auf eine *lineare* Anschauung zurückführen kann, die also insgesamt zeichnerischen, mithin florentinischen Charakter hat. Und genau das ist der Punkt: Hier besteht ein unüberwindlicher Widerspruch. Ich habe wiederholt erklärt, daß man einen Körper nicht zunächst als Zeichnung – folglich als einen mit Hilfe der Linie herausgearbeiteten Organismus – betrachten kann, um ihn sich dann schließlich als etwas vorzustellen, das aus einer reinen Auffassung malerischer Substanz hervorgegangen ist; denn der erste Stil erfaßt den Körper gewissermaßen intellektuell in der größten atmosphärischen Klarheit und fixiert unverrückbar seine Kontur, während der zweite die Welt vor seinen Augen nicht anders versteht als ein bewegtes, veränderliches vielfarbiges Schneegestöber. Es ist unmöglich, in demselben Augenblick gleichzeitig auf die eine und die andere Weise zu *sehen;* folglich stehen beide Stilmodi in einem fortgesetzten Widerspruch zueinander, so daß die Einheit des Kunstwerks dadurch unvermeidlich Schaden nehmen muß.

So ist der alte Tizian von der Synthese aus Farbe und Form und ihrer großen Tradition abgewichen.

Tintoretto und die Fortsetzung des Widerspruchs zwischen Zeichnung und Farbe; nebst einer ganz persönlichen Lösung des Problems bei El Greco (Domenico Theotokopuli)

Dieselben Überlegungen gelten auch für Tintoretto (1518–1594), einen Künstler von höchstem Einfallsreichtum und unglaublicher Produktivität. Sein Fehler bestand darin, sich selbst die Verschmelzung von Michelangelos Zeichnung und Tizians Farbe zum Ziel gesetzt zu haben und somit als Zeichner wie auch als Kolorist allzusehr Künstler sein zu wollen.

Auch seine Werke wird man daher in zwei Atemzügen genießen müssen: indem man zunächst die überaus feine, vibrierende Zeichnung bewundert, die der Kunst der bedeutendsten Florentiner in nichts nachsteht, um sich daraufhin an der tiefen Vitalität der Farbe zu erfreuen. Dabei kommt es jedoch unvermeidlich zu jenem Augenblick, da Zeichnung und Farbe sich gegenseitig zu überwältigen suchen.

Wenn ihr seine großformatigen Werke für die Scuola di San Marco in Venedig noch nicht kennt, solltet ihr zumindest das Markuswunder (Abb. 152) eingehender betrachten, das sich noch immer in Venedig, nunmehr allerdings in der Accademia, befindet. Überall zeigt sich jene wundervolle Einfärbung vibrierender Gelbtöne; hier und da brodeln aus der Tiefe einige Seen mit den schönsten Farben Venedigs, darunter insbesondere die eines bereits

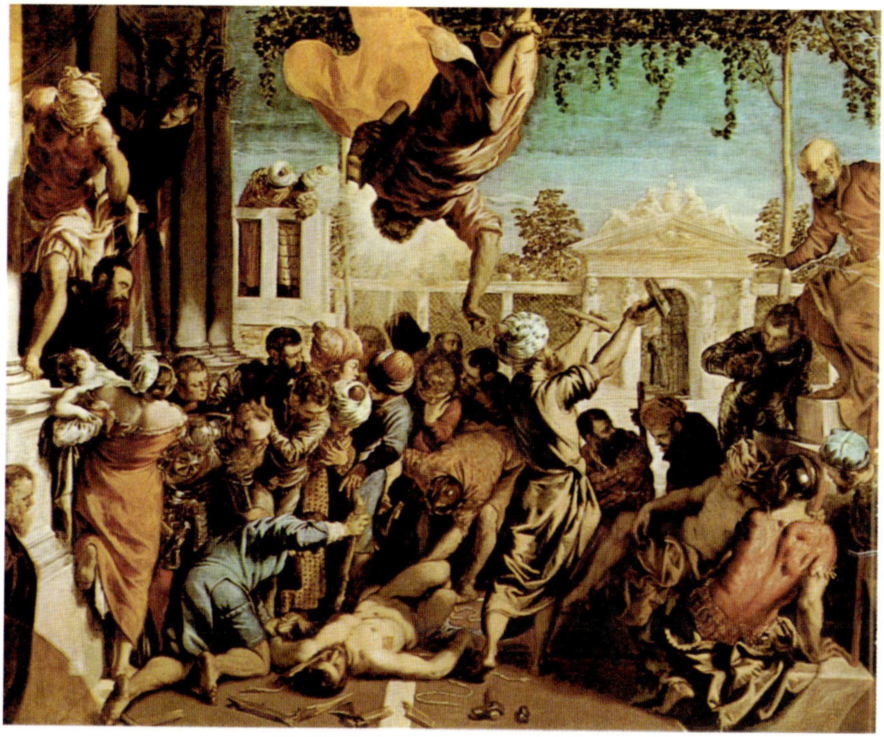

152 Tintoretto,
Das Markuswunder,
Venedig, Accademia

überreifen Granatapfels; und dennoch ist der Gesamteindruck, der stets das Zusammenspiel der farbigen Flächen bestimmen muß, hier unwiderruflich verloren. Und warum? Weil sich der Künstler hat ablenken lassen. Und zwar nicht von der floralen Linie der Sienesen, sondern von der *funktionalen* Linie; und überdies noch vom *Chiaroscuro,* indem er, um den einzelnen Formen Relief und Tiefe zu geben, die Flächen der makellosesten, reinsten Tinten mit schwarzer Farbe zupinselt. Seht beispielsweise auf der rechten Seite die Jacke eines der Soldaten in diesem wundervollen Granatapfelton, der unversehens von den braunen Kommata seines Helldunkels zerstört wird: allein, um die darunterliegende Muskulatur plastisch hervorzuheben. Aber dafür hat sich euer Blick jetzt wieder von der Farbe entfernt, und ihr werdet daraufhin – wiewohl ebenfalls nur mit geteiltem Genuß – bemerken, daß die Szene von Leben und Bewegung erfüllt ist, daß die Körper Energie und Funktionalität, daß sie lineares und plastisches Gepräge haben und daß sie mit ihrer Lebendigkeit alle farbliche Ruhe zerstören – bis ihr dann auf einen wunderbarerweise verschonten See voll preziöser Tinte stoßt, der euch von neuem an ebenjene koloristischen Freuden erinnert.

Auf diese Weise spitzt sich der vom späten Tizian hervorgerufene Widerspruch immer weiter zu und führt bei Tintoretto zu qualvollen Krämpfen; und dennoch ist es das Verdienst Tintorettos, die lebendige farbliche Materie bis zu einem geradezu orgiastischen Paradox von Farben, die einer unendlichen Gärung ausgesetzt sind, gesteigert zu haben.

Genau diese Erweiterung und Vertiefung des organischen Lebens in der malerischen Substanz wird El Greco (Domenico Theotokopuli) (1550–1614) dazu nutzen, auf eine eher phantastische und zum Grotesken neigende Weise, aber durchaus folgerichtig und auf höchstem künstlerischen Niveau, jenen Widerspruch aufzulösen. El Greco – den ich, um es kurz einzuschieben, deswegen hier erwähne, weil er unter künstlerischen Gesichtspunkten Italiener ist, auch wenn er seine Meisterwerke in Spanien geschaffen hat – El Greco also denkt sich: Tintorettos Bildorganismus und Bewegungen sind zu schön, zu lebendig, um vernachlässigt oder aufgegeben zu werden; allerdings stelle ich mir vor, daß alles aus der Bewegung, der organischen Verlagerung der fließenden malerischen Materie selbst hervorgehen sollte. El Grecos Körper leben in der Tat ein phantastisches, improvisiertes, von dem aufgewühlten Schlamm farblicher Sturzbäche getrübtes, unmittelbar aus der malerischen Substanz hervorgegangenes Leben, das sich verdichtet, verschiebt, sich dreht und windet: in einer Art koloristischen Zeichnung, die aus der Bewegung – wie sie sich in den lebendigen Farbstreifen manifestiert – entsteht. Ihr habt zwei seiner Werke, die freilich nicht zu seinen bedeutendsten gehören, in der Galleria Corsini gesehen; es mag sein, daß einige von euch diese Bilder als ausgesprochen lärmend empfunden haben. Die ausgefransten Wolken regnen in irisierenden Schlammbächen herab, die gerade erst festgeklebten Gebäude reißen sich schnell wieder los, und den menschlichen Gestalten ergeht es ganz ähnlich. Der Christus im Garten Gethsemane aus der Sammlung Nemes (Abb. 153)[44] bietet euch noch bessere Gelegenheit, dies alles zu bewundern. Unten liegen die Apostel schlafend in dem mit kostbaren Farben bedeckten Schmutz, als wären sie unter dem heftigen Wogen der improvisierten Stofflichkeit ihrer Gewänder ertrunken; oben auf einer phosphorisierenden Wiese steht Christus im Begriff, sich in Licht aufzulösen, während seine Tunika aus überreifen Granatäpfeln sich hinabschlängelt und ihn in einen tiefen Farbstrudel einhüllt. Ein Berg aus glühender Lava dient ihm für einen Augenblick als Hintergrund, während die Wolken vom Himmel ein aufgeschäumtes Serum regnen lassen; dieses aber ist in der Gestalt des Engels, dessen gerade erst gehärtete und geformte Finger einen mit Schlagsahne bedeckten Passionskelch umfassen, zu einer weichen, medusenartigen Masse geronnen!

Wie ihr seht, ist dies eine vollkommen phantastische Welt aus beweglichen Farbsubstanzen. Die Ruhe der Farbe weicht hier für einen Augenblick der Vorstellung eines *ursprünglichen farblichen Organismus,* der von zu großem poetischem Reiz ist, um vergessen

44. El Grecos Christus im Garten Gethsemane, der sich früher in der Sammlung Nemes befand, ist eine der Repliken des für die Kirche von Santa Maria in Andújar geschaffenen und hier abgebildeten Werks.

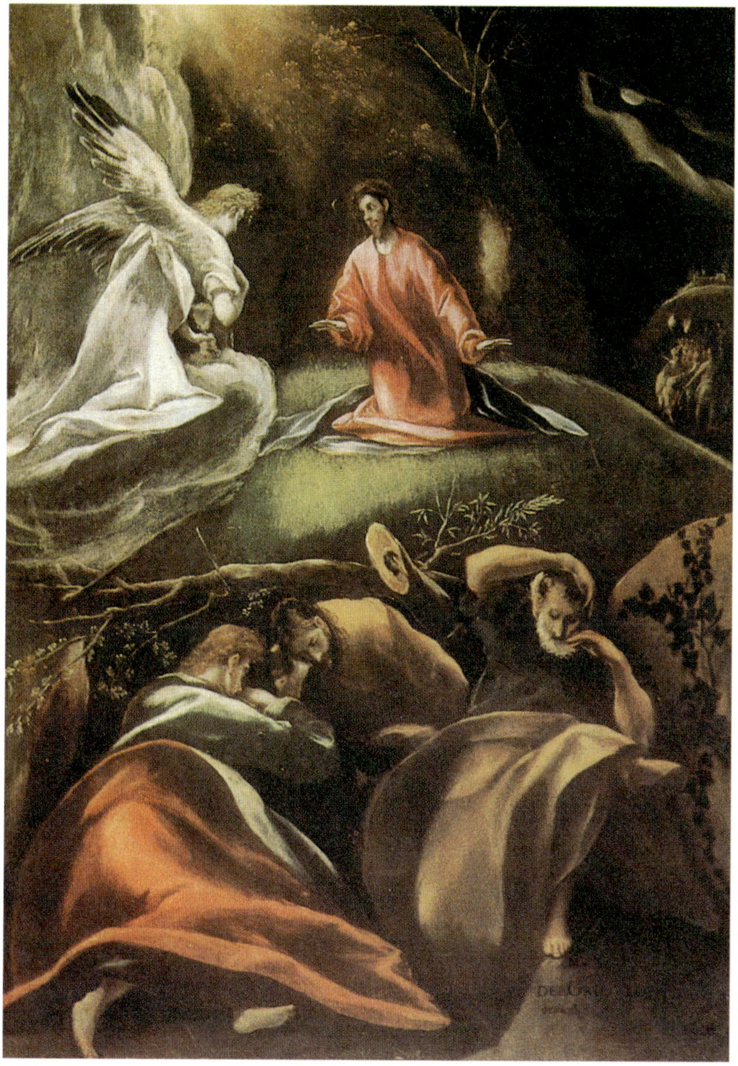

153 El Greco, *Christus im Garten Gethsemane,* Andújar, Santa Maria

zu werden, und dabei allzu persönlichen Charakter hat, als daß er eine neue Tradition hätte begründen können.

Dagegen bringt die große Tradition der perspektivischen Synthese, die sich nicht von derartigen, schließlich in El Grecos überreizte Vorstellungswelt mündenden Abweichungen beirren läßt, noch einmal einen großen, heiter abgeklärten Maler hervor: Paolo Veronese (1530–1588). Er ist der rechtmäßige Erbe jener geistigen Werte einer in sich ruhenden, getragenen Lebensfreude, die von Bellini begründet wurde und sich in den Werken Giorgiones und des jungen Tizian entfaltet hatte. Die koloristische Fülle und Vielfalt, die Veronese sich aneignet, führt ihn jedoch über jene Gelassenheit hinaus zu einer Gleichgültigkeit, die im wirklichen Leben abstoßend wäre, in der Kunst aber unbedingt sublim erscheinen muß. Folgerichtig ist Veronese ein wahrer Maler – allein schon aus diesem Grund. Kein anderer Künstler macht sich so wenig zum Sklaven des Bildgegenstands, zumal des religiösen Sujets. Alles und jedes wird bei ihm zu einem Fest, einer Zeremonie, einem Bankett. Und der Grund? Allein weil er den Erfordernissen des Kolorits nachkommt, das nach blendendweißen Palästen, nach geflecktem Marmor und nach Draperien, Draperien und nochmals Draperien verlangt. Wie er aber dem Teer und Pech in Tizians oder Tintorettos Werk entgeht? Auf ganz natürliche Weise: indem er das Pleinair weiterführt und auf der Oberfläche der Leinwand die *Vorherrschaft der dunklen Massen und Felder durch eine Dominanz der hellen Partien* ersetzt. Seine Farbwahl ist die einer ewig fortdauernden Windstille, eines trägen, milchweißen Himmels, eines drückenden Augusttages: eine Palette von so unerbittlicher Einheitlichkeit, daß sie alle Tinten gedämpft erscheinen läßt, als wären sie von einem engmaschigen weißlichen Gitter überzogen. Auf diese Weise gelingt es ihm, sparsam und mit leisen Abstufungen jene wundervollen Farbeffekte zu erzielen, die allenthalben auf seinen Leinwänden mit mehr oder minder verhaltener Stimme anklingen: eine wahre symphonische Wirkung der Farbe.

Erinnert ihr euch an das Gastmahl im Hause des Levi in der Accademia zu Venedig (Abb. 154)? Der Kontrapunkt aller Akkorde entspringt dieser Weite milchfarbener oder weißgrauer Himmelsflächen, denen sich die ausladenden Elemente einer zunächst opalen, im Gegenlicht unter dem Pfeilerbogen zunehmend farbintensiveren perspektivischen Architektur einprägen. Ebenhier unter dem Portikus erschallt – als würde ein aufgerichte-

154 Paolo Veronese, *Gastmahl im Hause des Levi,* Venedig, Accademia

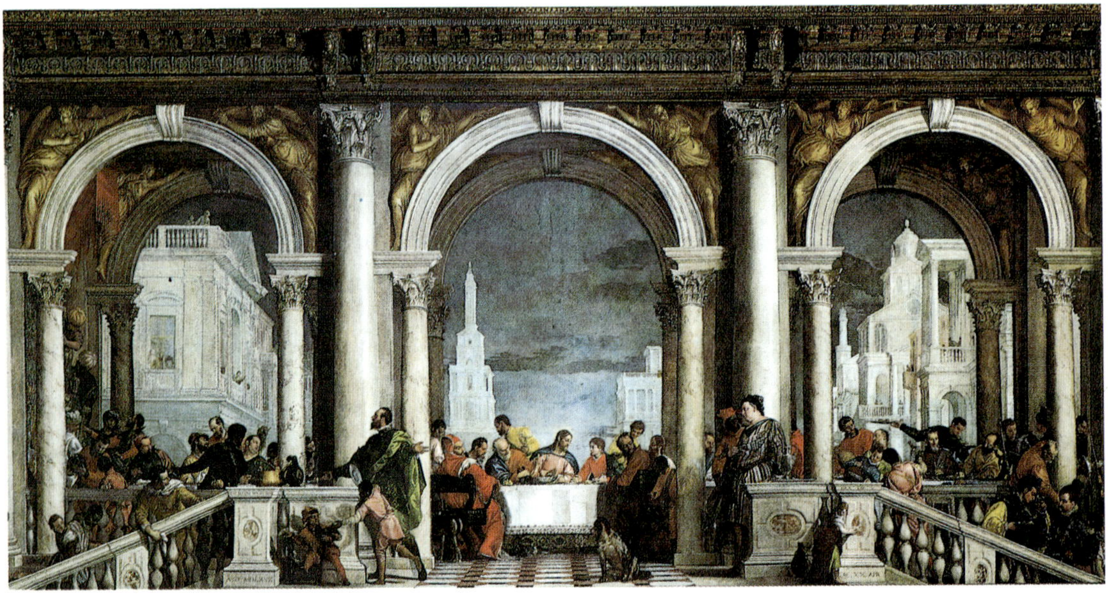

tes blutüberströmtes Banner erhoben – erstmals ein wirklich gewaltsamer Ton, während unten in der Tiefe aus der dicht verhangenen Wolkenschicht immer heller und klarer der Akkord der Ölfarben emporsteigt: die strohgelben, altrosafarbenen Klänge und der destillierte Amarant, die Malventöne und das leuchtende Rosa, das dunkle Gelb, die spröden Rotnuancen, die Variationen in Grün – bis hin zu dem pulsierenden Rot des Pharisäers, der bis auf das ausgegrabene Gold seines Gesichts ganz von Hermelin umhüllt ist.

Noch bewundernswerter aber ist die Tatsache, daß uns die Zeichnung überhaupt nicht stört, aus dem einfachen Grund, weil es hier gar keine Zeichnung gibt: die Form entsteht in ihrer ganzen Vollkommenheit und bezwingt eine Fläche nach der anderen, ohne daß wir die Konturierung der Körper überhaupt bemerken würden; schon deswegen nicht, weil diese sich dank der sublimen List des Künstlers, der sie nach Möglichkeit hinter den Farbzonen ihrer Gewänder verbirgt, auf ein Minimum reduzieren. Veroneses Welt ist vollendet ausgestattet und exquisit gekleidet; sein Kolorit – ihr solltet unbedingt versuchen, diese Farben zu begreifen! – entsteht dann, »wenn die Menschen in festlicher Heiterkeit daran denken, auf bestimmte Zeit den Linien ihrer Gesten ebenso wie den Farben Unterschlupf zu gewähren, und dazu wie in stillschweigendem Einvernehmen die Zipfel ihrer langen – und so weit ausladenden! – Mäntel anheben, während sich vor dem hellen Tageshimmel umsäumte Wolkenfelder ausdehnen und zwischen den zart gemusterten Säulen Fahnen und Draperien ausgebreitet werden«.

Nun werdet ihr auch verstehen, warum in der Szene mit Christus und dem Zenturio im Prado (Abb. 155) jener seinen meergrünen Mantel anhebt und ausbreitet; ihr werdet begreifen, weshalb die Soldaten den gefütterten Mantel des niederknienden Zenturios festhalten: nämlich allein zur Demonstration der Farbe. Und somit könnt ihr euch auch an dem sich erholenden Rosa erfreuen, das zwischen den gefleckten Säulen den Himmel durchzieht, sowie an den bleichen Figuren in der Ferne, die unter dem grünlichen Himmel erstarrt sind. Und genießt schließlich die wundervolle Einheit der malerischen Materie, die mit gleichbleibenden feinen und raschen Stichen die Flächen der Dinge und Menschen auf diese unsterblichen Tapisserien gewirkt hat.

Zwei Jahrhunderte nach Veronese wird seine Kunst auf ausgesprochen dekorative Weise (die dazu angetan ist, schon von weitem unser Auge durch eine bunte Aneinanderreihung einzelner, geschmackvoll zusammengehefteter Partien zu befriedigen, noch bevor deren formale und räumliche Funktionen zu erkennen sind) in dem Werk Giambattista Tiepolos mit noch glänzenderen, noch brillanteren Farben – wie ein Veronese nach einem Platzregen –

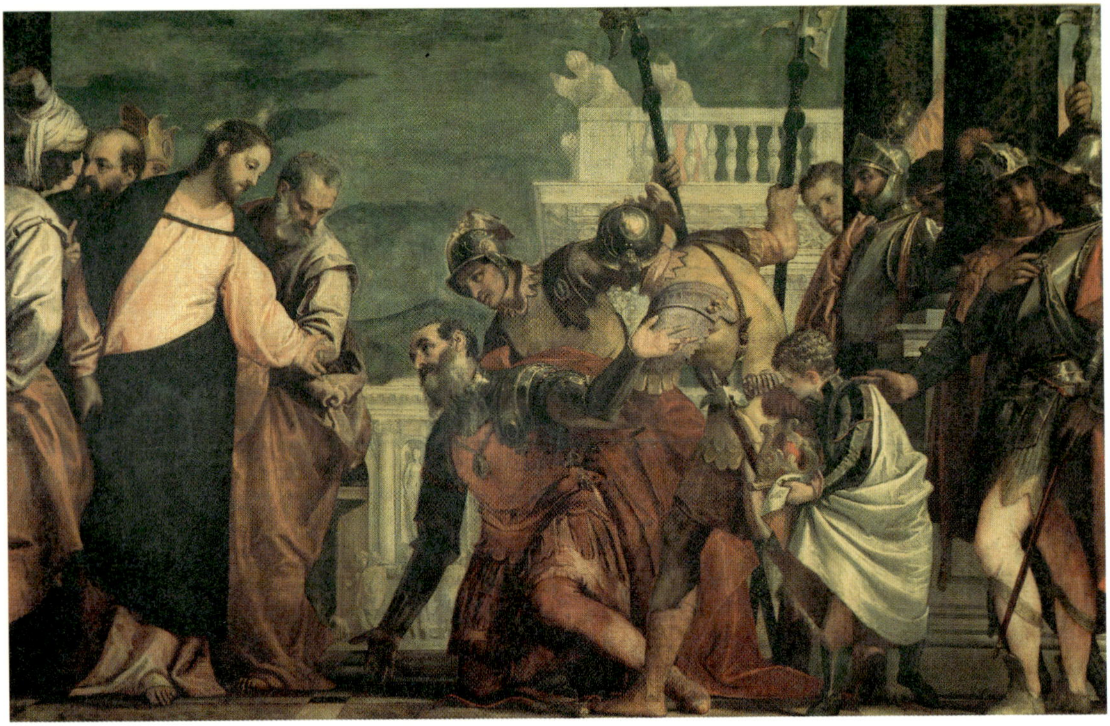

155 Paolo Veronese, *Christus und der Zenturio,* Madrid, Prado

wiederaufgenommen. Tiepolos künstlerischer Wert kann nur an dem seines Meisters gemessen und mit denselben Kriterien beurteilt werden. Erinnert ihr euch an das kleine Fragment mit einem Satyr und einem Putto in der Galleria Corsini (Abb. 156), dessen ganze Farbgebung auf den silberweißen Stamm der Pappel zurückgeht? Alles in diesem kleinen Querformat wird mit wunderbaren perspektivischen Wechselsprüngen verkürzt und abgeschnitten.

Mit ihm[45] endet in Italien die monumentale Anwendung der perspektivischen Synthese von Raum beziehungsweise Form und

45. Anm. d. Übers.: Gemeint ist offensichtlich nicht Tiepolo, sondern Veronese.

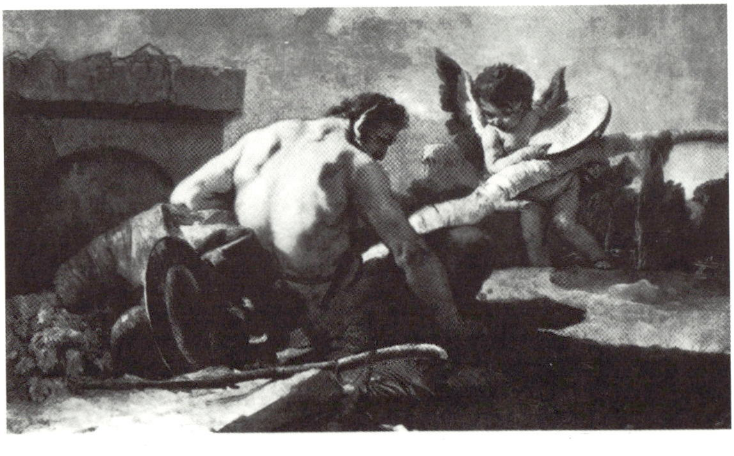

156 Giambattista Tiepolo, *Satyr und Putto,* Rom, Galleria Nazionale

Farbe, auch wenn sich ihrer mehr oder weniger oberflächlich noch alle Dekorateure von Kuppeln und Decken bedienen sollten: im 17. Jahrhundert etwa Baciccia, Pietro da Cortona und insbesondere Luca Giordano aus Neapel, der im Hinblick auf die Farbgebung bisweilen – wie ihr es in der Galleria Corsini an dem Christusknaben unter den Schriftgelehrten bewundern könnt – solch feine Vibrationen erzielt, daß die Goldsubstanz geradezu in Staub verwandelt wird. Mit diesem kurzen Hinweis, der an die entsprechende Bemerkung gegen Ende meiner Ausführungen zur linearen Strömung anknüpft, wäre denn auch die Geschichte des gesamten Seicento in Italien erledigt – wenn nicht noch ein großer Stilist zu Beginn des Jahrhunderts eure ganze Aufmerksamkeit verdiente.

Caravaggio (1569–1610) und der Beleuchtungsstil

Caravaggio gelingt es, den stilistischen Bestrebungen einer ganzen Schar von provinziellen Malern Ausdruck und Bedeutung zu geben. Diese Künstler waren viel zu sehr in das hervortretende Relief der Form vernarrt, um sich mit den weichen Oberflächen eines Giorgione oder eines Veronese begnügen zu können; andererseits hatten sie sich jedoch ebenso in die Tinten und noch mehr in die malerische Materie selbst verliebt, so daß sie sich auch nicht dem klaren, soliden Chiaroscuro der Florentiner hingeben mochten und nunmehr das Problem zu lösen versuchten, indem sie nicht etwa den pseudoimpressionistischen Weg des alten Tizian oder Tintorettos einschlugen, sondern statt dessen die chromatischen Symphonien zu einfachen, sparsam instrumentierten Akkorden mit überwiegend tiefen Tönen reduzierten. Diese wiederum ließen sich mit künstlerischen Zielen in Einklang bringen, die durch bewußt kräftige Beleuchtungseffekte die Form in ihrer betont plastischen Gestalt erneut zur Geltung zu bringen suchten, wobei die Heftigkeit der Lichtkontraste zu formalen Vereinfachungen der Flächen und wenigen grundlegenden Hervorhebungen führte. Ihr versteht natürlich, daß es hier nicht mehr um perspektivische Flächen geht, sondern um *Lichtflächen,* die an den Körpern selbst realisiert werden und deren lebhafte malerische Substanz auf eine tiefe, kontrastreiche, geradezu schwarzweiße Tonalität abgestimmt ist.

Es wäre wohl unnötige Mühe, an dieser Stelle die Namen jener Vorläufer wiederholen zu wollen, die Moretto da Brescia, Moroni oder Savoldo heißen – von letzterem kennt ihr zumindest jene entzückende Phantasie mit dem Erzengel Raphael und dem kleinen Tobias in der Galleria Borghese (Abb. 157). Vielmehr wird es vollkommen ausreichen, wenn ihr euch an die neue und mächtige, aus

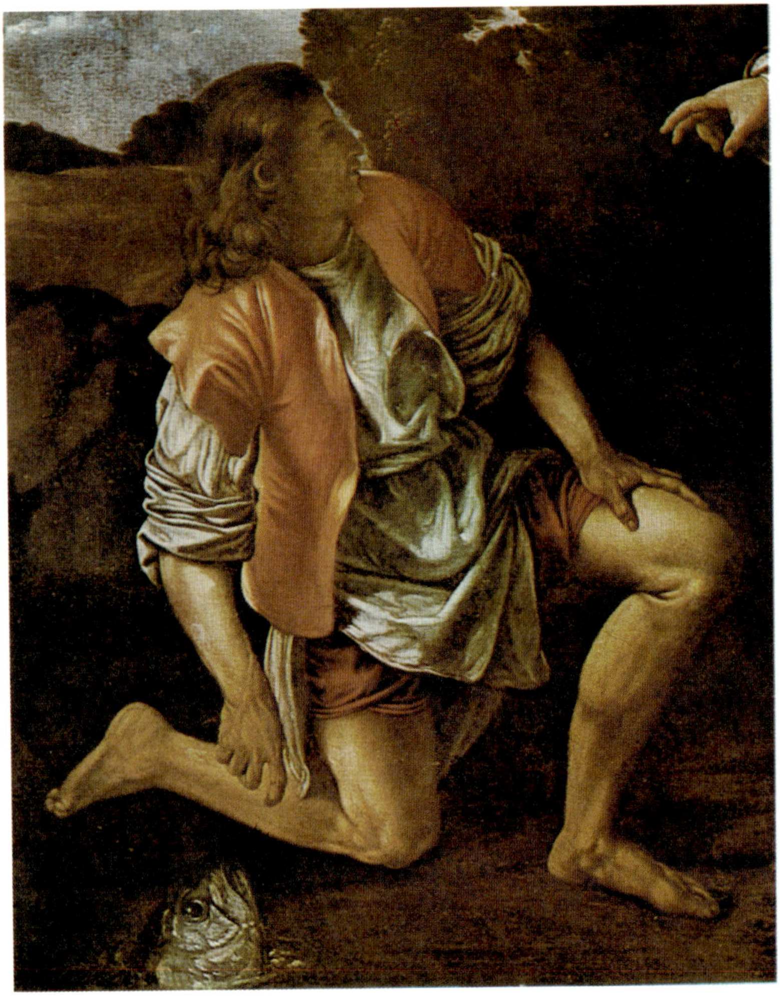

157 Gerolamo Savoldo, *Tobias und der Engel,* Detail, Rom, Galleria Borghese

der Handlung des Lichts gewonnene Wirkung erinnert, die den Werken Caravaggios eigen ist: der »Schlangenmadonna«[46], dem David (Abb. 158) oder dem Heiligen Hieronymus der Galleria Borghese (Abb. 159), um nur einige Beispiele zu nennen. Die von Caravaggio konsequent betriebene Entleerung des Bildraums sowie sein weitgehender Verzicht auf Details dienen dazu, dem Licht alle konstruktiven Möglichkeiten zu überlassen, und dies an den schlichten und kahlen Gebrauchsgegenständen: an den einfachen, derben Tischen, an den massiven Folianten, an den Totenschädeln, die als Gegengewicht zu den kahlen Köpfen der Eremiten wie diese im Licht aufglänzen. Übrigens sind diese gerade ihrer stilistischen Vereinfachung wegen ungleich höher einzuschätzen als jene Glatzen von Ribera (Abb. 160), der sich zwar an Caravaggio orientiert hat, dessen monumentale Lichteffekte zur Gestaltung von gesunden, vernünftigen, soliden Formen jedoch umwandelt

46 Anm. d. Übers.: Gemeint ist die Madonna dei Palafrenieri

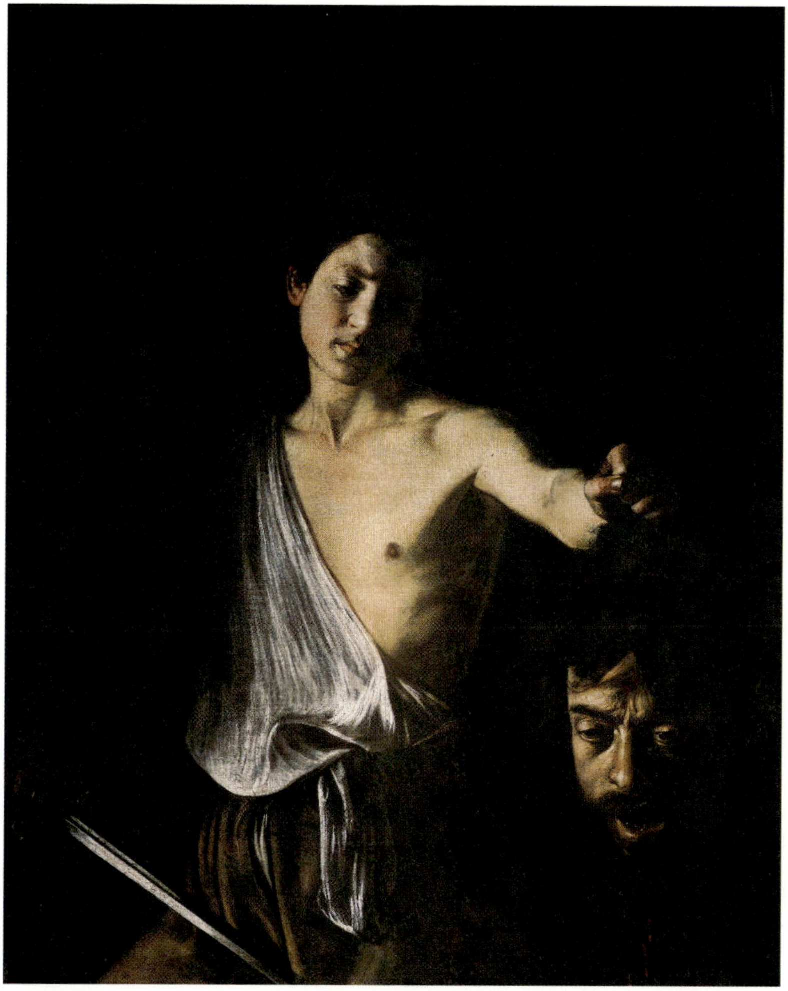

158 Caravaggio, *David*, Rom, Galleria Borghese

und zu einem düsteren Spiel der Schatten auf überaus realistischen, ausgemergelten, eingefallenen, mit Falten und Runzeln überzogenen Körpern nutzt. (Vergleicht dazu die beiden Darstellungen des Heiligen Hieronymus von Caravaggio und Ribera in der Galleria Borghese.)

Caravaggio hat keine wirklichen Nachfolger in Italien gefunden; Einflüsse lassen sich allenfalls in einigen Werken des Neapolitaners Caracciolo und später bei dem Kalabresen Mattia Preti erkennen, der den Stil Caravaggios wieder zu einem weicheren, venezianischen Farbgemisch zurückführt, obwohl dieses stets von kräftigen Leuchtflächen unterlegt wird (zum Beispiel die Auferstehung des Lazarus (Abb. 161) in der Galleria Corsini). Diese Entwicklung vollzieht sich in der zweiten Hälfte des 17. Jahrhunderts und somit etwa zur selben Zeit, da sich auch die andere große Tradition der malerischen Synthese erschöpft hat.

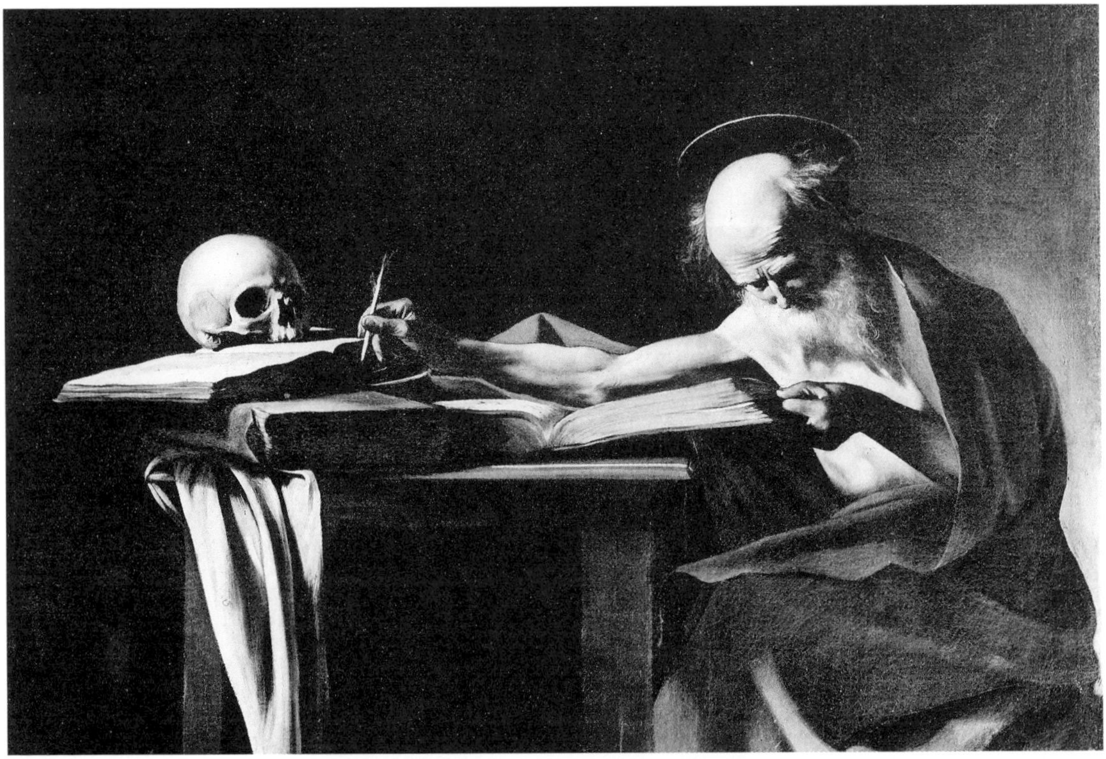

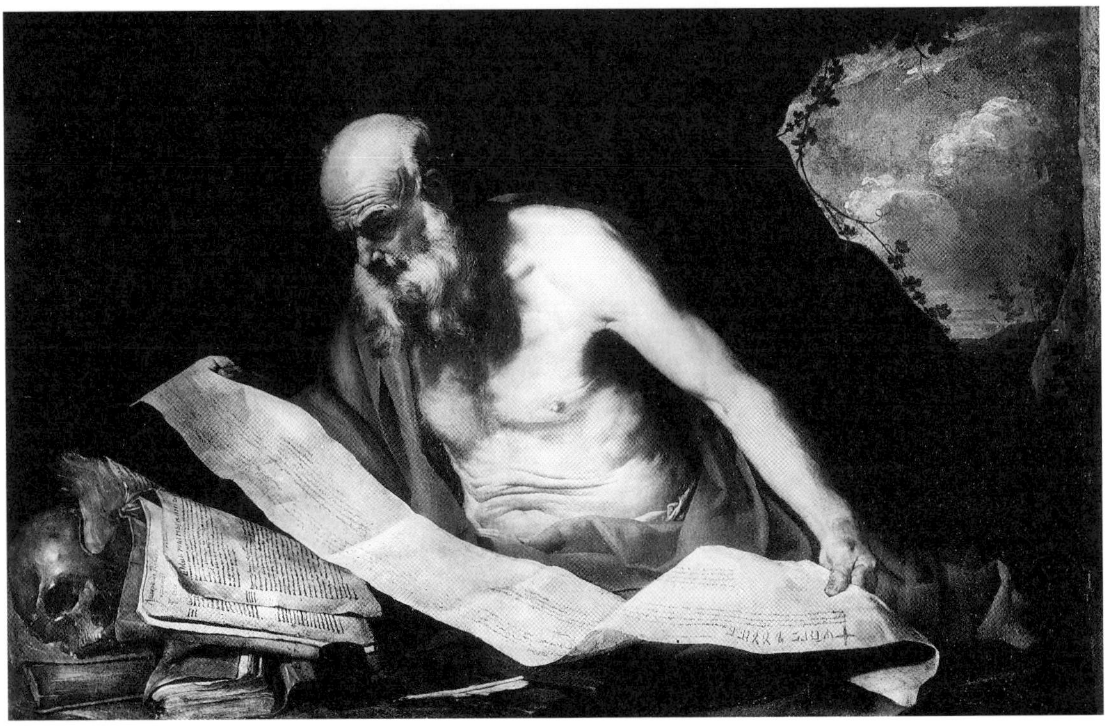

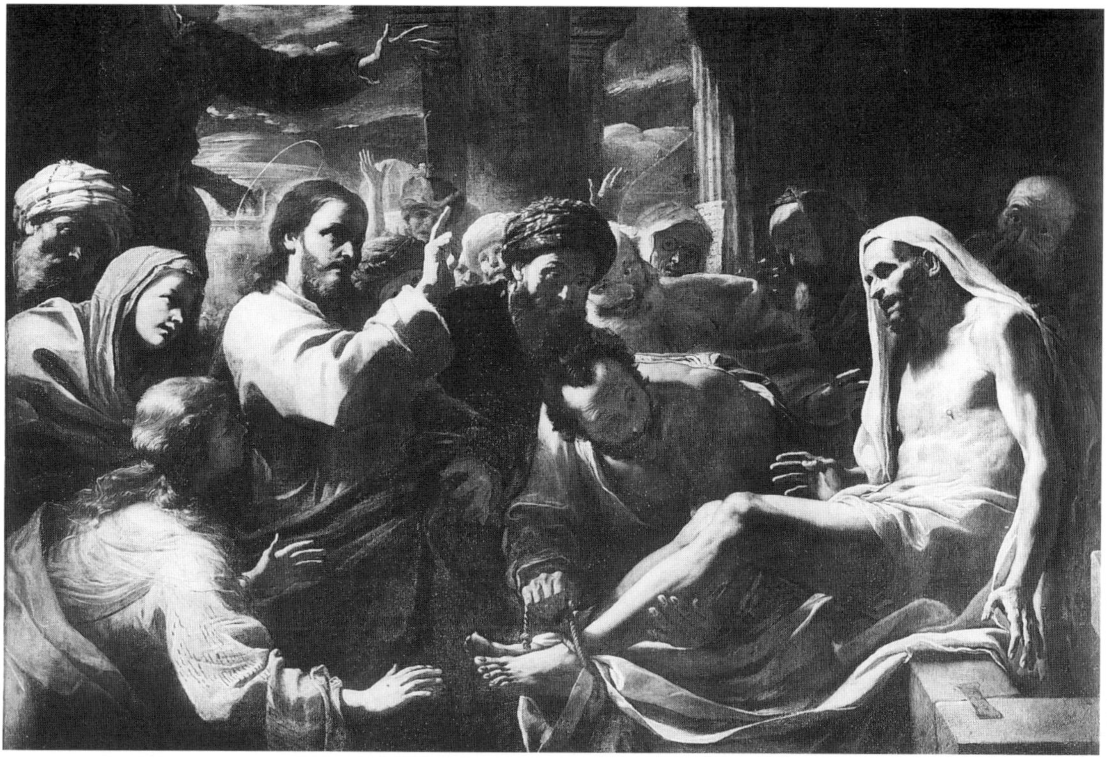

Zweifelsohne gibt es im darauffolgenden Settecento noch Maler, die als Vertreter eines *Prä- oder Proto-Impressionismus* – wie man diese Richtung vielleicht nennen könnte – Beachtung verdienen. Als Beispiel für diese neue Strömung, welche die vorschnellen und oberflächlichen Synthesen des modernen Impressionismus vorwegnimmt, habt ihr die kleinen Bildchen von Alessandro Magnasco (Abb. 162), genannt Il Lissandrino, in der Galleria Corsini gesehen: kleine improvisierte Arbeiten, mit raschen Pinselstrichen hingeworfen, die überall bereitwillig Figürchen von abgemagerten Mönchen oder betenden Eremiten auf verschnörkelten Felsen unter gestreiften Himmeln andeuten. Wie aber soll man diese Bestrebungen werten? Ich möchte dazu folgenden Vorschlag machen: Im Bewußtsein jenes Zwiespalts innerhalb Tizians und Tintorettos Pseudoimpressionismus sowie des eigenen Widerwillens, sich dem allgemeinen Gesetz der Synthese zu unterwerfen, haben diese Maler – denn über Magnasco hinaus gehören dazu der allseits bekannte Landschaftsmaler Francesco Guardi (Abb. 163) und noch einige andere, die ich hier übergehe – die Vorstellung einer ungefähren, fragmentarischen Zeichnung entwickelt: einer vollkommenen Zerstückelung durch raschen, heftigen, dabei dünnen und trockenen Farbauftrag, der sich in Streifen, Strichen oder Stößen – wie man so sagt – des Pinsels nie-

159 Caravaggio,
Der heilige Hieronymus,
Rom, Galleria Borghese

160 Giuseppe Ribera,
Der heilige Hieronymus,
Rom, Galleria Borghese

161 Mattia Preti,
Auferweckung des Lazarus,
Rom, Galleria Nazionale

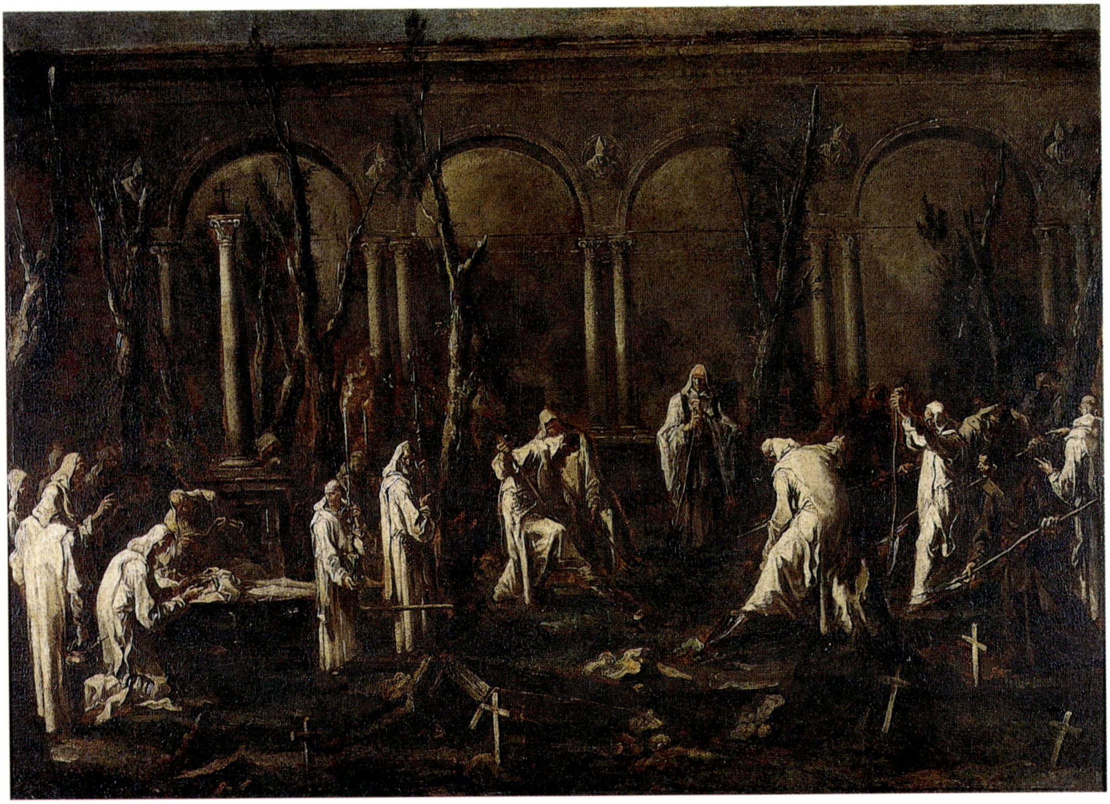

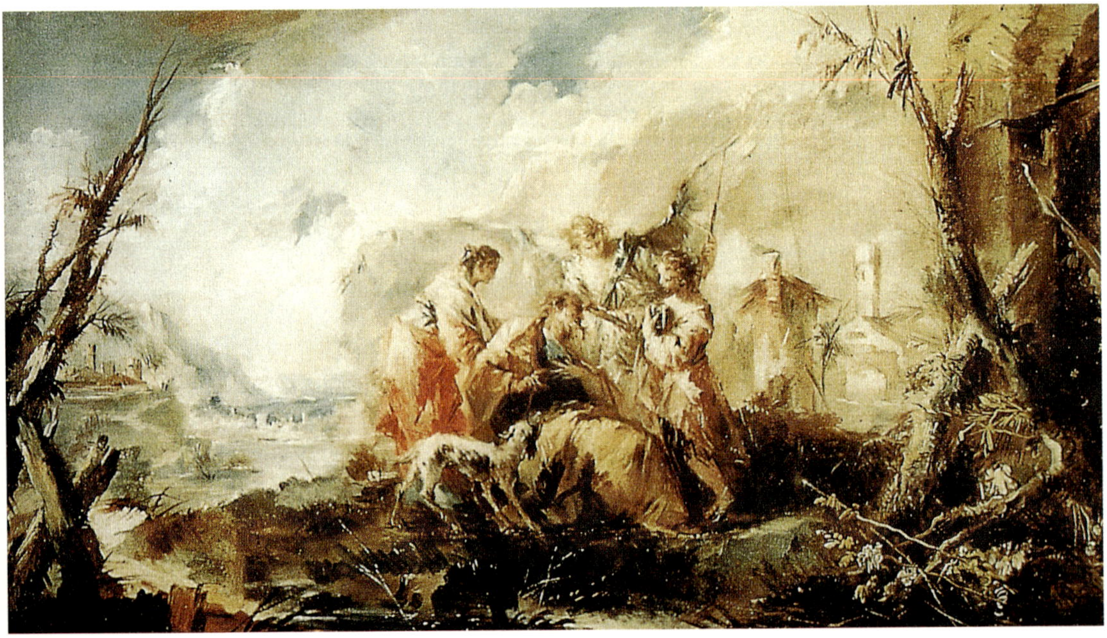

derschlägt. Eine solche Skizzenzeichnung, die sich eigentlich auf das Stadium eben des Skizzierens beschränken sollte, ist zwar eine oberflächliche, aber immerhin doch eine mögliche Art und Weise, den ewigen Widerspruch zwischen Form und Farbe zu lösen: indem zwischen den spärlichen Andeutungen eines formalen Gerüsts die Farbe gleichsam durchsickert, hervorquillt, sich über das Bild verströmt, indem sie also durch einen Riß in der Zeichnung eindringt. Diese brillante Methode, Hindernissen und Problemen auszuweichen, kann sich als durchaus praktikabel erweisen, wenn es darum geht, zufällige, flüchtige Augenblicke des Lebens, Schrulligkeiten oder Kuriositäten der Wirklichkeit festzuhalten, statt große lebenswichtige Wünsche und Sehnsüchte in Szene zu setzen, wie es der wahren Kunst gelingt. Aus demselben Grund hat auch der moderne Impressionismus darauf zurückgegriffen, um Gegenstände oder Personen in einem Augenblick, in einem vorübergehenden Moment, zu fixieren; aus demselben Grund haben auch die sogenannten Karikaturisten, die ihren vergänglichen Werken ein etwas dauerhafteres Kunstsiegel aufzudrücken versuchten, sich genau dieser Methode bedient und bedienen sich ihrer noch heute. Bei Magnasco verspürt ihr tatsächlich schon seine erste Andeutung der Karikatur, nämlich die Fixierung des Augenblicks als solchen in der Form wie in der Farbe: die Kurven eines fettleibigen Kaufmanns oder der Zinnoberklecks eines allzu kräftig geschminkten Wangenknochens, eine kokette Kräuselung der Nase oder die Rauchwölkchen einer Zigarette im Schatten.

162 Alessandro Magnasco, *Begräbnis eines Trappistenmönches*, Bassano del Grappa, Museo Civico

163 Francesco Guardi, *Geschichte des kleinen Tobias*, Detail, Venedig, Sant'Angelo Raffaele

Zusammenfassung

Mit den wenigen, zudem noch durch weite zeitliche Abstände voneinander getrennten Künstlernamen wie Caravaggio und Preti, Tiepolo und Giordano und – auf künstlerisch niedrigerem Niveau – Magnasco und Guardi endet die Geschichte der italienischen Malerei.

Die italienische Malerei! Da kommen wir gleich zu der nächsten deprimierenden Feststellung! Denn mit welchem Recht darf sich, unter welchem Zwang muß sich diese Malerei italienisch nennen? Welche spezifisch italienischen Eigenarten habt ihr bei Pollaiolo, bei Tizian oder Caravaggio feststellen können? Ich meine, es sollte euch klargeworden sein, daß ethnische Besonderheiten in der Kunst keine Rolle spielen. Die Zugehörigkeit zu einem bestimmten Volk ist eines der gängigen Argumente jener falschen Kunstkritiker, die – wie sie behaupten – die Kunst in ein gesellschaftliches *Umfeld* einordnen wollen: eben weil sie unfähig sind, die Werke zu interpretieren. Die Künstler jedoch leben außerhalb eines solchen

Milieus, sofern es nicht rein künstlerischen Charakter hat; sie reichen sich gegenseitig die Hand und bilden damit jene Kette, die wir als geschichtliche Tradition verstehen. Dieser unmittelbare Kontakt aber genügt bereits, sie wie durch ein Zauberwort weit über die Grenzen der vaterländischen Scholle mit ihrer Landwirtschaft, ihrer Industrie und ihrem Handel und somit auch über die Eigenheiten eines bestimmten Volkes oder einer bestimmten Gesellschaft hinauszutragen.

Wenn ich also von der »Entwicklung der italienischen Malerei« gesprochen habe, so nur deshalb, weil ich mir – natürlich im historischen Nachhinein – dessen bewußt bin, daß eine bestimmte Entwicklung der bildenden Kunst sich größtenteils in diesem unserem Land vollzogen hat – und zwar zufällig! Ein ganz nebensächlicher Umstand, um es noch einmal deutlich zu betonen, den ich denn auch mit Vergnügen ignoriert habe, wenn es darum ging, andere bedeutende Namen – wie beispielsweise El Greco – einzuflechten, die derselben Tradition angehören. Es ist demnach völlig überflüssig, sich im Geist von Geographie oder Topographie leiten zu lassen. Das Apriori ist die Geschichte der Kunst; »italienisch« ist eine nachträgliche Beifügung. Lernt ein halbes Dutzend Sprachen, damit ihr verstehen könnt, daß die Literatur ebenso wie die Kunst international ist! Was sich in der bildenden Kunst noch viel deutlicher zeigt – denn ihr braucht niemals zu befürchten, beispielsweise englische oder deutsche *Kunstwerke* nicht verstehen zu können. Übrigens haben wir damit einen weiteren Beweis für die Unabhängigkeit der bildenden Kunst von den dargestellten Dingen oder Ereignissen. Diese mögen in einem bestimmten Volk verwurzelt sein; die Kunst ist es nicht.

Und darum kann ich euch mit ungetrübter Freude sagen: Wenn die Geschichte der italienischen Kunst zu Ende gegangen ist, dürfte dies allenfalls Nationalisten wichtig erscheinen und zur Trauer gereichen; von unabsehbarer Bedeutung ist vielmehr, daß damit nicht auch die Geschichte der Kunst endet.

Und sie ist keineswegs zu Ende! Daß ich ihre weitere Entwicklung hier vernachlässigen muß, liegt allein an ganz banalen, praktischen Gründen: die bevorstehenden Abschlußprüfungen, die beschränkten Möglichkeiten des Faches, die Verordnungen des Ministeriums etc.

Andererseits möchte ich mir aber allzu große Gewissensbisse ersparen. Und wenn ich euch hier auch nur ganz flüchtige Anhaltspunkte geben kann, sollt ihr doch erfahren, warum die Geschichte der Kunst noch nicht zu Ende ist.

Um es gleich zu sagen: Die italienische Kunst hat sich außerhalb Italiens weiterentwickelt, und schon diese simple Tatsache beweist, daß der schöne italienische Landstrich damit überhaupt nichts zu tun hat.

Tatsächlich findet ihr nach den zuletzt erwähnten Namen nur noch die heroische, die idyllische, die historische, die romantische und realistische Malerei; allein diese Adjektive sagen bereits deutlich genug, daß es sich hier nicht mehr um Malerei *tout court* handelt.

Wir haben Agricola und Camuccini, Coghetti und Podesti, Minardi und Mussini, Rossetti und Hayez, d'Azeglio und Induno, Palizzi Morelli und Celentano, Bezzuoli Ussi und Ciseri sowie Barabino und Faruffini gehabt (wir haben noch Sartorio, Grosso, Noci und Lionne); wir haben in der Skulptur Bartolini und Duprè, Vela und Cecioni gehabt (wir haben noch Bistolfi, Calandra und Trentacoste): alles Namen, die ich mit einigem Widerwillen – ungefähr so, wie die Polizei ein Register mit Vorbestraften durchblättert – und auch nur deswegen hier anführe, um euch zu warnen. Gewiß, ich habe es vermieden, sie in einem Atemzug mit Canova, Fontanesi, Signorini, Segantini und insbesondere mit Fattori zu nennen, weil diese in ihrem Werk ein gewisses Bewußtsein für Kunst entwickelt haben und sie – Fattori, der wahre künstlerische Bedeutung hat, davon ausgenommen – zumindest den Schatten eines Schatten eines großen modernen Künstlers repräsentieren könnten.

Vom 17. Jahrhundert an existiert die Malerei außerhalb Italiens, und zwar auf der Grundlage, welche die Kunst in Italien *geschaffen hatte.* Caravaggio und die Venezianer sind in der Tat feste Orientierungspunkte für die gesamte europäische Malerei bis in unsere Tage.

So studiert Rubens (Abb. 164) Caravaggio und die Venezianer, und abgesehen von seiner Weichlichkeit in der Zeichnung, die sich allzu üppigem Schlachtfleisch überläßt, kommt er der großen Kunst ganz nahe; Rembrandt (Abb. 165) begründet, indem er auf Anregungen Tintorettos und anderer Italiener zurückgreift, die impressionistische Zeichnung. Caravaggio und die Venezianer stellen die Palette von Velázquez (Abb. 166), Hals und Vermeer (Abb. 167); Caravaggio ist das Vorbild für die Lichteffekte Zurbaráns, und Zurbarán und Velázquez sind wiederum die größten spanischen Maler des 17. Jahrhunderts.

Tiepolos aufgefrischte Farbskala schimmert und glänzt auf den prickelnden Atlas- und Seidenstoffen Goyas (Abb. 168), dem großen Maler des spanischen 18. Jahrhunderts.

Caravaggio ist die Basis, auf der sich die Tradition einer neuen, aus der *malerischen Materie* und mit Hilfe des *Lichts* gewonnenen *Plastizität* entwickelt; und das ist genau die Tradition, aus der in Frankreich die besten Maler hervorgehen werden, von Le Nain über Chardin – bis hin zu Courbet.

Und es ist wiederum Venedig, das – durch Rubens und die Engländer des 18. Jahrhunderts gefiltert – die künstlerischen Qualitäten der französischen Landschaftsmaler in den dreißiger Jahren des vorigen Jahrhunderts und ebenso der Romantiker wie Delacroix (Abb. 169) zum Keimen bringt. Noch wichtiger aber ist die Tatsache, daß auch nach diesen ersten Versuchen die Begründer der großen französischen Kunst zwischen 1850 und 1900 die Notwendigkeit verspürten, sich ihrer Ausgangspunkte zu vergewissern, nämlich der Malerei Caravaggios und der Venezianer.

Die Begründer der neueren französischen Kunst, auf die ich eben angespielt habe, sind Courbet und Manet; beides Namen, die verfemt und verdammt sind – zur Unsterblichkeit.

164 Peter Paul Rubens, *Raub der Töchter des Leukippos,* München, Alte Pinakothek

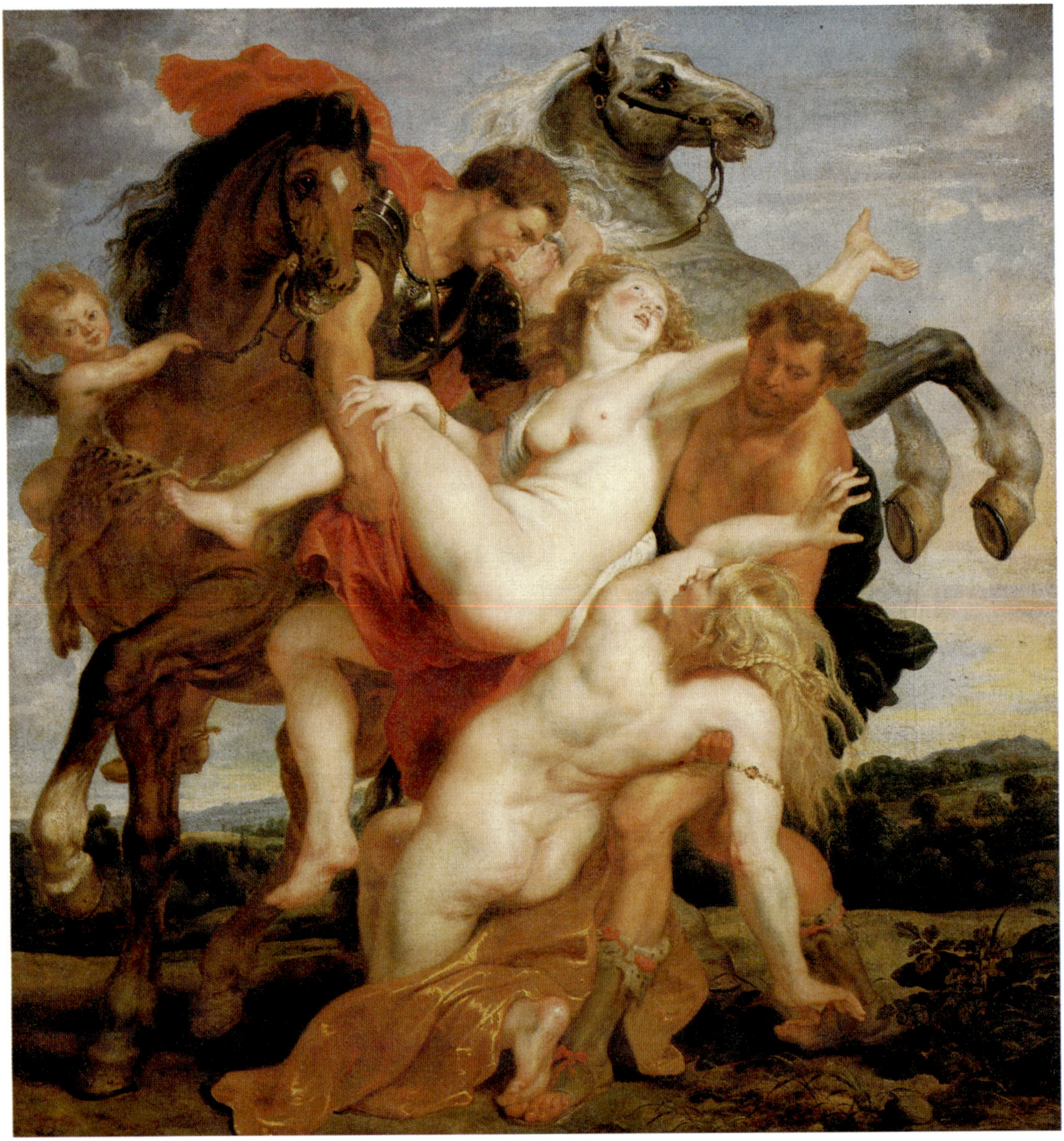

Courbet greift unmittelbar auf Caravaggio zurück (Abb. 170), um seine einfache, volksnahe, von allen Details entleerte Welt mit genau derselben ungestümen, gedrängten Festigkeit zur Darstellung zu bringen, die nun aber nicht mehr wie bei Masaccio durch ein abstraktes Helldunkel erreicht wird, sondern durch ein Zusammenspiel von Lichteffekten, vor allem aber durch eine gedrängte Dichte der malerischen Materie, die uns von der Geburt oder zumindest doch von der Entwicklung eines neuen plastisch-malerischen Stils zu überzeugen vermag. Im übrigen sollte euch dies hin-

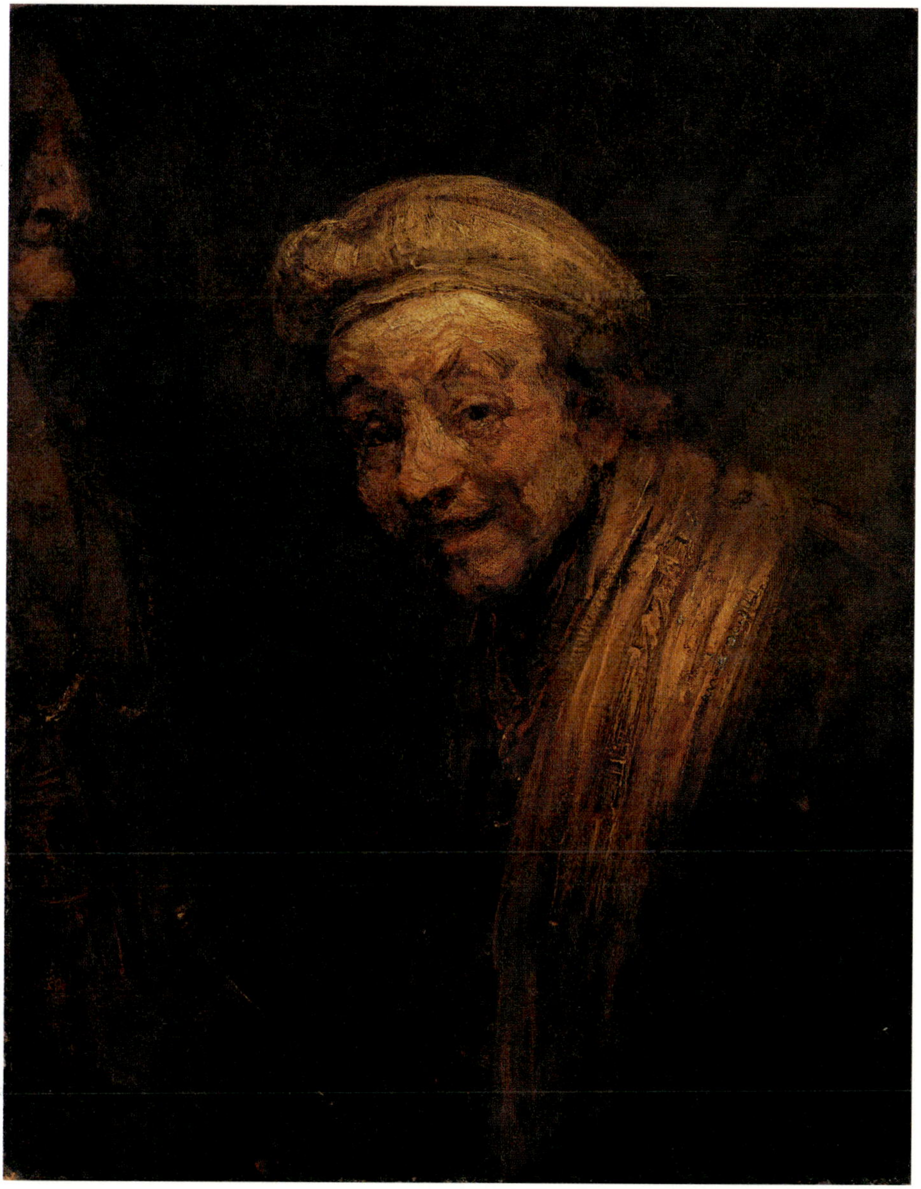

165 Rembrandt, *Selbstbildnis,* Köln, Wallraf-Richartz-Museum

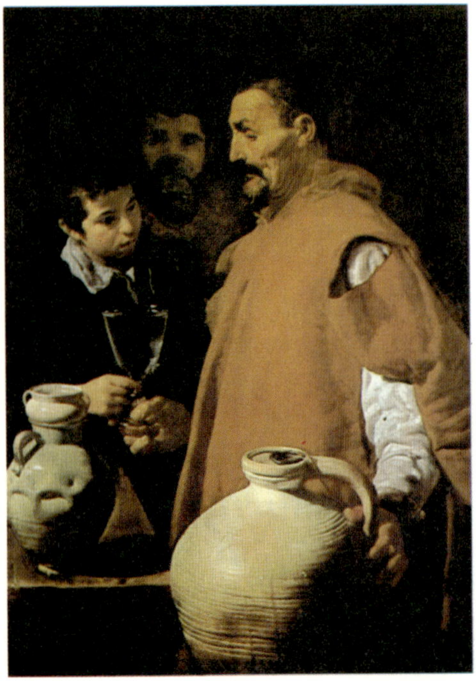

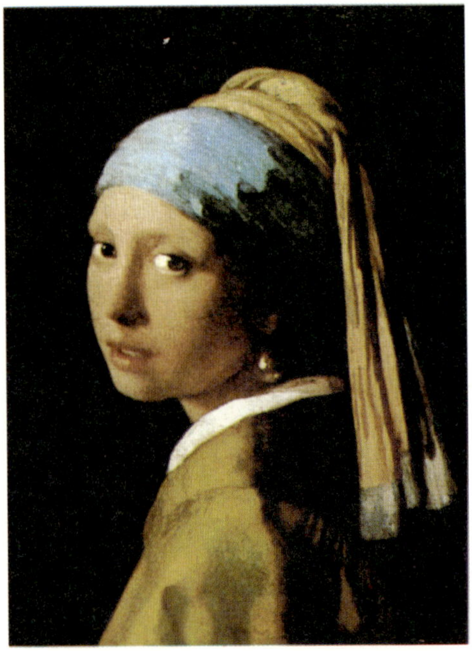

166 Diego Velázquez, *Der Wasserträger,* London, Apsley House

167 Vermeer, *Das Mädchen mit der Perle,* Den Haag, Mauritshuis

reichend beweisen, daß die Aufteilung in künstlerische Stile keinen anderen als historischen Wert hat. Die kämpfenden Hirsche, die Kornsieberinnen und das Begräbnis in Ornans sind Schöpfungen, deren Strenge ganz und gar dem Werk Caravaggios entnommen ist.

Manet beginnt damit, Tizian in freien Variationen nachzuahmen, und so erscheint er neben Courbet wie ein reiner Kolorist von Oberflächen. Tatsächlich hat ihm Courbet auch vorgeworfen, das Kunstideal einer Pique-Dame zu vertreten, während Manet seinerseits Courbet entgegenhielt, dieser neige in seiner Kunst zum Billard. Doch sind beide große Künstler – das ist alles; Manets Olympia (Abb. 171) steht Giorgiones Dresdener Venus (Abb. 144) in nichts nach.

Zwei verschiedene Gruppen von Künstlern folgen Courbet und Manet. Die einen tendieren zu einer fragmentarischen Anschauung, zu einer Betrachtungsweise des Lebens in kleinen Stücken, und sind nur von vorübergehender Bedeutung, da sie – wenngleich mit großer Begabung für Licht und Komposition – die Proto-Impressionisten weiterführen. Gewiß kann keine andere Nation den Namen von Monet, Pissarro, Sisley – den wahren *Impressionisten* – und von Seurat, Signac und Cross – den *Pointillisten,* den Wissenschaftlern des Impressionismus – gleichrangige Künstler zur Seite stellen. Häufig würde schon die Übertragung auf einen größeren Maßstab und eine ruhigere, gelassenere Formulierung ihrer Anschauungsweise genügen, um auf diese Weise zur großen Kunst zu gelangen.

Große Kunst aber haben ohne jeden Zweifel die Maler der zweiten Gruppe – die eigentlichen Nachfolger von Courbet und Manet – geschaffen, indem sie versuchten, den überwiegend schmucklosen, nüchternen, erdigen, plastisch-malerischen Stil Courbets mit dem rein malerischen Stil Manets zu verschmelzen: namentlich Renoir und Degas, zwei Künstler, die auf demselben hohen Niveau stehen

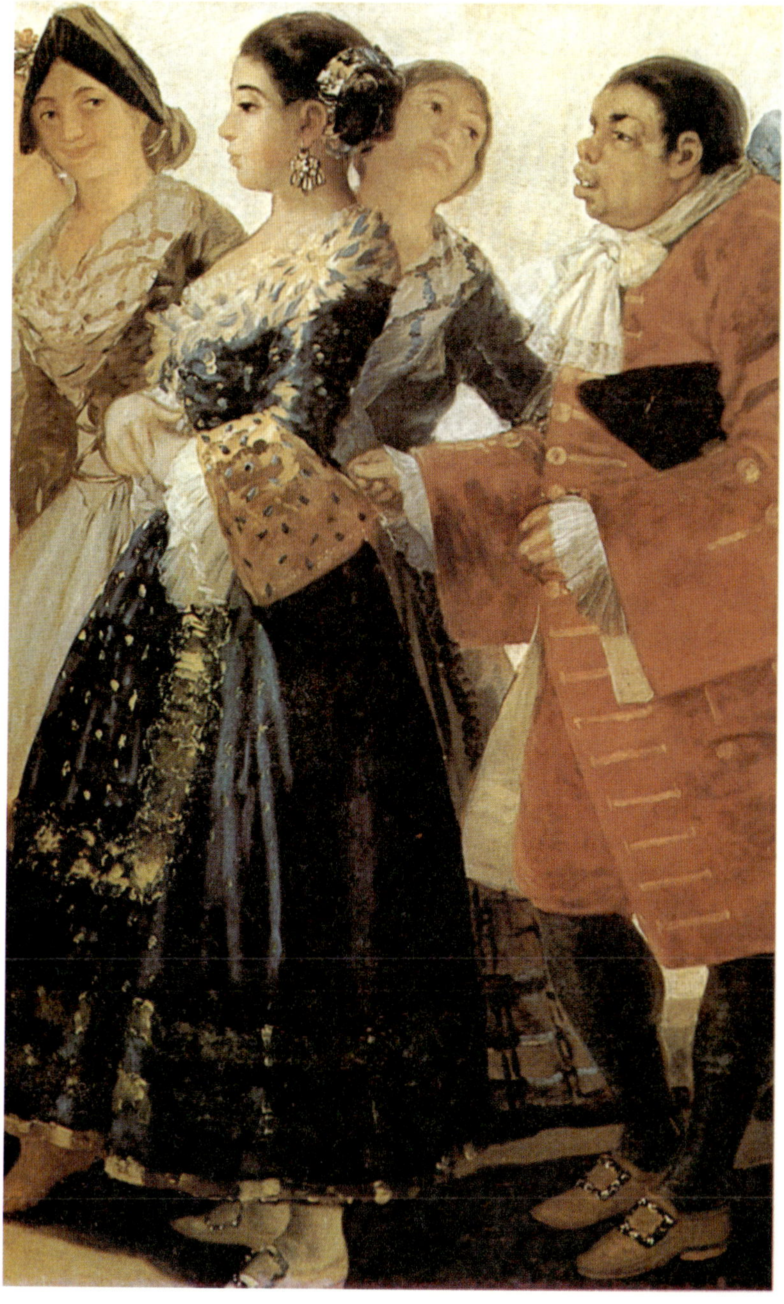

168 Francisco Goya, *Die Hochzeit,* Detail, Madrid, Prado

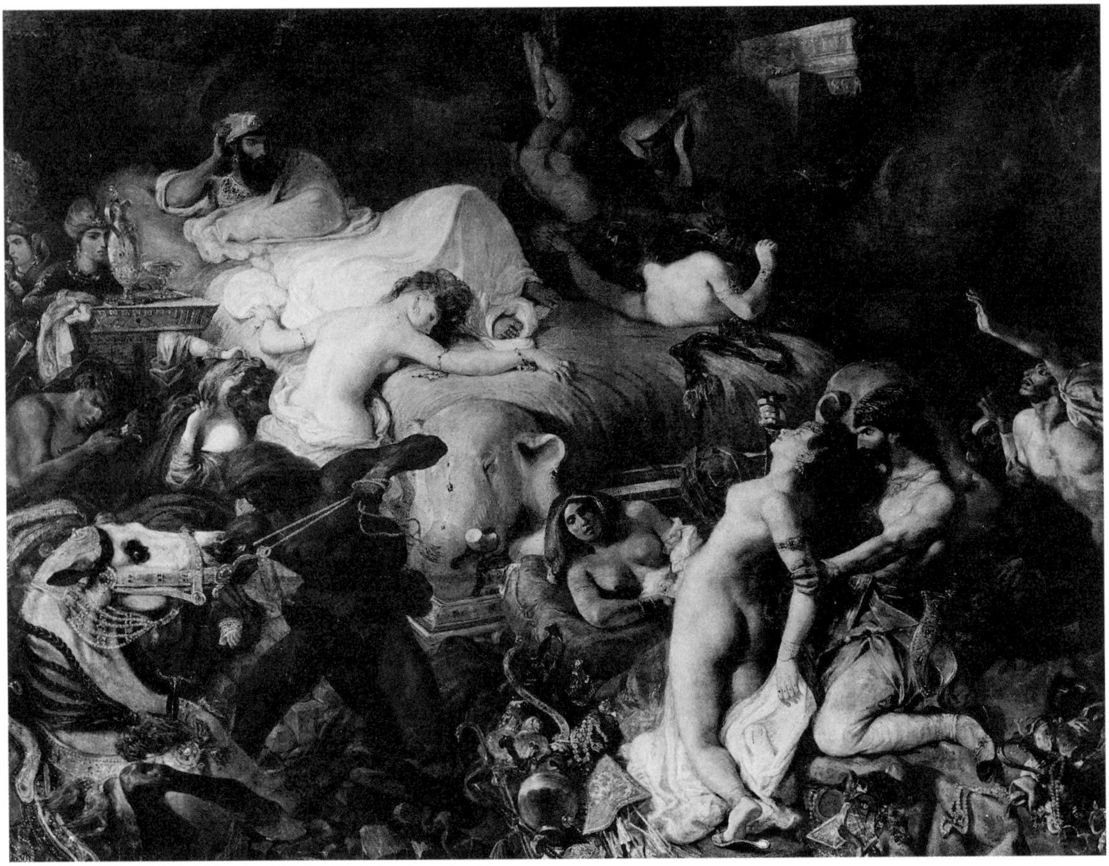

169 Eugène Delacroix, *Der Tod des Sardanapal,* Paris, Louvre

wie Giorgione und Tizian. Wann immer Renoir sich nicht in jene allzu gewöhnliche Schlangenlinie verliert, sobald er darauf verzichtet, jenen vielfarbigen Schlamm seiner Palette übermäßig dick oder allzu unbeständig aufzutragen, gelingen ihm – wie mit seiner Badenden (Abb. 172) – unvergeßliche Schöpfungen, deren in Perlmutterfarben schimmernde Körper von der feuchten Atmosphäre eingehüllt werden und mit ihr verschmelzen, während sie mit unbegreiflicher Plastizität wie weiße, von Furchen durchzogene, mit Perlen besetzte und von schillerndem Tau überzogene Felsen hervortreten.

Degas (Abb. 173) bedient sich mit einer ans Wunderbare grenzenden Fähigkeit all der Schnipsel und Späne, all des Abfalls und Ramsches, all des Zufälligen und Unberechenbaren der impressionistischen Farbzeichnung, um sie in seinen unsterblichen Kompositionen wie Scherenschnitte übereinanderzulegen und dabei zu räumlichen Überraschungseffekten einer ungestümen Perspektive zu verbinden, die uns gestattet, die statische Ebene des Bildes zu überwinden: indem wir in die Schräglinie eines steil ansteigenden Platzes versetzt werden oder von der obersten Theatergalerie auf die Bühne blicken. Es sind Kompositionen, die aus dem Augenblick hervorgehen: die beiden schwarzen, vom Bildrand in Kniehöhe abgeschnittenen Kerben der Beinkleider, zuunterst der in Form einer Schnecke aufgerollte Hals einer Violine; dazu der Effekt, den die gerade vorübergehende Frau hinterlassen hat. Die Zementsäulen in Degas' Au Café sind von ebenso unschätzbarem Wert wie diejenigen Veroneses, und seine Ballerinen haben für die Kunst denselben sakralen Status wie die Heiligen Giovanni Bellinis.

Paul Cézanne – der größte Künstler der modernen Zeit – verbindet schließlich Courbets formale, Manets farbliche und Degas' räumliche Bestrebungen zu neuer monumentaler Absolutheit. Sein malerisches Testament lautet, »traiter la nature par le cylindre, la sphère, le cône, le tout mis en prospective, soit que chaque objet au côté d'un objet, d'un plan se dirige vers un point central« (»die Natur durch Zylinder, Kugel, Kegel darzustellen und diese perspektivisch so zu gestalten, daß jeder Gegenstand, gleich ob er sich neben einem anderen Gegenstand oder einer Fläche befindet, auf einen zentralen Punkt zuläuft«.) – ein Testament, wie es auch Piero dei Franceschi oder Antonello da Messina geschrieben haben könnten. Cézannes Vorliebe für einfache Formen sowie seine räumliche Souveränität führen uns – und zwar nur aufgrund dieser prinzipiellen Übereinstimmungen des künstlerischen Geschmacks – wiederum zu den Werken jener großen Künstler zurück, die er selbst niemals gesehen hat. Ebensowenig kennt er

170 Gustave Courbet, *Die Steinbrecher,* ehemals Dresden, Staatliche Kunstsammlungen (Kriegsverlust)

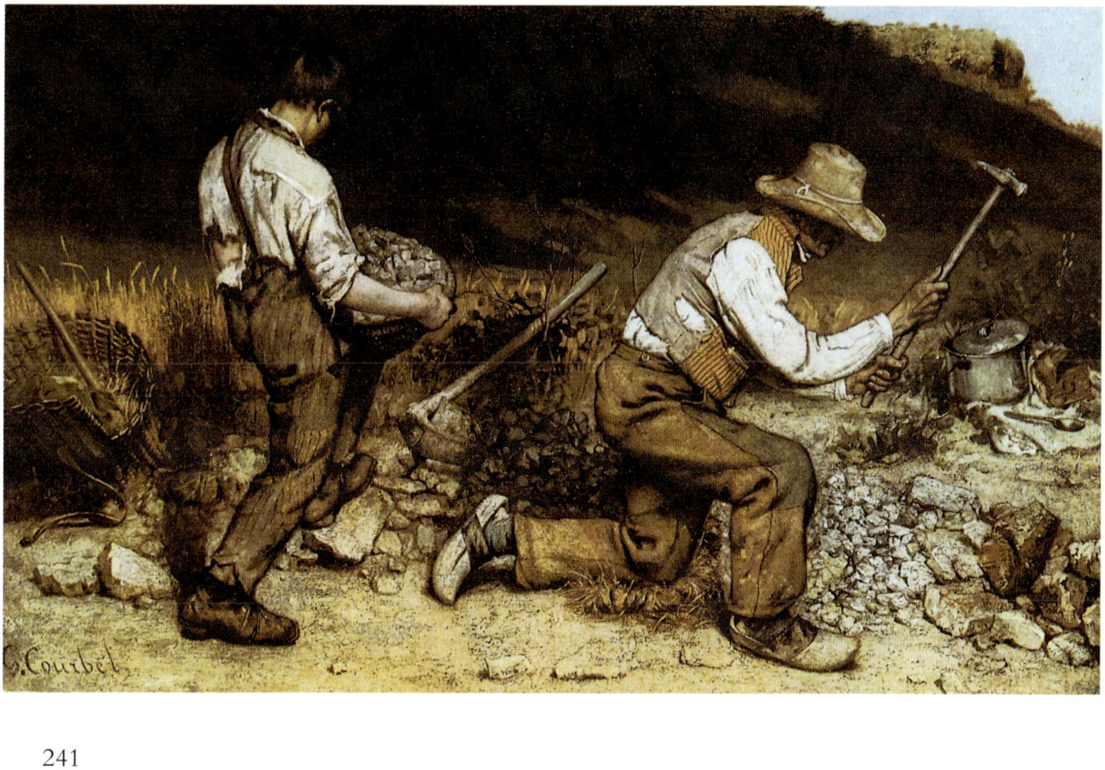

ihre gewissermaßen intellektuelle Ruhe, ihre klassische Gelassenheit: Cézannes Synthese von Form und Farbe (Abb. 174), mithin seine einheitliche Auffassung der gesamten sichtbaren Welt, verfügt nicht über jene Reinheit und Klarheit der alten Perspektive, sie ist von einem modernen Stilempfinden geprägt, das ich euch nicht anders als vor den Werken selbst verdeutlichen könnte. Ich möchte nur soviel dazu sagen: Wenn Gardanne – jenes kleine Dorf in der Provence – oder das Landhaus am See die gelassensten, monumentalsten Darstellungen der modernen Kunst sind, wenn uns die erste an das kristalline Dorf Pieros auf dem Fresko von Arezzo und die zweite an die Farblachen der Marmorverkleidungen in den Bildern Bellinis erinnert, so trägt die Materie, aus der diese neuen Welten geformt sind, die jahrhundertealten Zeichen der malerischen Substanz im Wechsel der Jahreszeiten.

Bellinis Zuckersubstanz, der Traubenzucker des jungen Tizian sowie die pflanzlichen Fermente des späten Tizian, der in allen Regenbogenfarben hervorsickernde Schlamm El Grecos und schließlich die tiefe und kompakte Geschlossenheit Caravaggios haben sich noch einmal – wie die Lava eines erloschen geglaubten Vulkans kurz vor dem Ausbruch, wenn sie bereits erste Blasen wirft – für einen Augenblick in den von Cézanne geschaffenen Welten verdichtet: Es ist genau diese drückendheiße Atmosphäre, die für alle Zeit von seinen Leinwänden aufsteigen wird – sogar noch dort, wo keine Natur, sondern ein häusliches Ambiente wiedergegeben ist,

171 Eduard Manet,
Olympia,
Paris, Musée d'Orsay

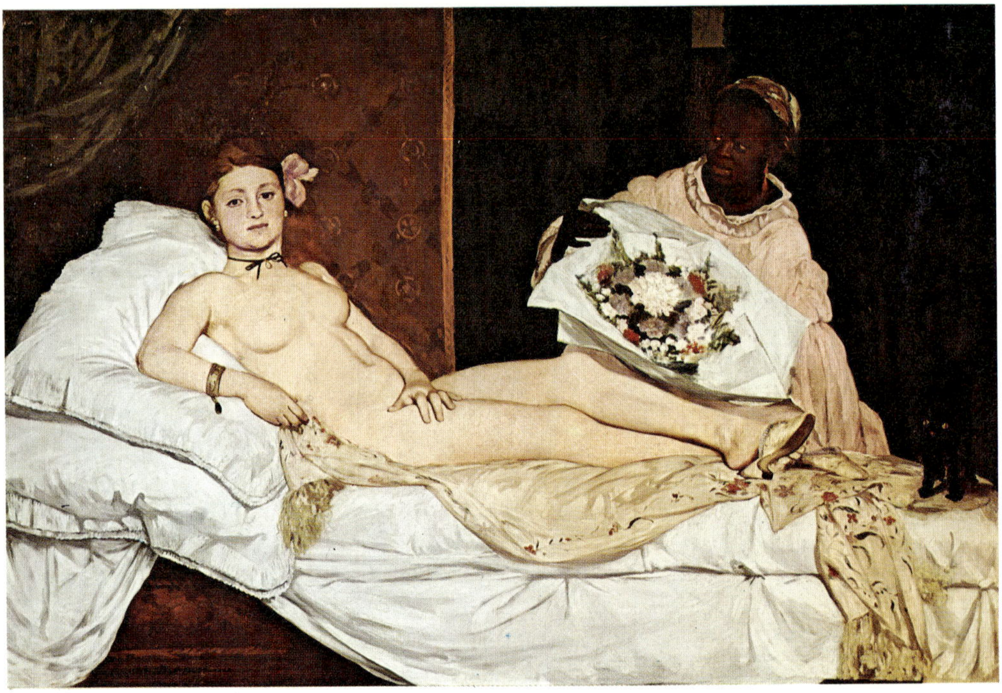

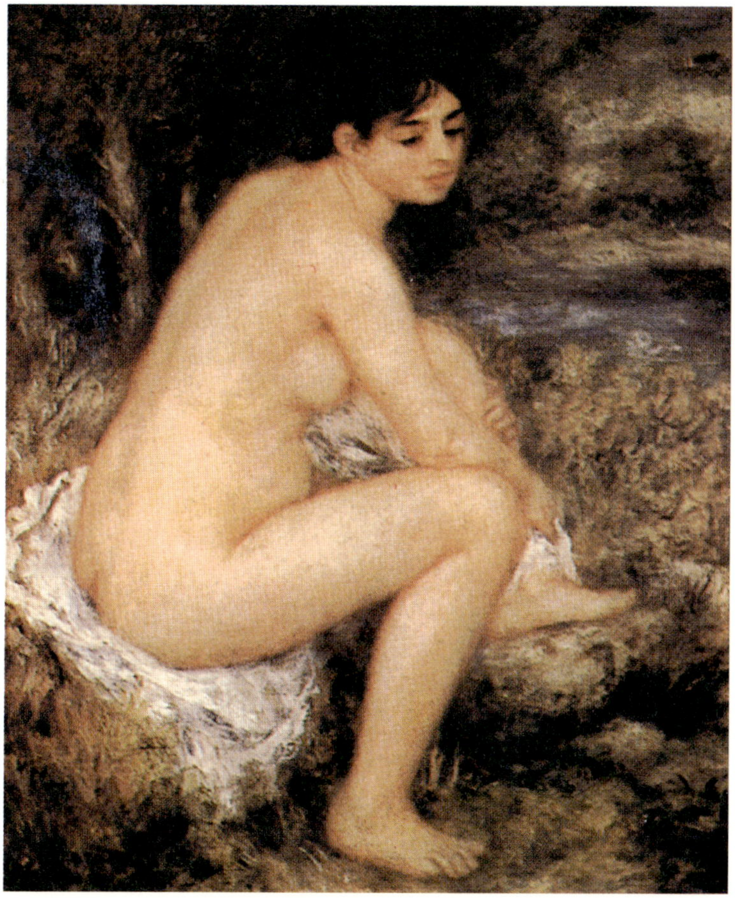

172 Auguste Renoir, *Badende,* Paris, Orangerie [Louvre]

um den Wert und die Bedeutung des Stils auch an den sauber geordneten Zipfeln eines mit Äpfeln bedeckten Tischtuchs zur Geltung zu bringen; oder an einer verzerrten Flasche, die einen schwarzen, brodelnden Graben in die atmende Wand der malerischen Materie gräbt, wie ein menschlicher Torso aus Fleisch und Muskeln.

Dies mußte ich euch noch sagen; es war meine Pflicht, es mitzuteilen, denn schließlich ist es gut zu wissen, daß wenigstens einige unserer Zeitgenossen die Größe der alten Meister längst vergangener Zeiten erreicht haben! Auf daß wir niemals von einem Geistesblitz für immer und ewig versengt werden!

Courbet und Manet sind 1877 beziehungsweise 1884, Cézanne ist 1906 gestorben; Renoir und Degas leben noch als einsame Gottheiten, angefeindet, verfemt, verachtet, wie seinerzeit Tizian und Michelangelo beliebt und geschätzt waren. Und dann soll man noch an die Kunst als notwendigen Ausdruck kultureller oder gesellschaftlicher Bedingungen glauben! Der künstlerische Ausdruck der europäischen Gesellschaft ist heute die Ansichtskarte mit

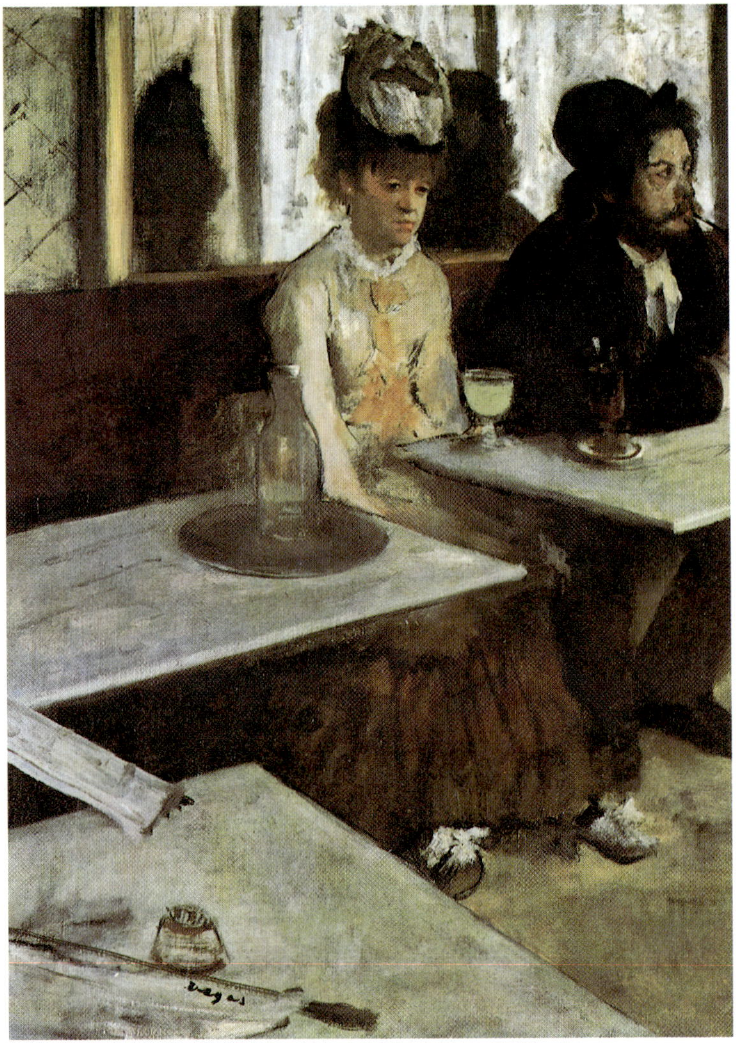

173 Edgar Degas,
L'Absinthe (Au Café),
Paris, Musée d'Orsay

ihren sentimentalen oder pornographischen Zielen, die Photographie sowie der altertümliche Snobismus, der sich aufführt, als würde er Giotto und Simone begreifen.

Ist denn zu hoffen, daß auch heutzutage in Italien wieder ein Künstler geboren wird? Warum nicht? – Aber warum auch? Wie ich euch schon gesagt habe: Das Wesentliche ist nicht, daß es italienische Künstler, sondern daß es überhaupt Künstler gibt.

Das Wesentliche! Wäre dies nicht die letzte meiner nostalgischen Wunschvorstellungen, die ich aufgeben sollte: daß sich wenigstens einer von euch nach vierzig Stunden Kunstgeschichte hin und wieder daran zu erinnern meinte, daß es außer Steaks und Zigaretten auch so etwas wie Bilder und Skulpturen gibt!

Ich kann nun also sehr viel oder auch gar nichts erhoffen: etwa daß jemand von euch in wenigen Jahren auf eine intelligentere Weise als ich der niveaulosen italienischen Kunst und Kunstkritik begegnen wird. Und wenn nichts geschieht, was soll's? Sicherlich gibt es auch bescheidenere Erfolge.

Wann werde ich euch eines Tages überraschend wiedersehen? Während eines eleganten Pariser Frühlings in Salon Carré, wo ihr – meinem Ratschlag folgend – bei der Betrachtung eines jener falschen Meisterwerke, die seit Jahrhunderten die Welt betrügen, verächtlich die Achseln zuckt?

An einem unerträglich heißen Sommertag, vor dem ihr euch in die Räume eines trostlos verlassenen Provinzmuseums – oder eines provinziellen Museums – geflüchtet habt, wo ihr auf verschlafene Wärter trefft und den unzureichend gedämpften Lärm einer Stadt vernehmt, die sich um die Bedeutung ihrer Bildergalerie nicht sonderlich schert?

Vielleicht im Schatten eines Kirchenschiffs, während ihr vor einem Bild, das der Küster freundlicherweise enthüllt hat, darauf wartet, daß sich eure Augen an das Dämmerlicht gewöhnen?

174 Paul Cézanne,
La Montagne Sainte-Victoire,
The Baltimore Museum of Art

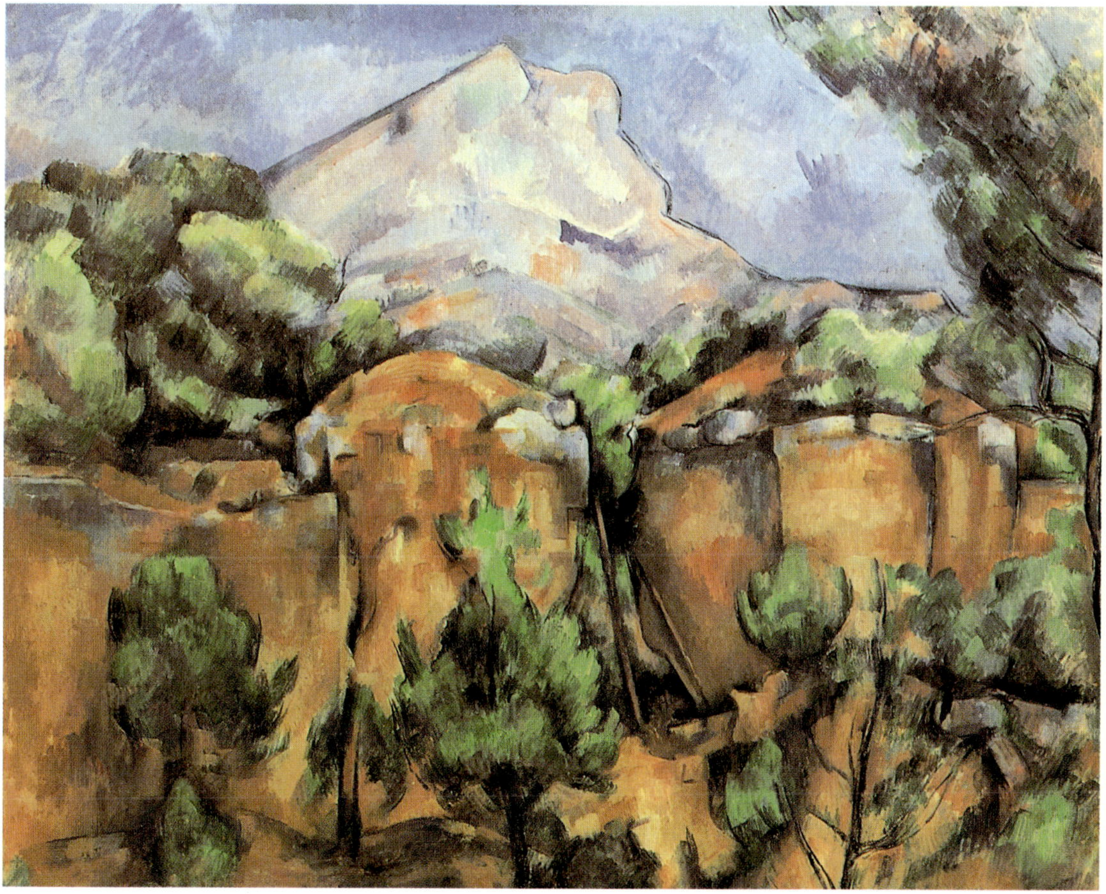

Oder in einer freskenbemalten Kirche, wo ihr mit dem Propst über den angeblichen ästhetischen Wert der örtlichen Kunstschätze diskutiert?

Andere mögen ihre Hoffnungen darauf setzen; für mich sind es nur mehr oder minder wahrscheinliche, aber durchaus nicht unliebsame Spekulationen, die mich jedenfalls davon entbinden, irgendein Schlußwort zu schreiben.

Ein Schlußwort? Ich hatte zunächst daran gedacht, aber jetzt verspüre ich wenig Lust dazu. Ihr werdet den Grund sicherlich erraten.

Es ist einfach zu heiß.

Juli 1914

Idee und Geschichte

Es ist wohl ein Zeichen geistiger Wahlverwandtschaft, wenn der deutsche Idealismus in Italien einen starken Widerhall gefunden hat. Die italienischen Kunsthistoriker setzten sich mit dem Werk Hegels in einer Weise auseinander, wie es die Kollegen im Heimatland des Philosophen nicht getan haben. Im Gegenteil: Die deutsche Kunstgeschichte war bemüht, die idealistische Ästhetik weit von sich zu weisen. Schon Jacob Burckhardt machte aus der Abneigung gegen den philosophischen Ziehvater keinen Hehl. Als Fachdiziplin an Museen und Universitäten gewann die Kunstwissenschaft im wilhelminischen Deutschland ihr Profil als autonomes Fach durch eine klare Abgrenzung von literarischen und philosophischen Nachbardisziplinen. Da war Hegel, der Anreger einer Kunstgeschichte als Geistesgeschichte, auch kulturpolitisch nicht opportun. Man hatte ihm die »Drachensaat« der Hegelschen Linken nicht verziehen, die Friedrich Wilhelm IV bei seiner Thronrede von 1841 »auszurotten« versprochen hatte. Jenseits der Alpen fiel der politische Leumund von Hegels Philosophie weniger ins Gewicht. Benedetto Croces Schrift *Ciò che è vivo e ciò che è morto di filosofia di Hegel (Lebendiges und Totes in Hegels Philosophie)* von 1907 nahm die italienische Intelligenz lebhaft auf - darunter auch Roberto Longhi. In seiner *Kurzen, aber wahren Geschichte der italienischen Malerei* gelingt ihm, was deutscher Kunsthistorik verdächtig sein mußte: Eine strenge Formwissenschaft, erschlossen in den Fußstapfen des Hegelschen Weltgeists.

Eine vergleichbare Verschränkung von Stilanalyse und Geistesgeschichte in deutscher Sprache hat Alois Riegl vollzogen, ein Österreicher. Seine *Spätrömische Kunstindustrie* von 1901 zeigt Parallelen zu Croces gleichzeitig entstandener *Estetica*. Heinrich Wölfflin baut in den *Kunstgeschichtlichen Grundbegriffen* (1915) Riegls Stilanalyse aus, weist aber dessen Anlehnung an einen dialektischen Dreischritt der Geschichte im Sinne Hegels zurück. Nach Wölfflin unterliegt die Kunstentwicklung einem strengen Dualismus. Unerbittlich und ausdruckslos pendelt das Uhrwerk der Geschichte zwischen plastischen und malerischen Formen, Fläche und Tiefe, Renaissance und Barock. Longhis Frühschrift steht somit dem älteren Riegl näher als den zeitgleich und unabhängig entstandenen *Grundbegriffen* Wölfflins.

In der Unterscheidung zwischen »Idee« und »Geschichte« weist sich Longhi als Schüler Croces aus. Sie fußt auf dem Konzept von Hegels Ästhetik, die das ›Kunstschöne‹ nach systematischen und nach historischen Gesichtspunkten abhandelt. Die ›symbolische‹, die ›klassische‹ und die ›romantische‹ Kunstform sind ideelle Ausprägungen des Geistes, die sich historisch in der Kunst des Orients und Ägyptens, der Kunst der Griechen und der Kunst des Abendlands verwirklichten. Gewiß sind Longhis Begriffe nicht einfach über Hegels Kamm zu scheren, doch das Muster ist dasselbe: Drei ideelle Formprinzipien bestimmen die Kunst, die sich historisch in drei Kulturkreisen entfaltet haben: Der plastische Stil bei den Römern, die Idee der Linie bei den Griechen, der Kolorismus in Byzanz. Das Plastische erbten Giotto und Masaccio, das Lineare die Sienesen und Florentiner, die Venezianer den Kolorismus. Kunstgeschichte vollzieht sich im Rahmen dieser ewigen Formideen: in Differenzen, Synthesen und Allianzen.

Longhi mußte nicht nach Deutschland blicken, um für sein Geschichtskonzept Vorgänger zu finden. Schon Vasaris Künstlerviten sind nach drei Epochen gegliedert. Die Entwicklung der Kunst von einem ersten, steifen Stil, einem zweiten Stil von verbesserter Manier und dem dritten Stil der Vollendung ist ein Topos, der auf Ciceros *Brutus*-Schrift zurückgeht. Auch Vasari kennt die Unterscheidung zwischen Idee und Geschichte der Kunst. Als Idee weilt sie, von Gott geschaffen, in einem Reich, beherrscht von Vater Disegno und seinen Töchtern Skulptur und Malerei. Geschichtlich entfaltet sich die Idee des Schönen durch die Leben und Taten der Künstler. Die Unterscheidung zwischen Idee und Geschichte ist die Konsequenz moderner Geschichtsschreibung, die aus gesammelten Fakten und Daten historische Gesetze ableitet, die ex post wiederum als Ordnungsprinzipien der Daten und Fakten dienen. Die Kunstgeschichte gibt sich Regeln für das Material, das sie untersucht, aus dem Material, das sie untersuchen will. So sind Longhis ›Ideen‹ nichts anderes als die petitio principii, die jede Geschichtsschreibung den vergangenen Tatsachen abringt, um sie zur »kurzen, aber wahren Geschichte« zu formen.

Longhi hat Vasaris Kunstgeschichte im Windkanal des Idealismus getrimmt, wobei das Rankenwerk der Anekdoten und Künstlerlegenden wegrasiert wurde. Es ging ihm nicht um eine rein philologische Korrektur des Vorläufers im Sinne von: »Hier irrte Vasari!«, sondern um die Weiterentwicklung der geschichtlichen Anlage: »einen ersten Erkundungsweg in jene ›Taiga‹ ganzer Jahrhunderte zu unternehmen, die die akademische Kultur aus der Geschichte getilgt hatte«. Longhi nimmt den Standpunkt ein, den Vasari und Hegel selber zu ihrer Geschichte eingenommen haben: die je eigene Zeit. Mit der Tradition der dreistufigen Kunstgeschichte übernimmt Longhi die Stärke, aber auch die Schwäche des Finalismus, der dem Konzept innewohnt. Es ist ebenso aktuell, die Kunst vom gegenwärtigen Ende her zu betrachten, wie verführerisch, darin ein Ende der Kunst zu sehen.

Für Longhi ist Kunstgeschichte die Geschichte formaler Lösungen, von deren Königsweg die kleineren Talente und die Sonderwege notwendigerweise abfallen. Künstlerisch tätig sein heißt: den richtigen Weg einschlagen. Daher gibt es die »unentschlossenen Künstler« wie Fra Angelico und Filippo Lippi, jene »verzagten« Maler, die sich nicht »dazu durchringen können, Partei zu ergreifen.« Nach einem Höhepunkt um 1600, Caravaggios Beleuchtungsstil, der in Francesco Guardi nachglimme, endet denn auch der italienische Beitrag zur Kunstgeschichte. Während die Kunst sich außerhalb Italiens weiterentwickelt, sind die Namen der italienischen Maler des 18. und 19. Jahrhunderts nur mit Widerwillen zu lesen: »ungefähr so, wie die Polizei ein Register mit Vorbestraften durchblättert«.

In der Radikalität seiner Urteile stimmt Longhi mit Giovanni Gentile überein, der den Historismus mit futuristischer Verve angriff. Daß alle Epochen vor Gott gleich seien, war nicht nach dem Geschmack der jungen Generation im Umkreis von ›La Voce‹. Man gefiel sich in schroff vorgetragener Parteilichkeit. Den Begriff der ›Dekadenz‹ fällt Longhi mit der jugendlichen Bedenkenlosigkeit eines Kunstrevolutionärs, die uns Nachgeborenen nicht mehr ganz geheuer sein kann. Respektlosigkeit wird mit Vorliebe an großen Namen geprobt. Daß Raffael schlecht abschneidet, wundert am wenigsten. Als Quelle gefühlsamer Gedankenmalerei bei Nazarenern und Präraffaeliten beliebt, verkörpert er den überkommenen Kunstgeschmack des 19. Jahrhunderts. Er gehöre zur »Schar jener Graphiker, die Lebensideale illustrieren« in Form »verbildlichter Literatur«. Aber auch Leonardo bekommt sein Fett weg: Zu sehr interessiert sich dieser für Wissenschaft, verletzt somit Longhis Credo der Kunstautonomie. Zu sehr beschäftigt sich Leonardo auch mit Psychologie. Seine Gesichtsstudien zielen auf die Übertragung von Gefühlen auf den Kunstbetrachter. Parallel zur zeitgenössischen Avantgarde lehnt Longhi die sensualistische Ästhetik ab.

Michelangelo zollt er seinen Respekt als dem monumentalen Vollender der Synthese von Plastik und Linie. Doch der kunsthistorische Futurist kann es sich nicht verkneifen, selbst dem Giganten der italienischen Renaissance ans Bein zu pinkeln: Als »Mißerfolg« wertet er das *Jüngste Gericht* in der Sixtina, da es den theologischen Auflagen erlegen sei. Ein korrigierender Hinweis auf die Kritik der Theologen, die im Geist der Gegenreformation mit mehr als nur verbalem Vandalismus sich über das Fresko hergemacht hatten, hätte Longhi wohl kalt gelassen: Kunstgeschichte als Rezeptionsgeschichte war seine Sache nicht.

Vasari sah in Michelangelo einen Höhepunkt der Kunst, der nicht zu überbieten, sondern nur noch nachzuahmen sei. Er hat die Folgen seiner Empfehlung nicht mehr erlebt: Drei Jahrhunderte eines akademischen Kanons, der in den nach Aktstudien von Kunststudenten bis heute ein kläglich-fröstelndes Nachleben fristet. Michelangelo steht im Pantheon der Kunstgeschichte, von wo es kein Zurück gibt in den aktuellen Raum der Kunst. Die Vollendung im Sinne Vasaris hat sich als Sackgasse erwiesen. Um diese zu vermeiden, wertet Longhi eine Entwicklung auf, die sein Vorläufer noch nicht abschätzen konnte. Doch wer denkt, er knüpfe dabei an die oft geäußerte Kritik an Vasaris toskanischer Einäugigkeit für den disegno, die für den venezianischen Kolorismus blind war, sieht sich getäuscht. Von den Venezianern überzeugt Longhi allenfalls Veronese in seiner koloristischen Haltung der Helligkeit, die das Plein-air Cézannes vorwegnimmt. Dieser Gleichmut, diese Indifferenz des reinen Sehens! Sie werde nur noch von Giambattista Tiepolo überboten, dessen Farben brillieren, »wie ein Veronese nach einem Platzregen«. Der große Tizian hingegen führt nicht zur Vollendung. Longhi wirft ihm vor, eine letztlich lineare Anschauung bloß malerisch zu überspielen. Solch »mutmaßlicher Impressionismus« werde von Tintoretto fortgesetzt und erst von El Greco überwunden.

Betrachten wir dieses Urteil im Licht des zeitgenössisch avancierten Geschmacks: Die impressiven Venezianer haben Makart und die Salonmalerei des 19. Jahrhunderts beeinflußt; El Greco aber wurde von der Kunstgeschichte wiederentdeckt, als die Fauves, die Expressionisten und Kubisten die Kunstszene betraten.

Der Norden und das italienische Formgefühl

Und doch gilt für El Greco eine bedeutsame Einschränkung: Er neige zum Phantastischen und Grotesken - ein Hang, womit Longhi das »Gotische« charakterisiert, das als unitalienisch gilt. Ein gewisser Hang zum Chauvinismus ist so alt und ehrwürdig wie die italienische Kunstgeschichte seit Alberti. Eigentlich sollte Longhis Idealismus das kunsttopographische Korsett sprengen. »Das Wesentliche ist nicht, daß es italienische Künstler, sondern daß es überhaupt Künstler gibt«, schreibt er am Vorabend des Ersten Weltkriegs, als die nationalen Grenzen eng gezogen und die Schlagbäume gesenkt werden. Daß an der Kunst die Scholle ihres Herkommens hafte, gehört zum Bodensatz einer Kunstgeschichte, die im 19. Jahrhundert der nationalen Erweckungen ihren Untersuchungsgegenstand territorial vermaß und einzäunte. Ein Tribut an diese Tradition sind Sätze wie: »Masolino ist die Frucht sienesischen Samens, der zufällig in florentinischer Erde aufgegangen ist.«

Longhi bleibt italienischer Kunsthistorik treu, wenn er die italienische Renaissance als Grundlage moderner Kunst sieht. Von der Gegenwart her betrachtet, versinkt für ihn das Mittelalter, wie schon bei Vasari, im barbarischen Dunkel. Erst vom 13. Jahrhundert an erkennt er eine Wiederbelebung der plastischen und der linearen Formideen. Um die florale Linie Duccios vom Verdacht des Gotischen zu entlasten, betont Longhi deren griechischen Ursprung. Unerbittlich ist das Urteil über die Kunst des ausgehenden 14. und frühen 15. Jahrhunderts, die eine »realistische Verarmung« der floralen Linie aufweise. Pisanello wird des »höfischen Positivismus« bezichtigt, da er die Malerei mit der Liebe zum Detail überfrachte. Jacopo Bellini überfülle seine Bilder »mit vollkommen belanglosen Episoden«. Erzählfreude ist nach Longhi dem italienischen Charakter entgegengesetzt. Wo sie auftaucht, mache sich der schlechte Einfluß aus Burgund, Frankreich und Deutschland bemerkbar. Überhaupt kommt aus dem Norden der fatale Hang zum Realismus. Die Brüder van Eyck haben das banale Leben mit Farbe und Pinsel reproduziert, »ohne zu bedenken, daß Verdoppelungen immer überflüssig sind«. Die Erfindung der Ölmalerei kitzelt nur das populäre Bedürfnis zur Illusion. Domenico Ghirlandaio sperrte seine Zeitgenossen mittels »photographischem Realismus« in Bildkäfige, auf denen uns jetzt, wie auf der Straße, »nichtssagende Physiognomien« begegnen. Der schlechte Einfluß des Portinari-Altars von Hugo van der Goes ist unübersehbar. Neben dem Abbildrealismus verurteilt Longhi den Zug zum Grotesken und Manierierten, wie es die Schule von Ferrara zelebrierte »aus der Angst des ewigen Philisters, der Kunst auf der Straße zu begegnen.« Manierismus ist die Verkehrung des Naturalismus, die beide in der Gotik wurzeln, an deren fatalem Weiterleben auch der Kölner Stephan Lochner nicht unschuldig ist.

Mit seiner Ablehnung flämischer und mittelalterlicher Malerei nördlich der Alpen bezieht Longhi zugleich aktuell Position gegen die historischen Vorbilder des Expressionismus. Der ›nordische‹ Ausdruck der Gotik, den Wilhelm Worringer in seiner Schrift *Abstraktion und Einfühlung* der deutschen Avantgarde nahegebracht hat, ist nicht nach Longhis Geschmack. Unwillkürlich schlägt in seinem Urteil eine Idiosynkrasie durch, wie sie etwa in den Grenzabsprachen zwischen deutschem Bauhaus und italienischem Razionalismo, zwischen Gropius und Terragni, weiterwirken sollte. Die Wortführer der Avantgarden beidseits der Alpen kamen überein, es gebe eine nördliche und eine südliche Ausprägung der Moderne. Der deutschen Seite wurde die Ästhetik des Häßlichen, der Asymmetrie und des faustischen Dämmerlichts zugeschlagen, während die Italiener das mediterrane Römerreich der schönen und klaren Formen fortsetzten.

Longhi fügt sich dieser ästhetischen Gütertrennung – die Weichen zur Moderne stellt er nicht beim Gotiker El Greco, nicht bei Tizian, jenem Maler von »Teer und Pech«: Paolo Ucello und Piero della Francesca sind die Künstler, die die perspektivische Synthese von Farbe und Form begründet haben. Damit werden zwei Maler zu Ahnherren der Moderne gemacht, die bei Vasari noch als unauffällige Arbeiter im Weinberg der zweiten Kunstperiode tätig waren. Unter Longhis Wortgewalt verwandelt sich Pieros Freskenzyklus des Heiligen Kreuzes von Arezzo in ein figürliches Palimpsest abstrakter Farbfeldmalerei. So erscheint das Barett des grüßenden Heraklius »zu einer Lache aus flüssigem Elfenbein eingeebnet«. Das Schwarz des Mohrenkopfs im weißen Banner der Schlachtszene rufe einen Farbeffekt hervor, »dessen Modernität ihr - wie ich fürchten muß - pardon, noch nicht wirklich begreifen könnt.« Pieros Malerei vollendet sich im Werk von Paul Cézanne, der die Synthese von Form und Farbe für das 20. Jahrhundert erneuert. In ihm bricht die Kunst von Bellini, dem jungen Tizian, El Greco und Caravaggio noch einmal hervor, »wie die Lava eines erloschen geglaubten Vulkans kurz vor dem Ausbruch«. Für dieses Sprachbild mag wohl eines der Bilder vom Mont Sainte-Victoire Modell gestanden haben.

Mit der letzten Wegstrecke der Kunstgeschichte skizziert Longhi eine ästhetische Haltung, die die italienische Malerei des frühen 20. Jahrhunderts bestimmt. Nachdem das Strohfeuer des Futurismus abgebrannt war, kehrten die Künstler, so sie nicht im Krieg gefallen waren, vom Kubismus ernüchtert, zurück zu Cézanne und weiter zu Piero. Die Vorliebe für dessen helle, kühle Klarheit findet ihren Widerschein in den monumentalen Wandmalereien der 30er Jahre.

Die Sprache in Bildern

Longhis Auffassung von der »Ausdruckslosigkeit« der Kunstform richtet sich gegen den Expressionismus, aber auch gegen die Einfühlungspsychologie, der sein Lehrer Croce noch anhing und von der Wölfflin sich erst in den *Grundbegriffen* lossagte. Der Stil ist die Signatur des Zeitgeistes als reine Form. Strikt trennt Longhi die bildende Kunst als Gestalterin einer »sichtbaren Essenz« von der Literatur als Gestalterin einer »psychischen Essenz«. Wer die Sphären vermischt, bringt es als Künstler höchstens zum Mittelmaß, als Betrachter höchstens zum banausischen Mitgefühl. Giottos Unvermögen, Anmut und psychologische Werte zu schildern, machen seine Größe aus. Wo er gegen sein derbes Naturell zart sein möchte, wie in den Tugend-Figuren der Paduaner Scrovegni-Kapelle, mißlingt das Werk. Nur mäßige bis schlechte Künstler übernehmen die »Funktion eines willfährigen Arrangeurs von Pantomimen«. Die Prosa des Alltags mit seinen Affekten und Anekdoten gehört nicht in das Reich der reinen Form. Wer in der Kunst das Alltagsleben wiederantreffen will, bringt sich um den eigentlichen Sinn der Anschauung: die geistige Teilhabe am Reich der Ideen. In der reinen Betrachtung des Kunstwerks verwandeln wir uns dessen Freiheit an: »Ihr seid Flamme und Flug, eure Kleider blähen sich im Wind wie Segel, flattern wie an einem schwankenden Fahnenmast, wollen nur fort, ohne Rast, ohne Stillstand, und die Haare lodern auf wie ein Strauch in der Augustsonne«. Wer sich so in Botticellis Werk vertieft, erfährt Kunstbetrachtung als ästhetische Droge, die uns in den Rausch des künstlerischen Eigenlebens stimmt.

Die Formanalyse steht in der Nachfolge von Joachim Winckelmann, der die Stilgeschichte antiker Kunst als Disziplin von den philologischen Methoden der Geschichtsschreibung trennte. Kunst sollte sich aus der Kunst selbst erklären. Die Entkoppelung der Kunstgeschichte von den Interessen und Methoden der allgemeinen Geschichtswissenschaft fand ihren wohl radikalsten Ausdruck im subjektiven Idealismus des Münchner Kunsttheoretikers Conrad Fiedler, der die Erkennbarkeit von Geschichte überhaupt leugnete. Die Welt der Kunst war ein ewiges Jetzt von mehr oder weniger geglückten Problemlösungen künstlerischer Ideen. Longhi steht mit seinem Diktum einer Kunstgeschichte ohne Namen und ohne Daten Fiedler nahe, mit dessen Schriften er wohl nicht direkt in Berührung kam. Er kannte aber *Das Problem der Form* (1893) von Adolf von Hildebrand, Fiedlers Künstlerfreund und Gesprächspartner in Fragen der Kunstbetrachtung.

Kunstgeschichte präsentiert ein Panorama simultan nachvollziehbarer Formideen. Mit Fiedler, dem Neukantianer, unvereinbar ist allerdings die hegelianisch zielstrebige Vernunft, mit der Longhi durch das imaginäre Museum führt. Seiner *Kurzen, aber wahren Geschichte* bleibt die entlaufene Magd aus dem Haushalt der Philosophie anzumerken. Der Versuch, sein Fach in den Stand absoluter Autonomie zu überführen, ist wissenschaftsgeschichtlich ebenso verständlich wie unmöglich. Die Unabhängigkeitserklärung der Kunstgeschichte mochte für die institutionelle Entwicklung des Fachs wichtig sein; heute wäre sie unproduktiv, da eine Wissenschaft visueller Kultur im Zeitalter des technischen Bildes gefordert ist - noch mehr als sie es schon tut -, sich interdisziplinären Fragestellungen zu öffnen.

Kaum ein deutscher Kunsthistoriker hätte es gewagt, Immanuel Kants apriorische Formen reiner Anschauung für die Kunstgeschichte einzufordern. Wölfflin beeilte sich zu betonen, daß seine

Grundbegriffe heuristische Werte a posteriori darstellen. Nur Erwin Panofsky hat in seinem frühen Aufsatz *Über das Verhältnis von Kunstgeschichte und Kunsttheorie* (1925) einen Standpunkt vertreten, der mit Longhis »Kunstgeschichte a priori« übereinstimmt. Daß ausgerechnet der Hauptvertreter der Ikonologie mit dem polemischen Verfechter der Stilananalyse in der Annahme reiner Formgesetze vor aller Erfahrung übereinstimmt, ist eine kleine Ironie der Kunstgeschichte, welche die Vertreter der beiden Lager im Fach heute versöhnlich stimmen könnte. Ob Kunst in erster Linie Geschichten erzähle oder Formen zeige: Beide Auffassungen sind nur im Moiré der Sprache zu reproduzieren.

Wie ist ein Sprechen über Kunst möglich, wenn es keine Beziehung gibt zwischen Literatur und Kunst? Longhi überbrückt die Autonomie von Text und Bildform mittels synästhetischer Vergleiche. Auffällig viele stammen aus dem gastronomischen Bereich. Die Mosaiken in San Vitale in Ravenna bietet er seinen Schülern an, »mit den kleinen, zarten Bissen eines Feinschmeckers ein wenig von der fleischlichen Substanz der Farbe zu kosten!« Häufig sind musikalische Assoziationen. So sagt Longhi, seine Kunstgeschichte versuche, die »ganze Welt als einen großen symphonischen Klang verschiedenfarbiger Flächen zu sehen.« In Botticellis *Venus* sei »der scharf angeschlagene Triller einer Violine« zu vernehmen. Wer Longhis Sprachkunst ermessen will, lese die Passage zu Michelangelos *Tondo Doni* oder die Beschreibung von Giovanni Bellinis *Allegorie*. Bewußt werden die Bildmotive zu Metaphern verfremdet, die dem Dargestellten uneigentlich sind. Zu Antonellos *Annunziata* fällt ihm ein, sie scheine »sich auf einem unsichtbaren Kristallzapfen, einem unbeweglichen Motor, so lange im Kreis zu drehen, bis sich vor uns jene scharfe Kante verkeilt, die an der Gewandfalte über der Stirn beginnt«. Oskar Schlemmers Fresko im Bauhaus Weimar könnte man nicht besser beschreiben! Giovanni Bellinis Neapler *Verklärung Christi* ereignet sich vor einer Landschaft, »wo die Häuser ihre weißen Zuckerwürfel sanft in die braunen Kaffeehügel tauchen.«

In freier Assoziation verfrachtet der Interpret Bildeindrücke in Sprachbilder, die sich vom Bildmotiv ablösen. Jede Ähnlichkeit mit dem konventionellen ikonographischen Inhalt eines Gemäldes wird vermieden, damit sich die Betrachtung ganz darauf beschränke, was man buchstäblich »Formsprache« nennen kann. Die Beschreibung verwandelt das Bild in eine abstrakte Komposition von Metaphern, deren freies Spiel geradezu an Lautréamont erinnert. Zwar hat Longhi den Surrealismus nicht geschätzt, weil dieser die klaren Grenzen der Autonomie von Literatur und bildender Kunst durchbreche; aber der Zeitgeist spricht auch aus dem Eigensinn des Unzeitgemäßen.

Zur Prägnanz der Sprachbilder gehört der Rhythmus der Lakonik, ein Merkmal der Kennerschaft. Ironie und understatement halten den Umgang mit Kunst hoch als ein Geheimwissen, das letztlich nicht zu vermitteln ist. Longhis Rede richtet sich zwar an Gymnasiasten, doch das Augurenlächeln, das sie begleitet, gilt seinesgleichen.

Beat Wyss

Köln, 1. Juli 1996

ANMERKUNG DES HERAUSGEBERS

Einen Hinweis auf die vorliegende *Kurze, aber wahre Geschichte der italienischen Malerei* gibt Roberto Longhi in den ›Avvertenze per il lettore‹, die dem ersten Band seiner Werkausgabe (Jugendschriften 1912–1922) vorausgehen; er schreibt: »Genau dieselben Intentionen [die in diesen Seiten der *avvertenze* erläutert werden] haben – zwischen 1913 und 1914 – deutlich ihre Spuren in einer ›Kurzen Geschichte der italienischen Malerei‹ hinterlassen; der Text war im Zusammenhang einer Unterrichtsveranstaltung entstanden – einer der ersten ihrer Art, die an den römischen Gymnasien abgehalten wurde – und umfaßte die Zeit zwischen den ersten christlichen Mosaiken bis zu Cézanne. Da nun dieser Text in vervielfältigter Form durch zahlreiche Hände ging und sogar von Prezzolini zu den eminent wichtigen Büchern von ›La Voce‹ gerechnet oder auch im ›Mercure de France‹ von Gustave Kahn besprochen wurde, der mich ›le jeune hypercritique italien‹ zu nennen beliebte, wäre es hier vielleicht nützlich gewesen, einige der nicht allzu voreiligen Passagen daraus abzudrucken; ich habe jedoch nicht rechtzeitig daran gedacht.«

Dieser Text von Roberto Longhi wird hier wortgetreu und ohne jeden Eingriff wiedergegeben. Somit erscheinen hier Meinungen, Urteile und Zuschreibungen, die Longhi selbst in späteren Jahren modifizieren oder revidieren sollte, sowie einige Ungenauigkeiten hinsichtlich der Bildgegenstände, die sich offensichtlich aus der seinerzeit ausdrücklich betonten Gleichgültigkeit gegenüber den Sujets erklären.

Angemerkt werden nur die sozusagen schwerwiegenden Fälle, welche die jungen, mit der Kunstgeschichte weniger vertrauten Leser – für die Longhis *Kurze Geschichte* vornehmlich gedacht ist – allzusehr irritieren könnten.

Im übrigen sei darauf hingewiesen, daß viele Geburts- und Todesdaten der hier erwähnten Künstler durch die Auffindung von weiteren Dokumenten in der Folgezeit korrigiert worden sind. Die genauen Jahreszahlen sind im Künstlerregister angegeben, das der Leser zu diesem Zweck konsultieren sollte.

Cesare Garboli

ANMERKUNG DES VERLAGES

Die vorliegende deutsche Ausgabe ist eine vollständige Übertragung der Ausgabe von RCS Sansoni Editore S.p.A., Florenz 1988, auf ausdrücklichen Wunsch des italienischen Verlags und der Fondazione Longhi in Florenz einschließlich des Vorwortes von Cesare Garboli und der Einführung von Anna Banti. Neu hinzugefügt und für diese Ausgabe verfaßt wurde das Nachwort von Beat Wyss.

Die Übertragung ins Deutsche von Heinz-Georg Held versucht, dem schwierigen Sprachduktus des italienischen Originals soweit als möglich zu entsprechen. Gemeinsam mit dem Übersetzer und der Fondazione Longhi haben wir uns dazu entschlossen, den Text Longhis nur sparsam zu kommentieren. Eine kritische Werkausgabe, die die neuesten wissenschaftlichen Erkenntnisse zum Werk Longhis wie zu den von Longhi analysierten Kunstwerken berücksichtigt, ist nicht angestrebt.

Die Anmerkungen sind, sofern sie nicht eindeutig als solche des Übersetzers gekennzeichnet sind, von Cesare Garboli für die italienische Ausgabe verfaßt worden. Die kursiven Hervorhebungen im Text hat Roberto Longhi selbst vorgenommen.

Die Bebilderung folgt weitgehend der der italienischen Ausgabe, wie sie von der Fondazione Longhi autorisiert ist. Vorbild ist hier die italienische Ausgabe bei Sansoni, Florenz 1980, in welcher die Abbildungen in den Text integriert waren.

Wir haben uns entschlossen, einige Abbildungen hinzuzufügen beziehungsweise allzu schlechte Vorlagen auszutauschen. Falls nötig und möglich, reproduzieren wir Abbildungen, die in etwa dem Zustand entsprechen, in welchem Longhi die Kunstwerke im Jahr 1914 kennengelernt hat. Dies scheint für eine korrekte Text-Bild-Relation insbesondere dann wichtig, wenn Longhi die Farbigkeit beschreibt, diese sich aber durch Restaurierungen nach 1914 entscheidend, vielfach dramatisch geändert hat, wie zum Beispiel bei Tizians Bild »Bacchus und Ariadne« in der Londoner National Gallery oder dem »Jüngsten Gericht« Michelangelos und auch bei den Fresken Giottos in Santa Croce, Florenz. Im relevanten Einzelfall ist angegeben, ob die Reproduktion das Kunstwerk vor oder nach Restaurierung zeigt, wobei Stichtag der 15. Juni 1914 ist, der Tag, an dem Roberto Longhi seine Niederschrift des vorliegenden Buches begann.

Volker Gebhardt

ABBILDUNGSNACHWEIS

Alle in dem vorliegenden Band verwendeten Abbildungen wurden vom Verlag RCS Libri & Grandi Opere S.p.A., Mailand, übernommen bzw. entstammen dem Archiv des DuMont Buchverlages, Köln.

Für alle Abbildungen, die der deutschen Ausgabe ergänzend hinzugefügt bzw. ausgetauscht wurden, gilt folgender Nachweis:
Antella, SCALA Istituto Fotografico Editoriale Abb. 22, 43, 44, 65, 70, 98, 99, 100, 122, 142, 146, 147, 155, 158
Berlin, Staatliche Museen zu Berlin – Preußischer Kulturbesitz, Gemäldegalerie (Foto: Jörg P. Anders) Abb. 61, 71
Dresden, Staatliche Kunstsammlungen, Gemäldegalerie Alte Meister (Foto: Klut, Dresden) Abb. 126, 132, 144
Florenz, Fratelli Alinari Abb. 13, 24, 28, 31, 32, 33, 34, 35, 54, 55, 58, 61, 67, 69, 75, 77, 79, 85, 104, 105, 106, 138, 141, 154, 159, 160, 161
Köln, Rheinisches Bildarchiv Abb. 52, 165
London, National Gallery Abb. 1, 53, 68, 149
Peissenberg, ARTOTHEK Kunstdia-Archiv J. Hinrichs Abb. 148; ARTOTHEK Blauel/Gnamm Abb. 151, 164
Wien, Kunsthistorisches Museum Abb. 102

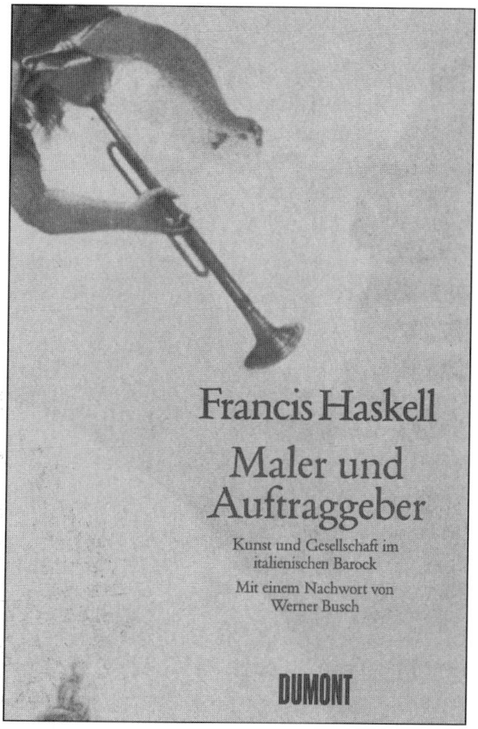

FRANCIS HASKELL: MALER UND AUFTRAGGEBER

Kunst und Gesellschaft im italienischen Barock

In dieser materialreichen, streng empirisch angelegten und glänzend geschriebenen Studie, die erstmals 1963 erschien, werden die sozialen, ökonomischen, kulturellen und künstlerischen Bedingungen analysiert, unter denen die italienische Malerei des 17. und 18. Jahrhunderts entstand. Schwerpunkte sind dabei Rom und Venedig, aber auch die Spannung zwischen den Metropolen und der Provinz, zwischen Italien und dem Ausland wird lebendig. Die Ausgabe basiert auf der zuletzt 1991 nachgedruckten revidierten und erweiterten dritten englischen Auflage von 1980, die für die deutsche Übersetzung überarbeitet wurde.

Francis Haskell war bis 1995 Professor für Kunstgeschichte an der Universität Oxford. Er ist Mitglied der British Academy und Ehrenmitglied mehrerer europäischer Akademien. 1993 wurde ihm die Ehrendoktorwürde der Freien Universität Berlin verliehen.
Bei DUMONT ist 1991 sein Essayband »Wandel der Kunst in Stil und Geschmack« erschienen (vergriffen, Bibliothek der Kunstwissenschaft).

Mit einem Nachwort von Werner Busch. Etwa 650 Seiten mit etwa 150 einfarbigen Abbildungen, Bibliographie, Register, kartoniert DM 79,– / öS 585,– / sFr. 74,– (ISBN 3-7701-3757-4) und limitierte Leinenausgabe mit Schutzumschlag DM 128,– / öS 947,– / sFr. 118,– (ISBN 3-7701-3795-7) Erscheint September 1996

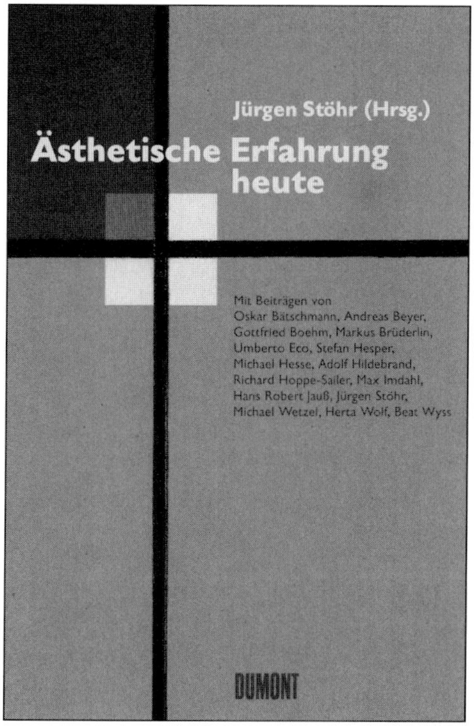

JÜRGEN STÖHR (HRSG.): ÄSTHETISCHE ERFAHRUNG HEUTE

Ein Kunstwerk ist ein Angebot zur Wahrnehmung und vermittelt dem Betrachter eine Erfahrung, die es sonst nicht geben kann – etwas, das ausschließlich dem Medium des Kunstwerks zugehört und nur dort gewonnen werden kann. Angesichts der grundlegenden Veränderungen, die die Entwicklungen der Postmoderne bzw. Nachmoderne in der Kunstlandschaft bewirkt haben, kann eine Theorie der anschauenden Sinnvermittlung einen wichtigen Beitrag zur Legitimation und Glaubwürdigkeit zeitgenössischer Kunst leisten. Mit Beiträgen von Oskar Bätschmann, Andreas Beyer, Gottfried Boehm, Markus Brüderlin, Umberto Eco, Stefan Hesper, Michael Hesse, Adolf von Hildebrand, Richard Hoppe-Sailer, Max Imdahl, Hans Robert Jauß, Jürgen Stöhr, Michael Wetzel, Herta Wolf, Beat Wyss.

Etwa 400 Seiten mit 45 einfarbigen Abbildungen, kartoniert, DM 49,90 / öS 370,– / sFr. 48,– (3-7701-3811-2) Erscheint August 1996

Jürgen Stöhr, geboren 1964, studierte Kunstgeschichte, Germanistik und Philosophie in Münster und Bochum. Er promovierte über postmoderne Kommunikationsstrategien bei Yves Klein. Im Vorstand des ›Kulturraum Niederrhein e.V.‹ betreut er den Arbeitskreis bildende Kunst.

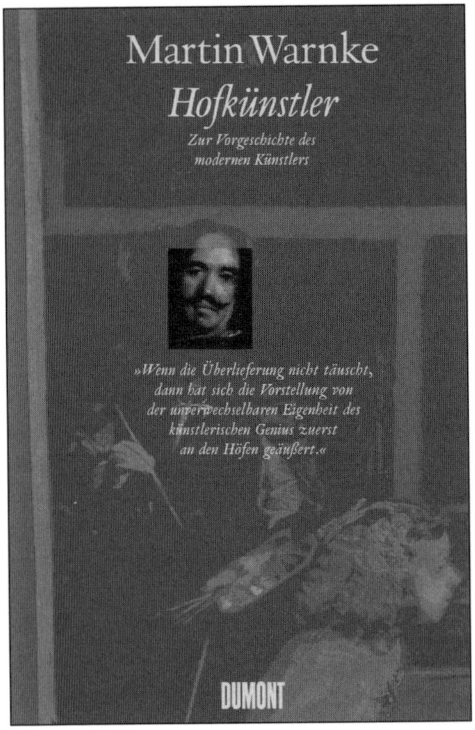

MARTIN WARNKE
HOFKÜNSTLER
Zur Vorgeschichte des modernen Künstlers

Martin Warnke bietet einen Überblick über die Struktur der höfischen Kunstorganisation und der höfischen Kunstpolitik. Im Mittelpunkt steht der Hof-Künstler mit seinen Ämtern, Titeln und Funktionen, wobei sich die »Hof-Freiheit« als die entscheidende Voraussetzung für die Emanzipation des Künstlers von handwerklichen Normen und zünftigen Bedingungen erweist.
»Der Autor entwirft bei stupender Beherrschung der Quellen, ohne in ihnen zu ertrinken, eine Sozialgeschichte des Künstlers im höfischen Zeitalter, das vom ausgehenden 13. Jahrhundert bis zur Französischen Revolution Jahrhunderte überbrückt und verklammert.« *Frankfurter Allgemeine Zeitung*

400 Seiten, Anmerkungen, Literaturverzeichnis, Künstlerverzeichnis, Sachregister, kartoniert, DM 49,90 / öS 370,– / sFr. 48,– (ISBN 3-7701-3847-3)
Erscheint August 1996

Martin Warnke, geboren 1937 in Ijuji (Brasilien), ist Professor für Kunstgeschichte in Hamburg. Bei diesem Titel handelt es sich um die überarbeitete und aktualisierte Neuauflage seines Werkes, das im Jahr 1985 bei DUMONT erschien.